‘Shimokawa의 임상 교합’ 수강 노트

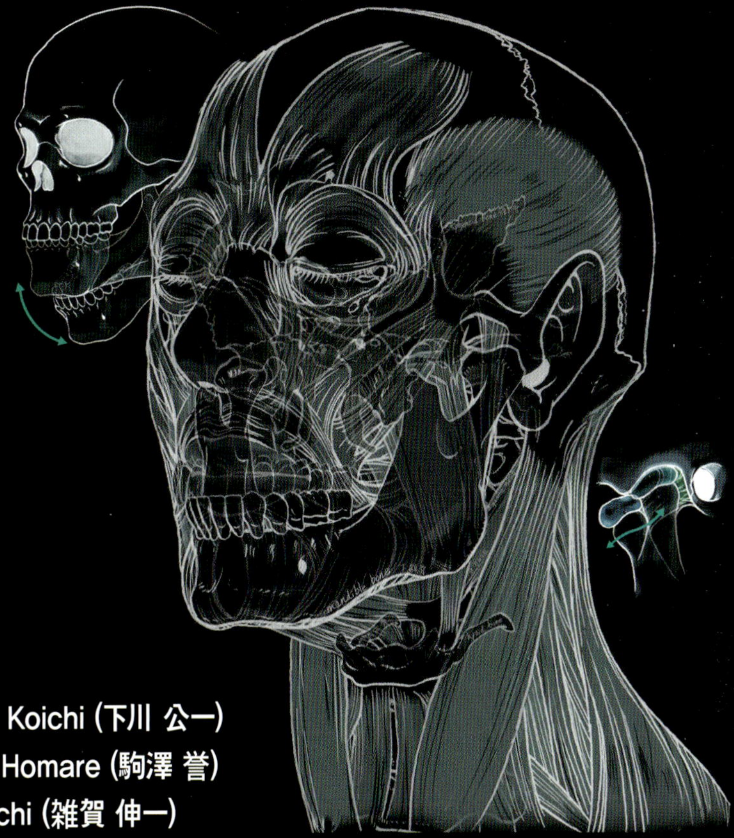

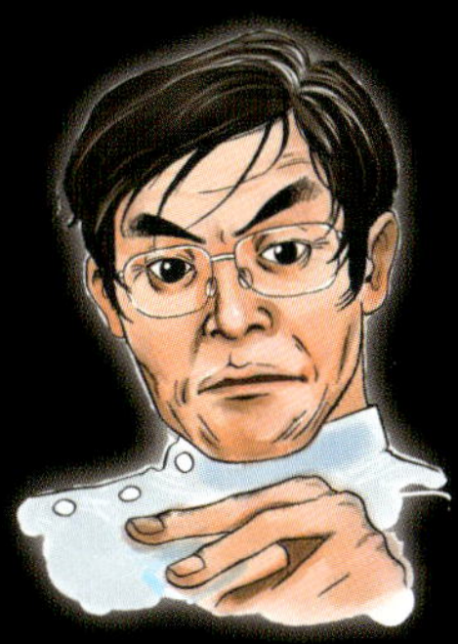

[감수] Shimokawa Koichi (下川 公一)
[저] Komazawa Homare (駒澤 誉)
Saika Shinichi (雜賀 伸一)

Shimokawa Koichi 임상 세미나 심화 과정

'Shimokawa의 임상 교합' 수강노트

―― 안전한 교합·위험한 교합

[역자] 한 금 동·최 진

dh 대한나래출판사

DaehanNarae Publishing, Inc.

SK V1 Tower 1507
Younmujang 5 gagil 25, Sungdong-gu,
Seoul 04782, Korea
TEL: +82-2-922-7080
FAX: +82-2-922-0841
E-mail: nrpub@naver.com
Website: www.nrbooks.kr

下川公一臨床セミナーアドバンスコースより
「下川の臨床咬合」受講ノート―安全な咬合・危ない咬合
下川公一 監修／駒澤誉・雑賀伸一 著
医歯薬出版株式会社(東京), 2020.
This book was originally published in Japanese under the title of:
The notebook which gathered about principle of occlusion by Shimokawa
by Komazawa, Homare and Saika, Shinichi
© 2020 1st ed.
ISHIYAKU PUBLISHERS, INC.
7-10, Honkomagome 1 chome, Bunkyo-ku,
Tokyo 113-8612, Japan

'Shimokawa의 임상 교합' 수강 노트-안전한 교합·위험한 교합

발행일 2022년 3월 5일
감수 Shimokawa Koichi
저자 Komazawa Homare·Saika Shinichi
역자 한금동·최 진
발행인 최용원
편집디자인 이은의·장순임·김애선
표지디자인 이은의
교정·교열 홍혜미
발행처 **대한나래출판사** (등록 제2012-000051호/1994.6.10)
주소 서울시 성동구 연무장 5가길 25, 성수역 SK V1 Tower 1507호
전화 (02) 922-7080
팩스 (02) 922-0841
이메일 nrpub@naver.com
홈페이지 www.nrbooks.kr

ISBN 978-89-5741-836-9

정가 70,000원

Printed in Korea

저자 소개 및 약력

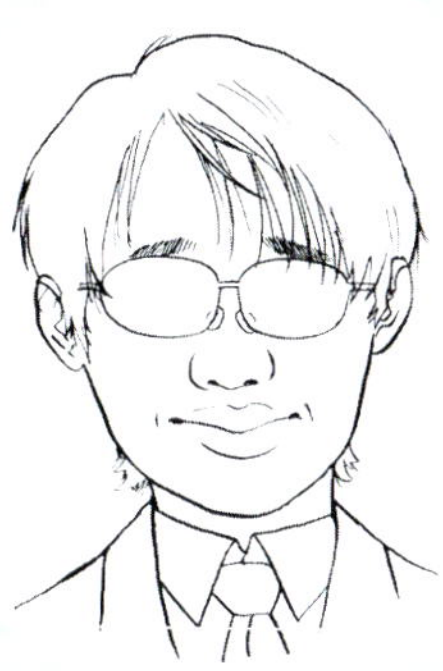

Komazawa Homare (駒澤 誉)

- 1998년 규슈 치과대학 졸업
- 2012년 Komazawa 치과 클리닉 개업(후쿠오카시 히가시구)

임상 경험 10년 무렵, 맨 처음 근무처인 고바 치과의원(오카야마현 오카야마시)의 Kiniwa Shigeharu(木庭茂治) 선생님의 소개로 인연이 닿아 'Shimokawa Koichi 임상 세미나'를 수강했습니다.

수강 당시에는 치과의사로서 대충은 할 수 있게 되었다고 생각했지만, Shimokawa 선생님을 만나고 그것이 큰 착오였다는 것을 깨닫게 되었습니다. 단지 치료 기술을 구사할 뿐만 아니라, 그것을 통해 환자를 '치료한다'라는 것을 목적으로 했을 때, 치과 치료가 이 정도로 어려운 것인가 하고 통감했습니다. 그리고 그것은 동시에 치과 치료의 재미를 배우는 귀중한 기회였습니다.

이 책은 제가 잠에 취해 몇 번이고 몇 번이고 되돌아본 노트를 정리해, Shimokawa 선생님께서 가르쳐 주신 것의 일부분을 정리한 것입니다. 수강생이 맛본 흥분을 느껴보시기 바랍니다.

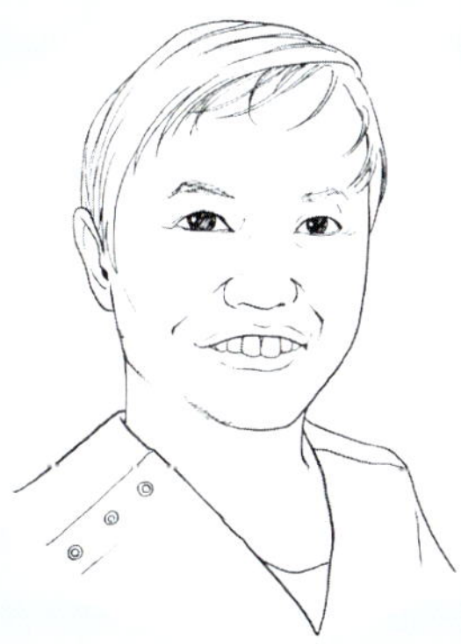

Saika Shinichi (雑賀 伸一)

- 1993년 규슈 대학 치학부 졸업
- 2001년 Saika 치과의원 개업(후쿠오카시 히가시구)

개업 후 10년 가까이 지날 무렵 전악의 증례를 다루게 되어, '교합'의 문제를 피하고는 통과할 수 없었습니다. 다양한 교합 이론이나 교합기, 악운동 해석 기기를 제 임상에 도입하고 싶어서 공부했지만, 교합의 난해함, 번잡함 또는 불확실함, 무엇보다도 저의 능력 부족으로 어느새 열정은 식어 가고 있었습니다. 그런 시기에 'Shimokawa Koichi 임상 세미나'를 수강했습니다. 거기서 이른바 'Shimokawa의 임상 교합'을 보고 충격을 받았습니다. 단지 보철의 교합이 아니라 생체인 환자와 조화를 이룬 교합을 찾아 구축하는 것으로, 부정수소의 개선뿐만 아니라 그 사람이 원래 가진 얼굴의 아름다움을 되찾는 진료가 Shimokawa 선생님의 손으로 이루어지고 있었습니다.

나도 이런 임상을 해 보고 싶다! – 그 생각이 수강 후에도 공부를 계속하는 원동력이 되었습니다.

감사의 글

우리는 'Shimokawa Koichi 임상 세미나'의 수강생 중 한 사람에 불과합니다.

그런 입장에도 불구하고, 이번에 몇 가지 행운을 만나서 주제넘게도 Shimokawa Koichi 선생님의 임상 교합 이론의 일부분을 소개하는 귀중한 기회를 얻었습니다.

출판에 즈음해, 이 책의 취지에 뜻을 같이하고 조언해 주신 많은 선생님들께 감사의 마음을 전합니다.

Komazawa Homare (駒澤 誉)
Saika Shinichi (雑賀 伸一)

시작하며

치과의학 중에서도 '교합'은 특히 어려운 분야가 아닐까요? 역사적으로는 선인들이 복잡한 교합의 여러 문제를 밝혀내려고 한 결과, 다양한 이론을 구축하고 대처하는 속에서 많은 식견을 얻을 수 있었습니다. 그 혜택으로 우리는 정밀도가 높은 임상을 할 수 있게 되었습니다. 한편으로는 다양한 교합 이론이 넘쳐나서, 어떠한 기준이나 근거를 갖고 치료해 가야 하는지 헤매는 일도 적잖이 있다고 느낍니다.

오늘날에는 치과 치료가 더욱 고도화되면서 눈으로 볼 수 없는 '교합'이라는 현상을 보다 정확하게 표현하려고 했지만, 정의나 개념은 복잡하고 괴기해서 오히려 더 받아들이기 힘들어졌다고 생각합니다. 그 결과 치과의사는 고민하고, 헤매며, 때론 쓸데없이 이론을 적용하려는 생각으로 환자에게 어려움을 겪게 하거나, 그렇지 않으면 교합에 대해서 생각하는 것을 단념해 버리는 일도 있습니다. 이렇게 답이 없는 상황을 어떤 사람은 '교합의 도그마'라고 표현합니다.

저자들은 Shimokawa Koichi 선생님과 인연이 닿아, 선생님께 교합치료를 배울 기회를 얻을 수 있었습니다. 이 교합 이론은 조직학·해부학·생리학 등 기초의학에 대한 Shimokawa 선생님의 깊은 조예와 풍부한 임상 경험으로부터 도출된 치료의 지침으로, 수많은 증례와 그 배경에 있는 기본 개념과 테크닉에 큰 감명을 받았습니다. 한마디로 표현하면, 문제가 있는 다양한 병태에서 '안전한 교합'과 '위험한 교합'을 판별하고, '위험한 교합'을 더 안전한 영역으로 이끄는 것입니다. 다시 말해서 탁상이론뿐인 이상적 교합론이나 기계론적 관점이라기보다는, 임상에 적용할 수 있는 실천적 이론이자 방법입니다.

이 책은 저자들이 수강한 'Shimokawa Koichi 임상 세미나'의 깊은 내용을, Komazawa Homare(駒澤 誉) 선생님이 써 두었던 수강 노트를 토대로 구성한 것입니다. Shimokawa 선생님이 설명하신 교합 이론을 골격·근육·신경을 풍부한 삽화로 상세하게 그림으로 설명해, '교합'이 가시화되는 점이 특징입니다. 특히 안모의 변화에도 크게 관여하는 접형골이 정밀하게 그려져 있습니다.

저자들은 'Shimokawa의 임상 교합'을 아직 완벽하게 터득하지 못했습니다. 당시의 '수강 노트'에 주석과 설명문을 더해 이러한 모습으로 재구성함으로써 세미나를 수강할 당시의 초심으로 되돌아가, 치아와 치아가 서로 맞물리는 일순간의 찰나에서 치과의료의 진수를 찾아내고자 하시던 Shimokawa 선생님의 진지한 임상 자세를 동경해 거기에 조금이라도 가까워지고 싶은 마음으로 정리한 한 권의 책입니다.

2019년 12월
Saika Shinichi (雑賀 伸一)

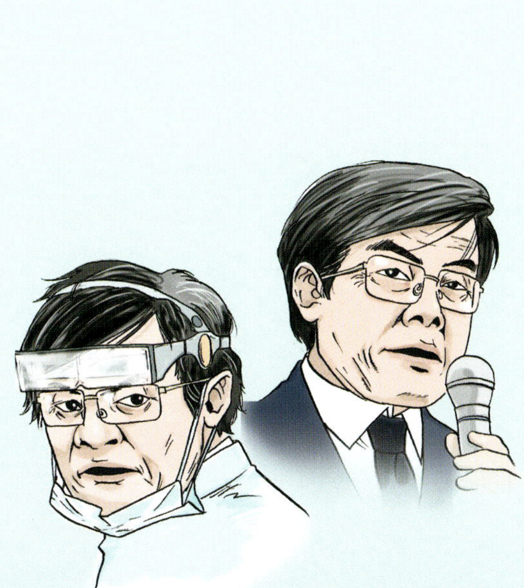

역자 약력

한 금 동

- 전남대학교 치과대학 졸업
- (현) 첨단미르치과병원 원장

최　　진

- 전남대학교 치과대학 졸업
- 일본 심미치과협회 회원
- Basic Dental Practice Group(BDPG) 정회원
- (현) 서울미르치과의원 원장

역자 서문

‘평생연찬(終生研賛)–치과 인생은 평생연구가 되어야 한다.’
‘의료는 경험학이며 그 학습 능력을 기르는 것이 중요하다.’
‘20대에는 모든 것으로부터 배우고, 30대에는 선배나 환자 증례를 통해 배우고, 40대에는 자신의 실패 증례를 통해 배우고, 50대에는 후배를 교육하면서 배우고, 60대에는 후배로부터 배운다.’

– Shimokawa Koichi –

우리나라에는 잘 알려지지 않아 모르는 분도 계시겠지만, Shimokawa Koichi(下川 公一) 선생님은 치과 임상가로서 매우 커다란 발자취를 남기신 분입니다. 앞에 인용한 몇 가지 얘기는 평소 선생님이 자주 언급하셨던 말씀입니다. 이 말처럼 Shimokawa 선생님은 치과의사에 대한 자부심과 임상에 대한 강한 열정, 그리고 그것을 전승하는 것에 대한 사명을 일생을 통해 실천하신 분이라 할 수 있습니다. 국내에서도 몇 번 강연한 적이 있었고 그 기회를 통해 역자들도 선생님으로부터 몇 번의 가르침을 얻을 기회가 있었는데, 엄격한 분위기 속에서 증례에 대한 날카로운 평가와 조언에 큰 감명을 받은 기억이 지금도 선명합니다.

이 책은 저자들이 Shimokawa 선생님의 세미나(교합 심화 과정)를 기록한 노트형식으로 구성되어 있습니다. 수년간 세미나에 참석하면서 강의 내용을 메모하고 그림도 직접 그리면서, 강연 내용은 물론 세미나의 분위기까지 느껴질 만큼 잘 정리되어 있습니다. 페이지마다 보충설명도 자세하게 되어 있어 현장에서 강의를 듣고 보는 것처럼 알차게 이해를 돕고 있습니다. 물론 본인이 직접 집필한 책이 아니라는 아쉬움이 있지만, 내용 대부분을 선생님께서 감수하였다고 합니다. 이렇게라도 내용을 접할 수 있게 되어 저자들에게 감사한 마음이 듭니다.

한편, 교합에 대한 접근 방식이 다소 생소하고, 세미나를 듣지 않고서는 내용을 한 번에 이해하기 어려울 수도 있으리라 생각합니다. 이 책은 심화 과정을 정리한 것임을 고려해야 합니다. 하지만 집중해서 읽는다면, 성실한 선배의 강의 노트처럼 이 책이 교합과 Shimokawa 선생님의 임상에 대한 배움을 얻는 데 안내서가 될 수 있으리라 생각합니다. 앞으로도 선생님의 임상을 정리한 책들이 더 많이 소개되기를 기내하는 마음이 큽니다.

2019년 12월 일본에서 거행된 Shimokawa 선생님의 장례식에는 평일임에도 천 명이 넘는 치과의사들이 참석하여 엄숙한 분위기 속에 고인의 업적을 기리고 추모하였고, 곧이어 나온 이 책은 발간되자마자 일본에서 베스트셀러로 큰 관심을 얻고 있습니다. 마지막 순간까지도 평생 배움의 길을 강조하신 Shimokawa 선생님의 당부를 기억하며 이 책이 우리나라의 치과 종사자 모두에게 발전의 계기가 되기를 기대해 봅니다.

어려운 여건에서도 번역서가 발간되기까지 큰 도움을 주신 대한나래출판사 최용원 사장님께 감사드리며 몇 줄의 글로 선생님의 임상 철학을 소개하는 것이 오히려 독자들에게 오해와 편견을 사는 것이 아닐까 하는 걱정스러운 마음으로 서문을 마칩니다.

“의사는 환자의 생명을 구하고, 치과의사는 환자의 삶을 구한다.”

고인을 가르침을 기억하고 추모하며
역자 **한금동, 최 진** 드림

Shimokawa Koichi 임상 세미나 심화 과정

'Shimokawa의 임상 교합' 수강 노트

안전한 교합·위험한 교합

목차

이 책에 대해

'Shimokawa Koichi 임상 세미나'는 후쿠오카현 기타큐슈시 고쿠라 키타구에 있는 Shimokawa 치과의원과 모지항에 있는 세미나실에서 개최되는 반 비공개 형식의 세미나입니다. 세미나 내용은 하나하나의 치아를 다루는 근관치료를 중심으로 한 '기초 과정'과 구강 전체를 다루고 교합치료를 중심으로 한 '심화 과정'으로 나뉩니다.

이 책에서는 '심화 과정'에서 선보인 Shimokawa 선생님의 교합치료 임상과 그 이론의 일부분을 소개하게 되었습니다.

이 책은 'Shimokawa Koichi 임상 세미나 심화 과정 제9기'(2011년 9월~2012년 3월 개최, 전체 7회 과정)의 수강생 중 한 명인 Komazawa Homare(駒澤 誉)가 쓴 수강 노트를 토대로, 거기에 설명을 붙이는 모습으로 구성되어 있습니다. 설명문은 Shimokawa 선생님께도 감수를 받았습니다.

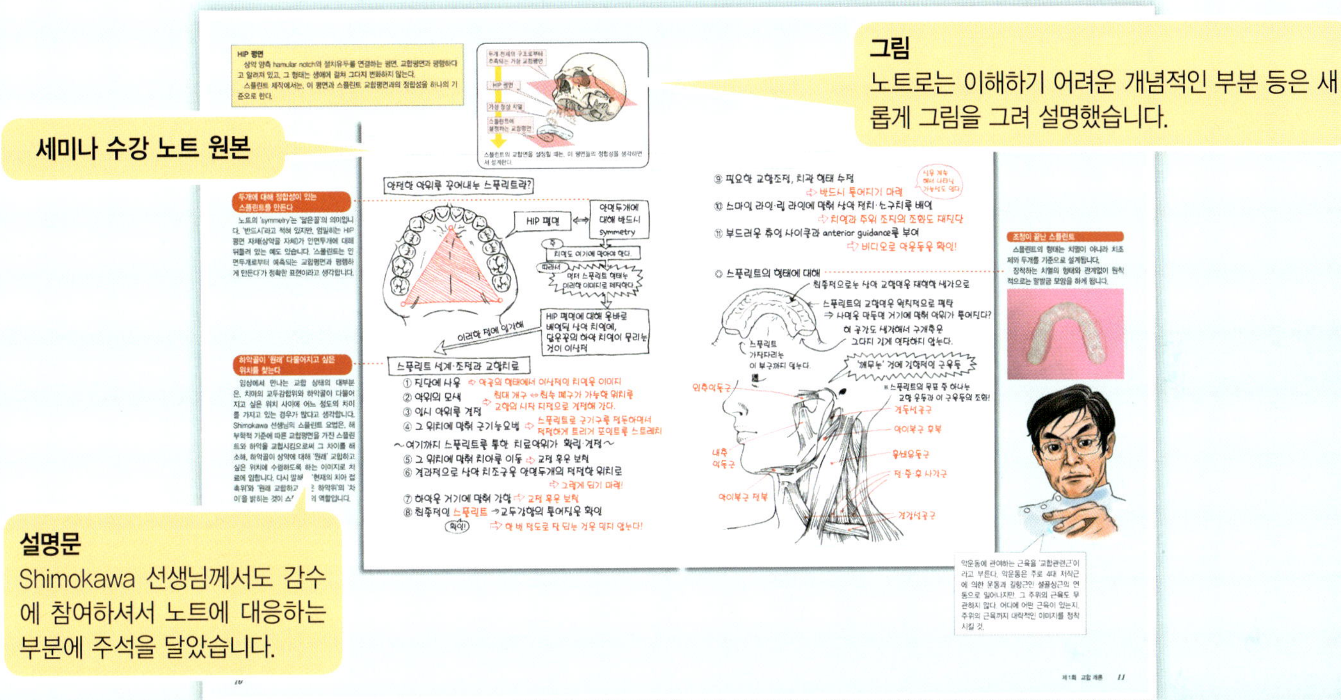

'Shimokawa Koichi 임상 세미나'에서 이야기되는 내용은, Shimokawa 선생님이 연구를 거듭해 쌓아 올린 임상의 결과와 그에 대한 고찰입니다. 이 책에 전개되는 교합 이론과 술식, 치료에 대한 생각은 그 자체가 'Shimokawa 치과의원의 임상 결과'의 범주를 벗어나지 않는 것일지도 모릅니다. 하지만 치과 치료에 대해 진지하게 마주하기를 계속하면서 타협에 굴하지 않고 연구를 거듭한 일본 굴지의 치과의사의 임상으로부터 도출된 고찰에는 귀를 기울일 필요가 있고, 그 방법에는 실천해 볼 만한 가치가 충분하다고 생각합니다.

또한 이 책은 'Shimokawa Koichi 임상 세미나' 수강생이 당시의 수강 노트를 토대로, Shimokawa 선생님의 이론과 임상을 보고한 것입니다. 수강 후에는 7년 정도의 복습 기간을 허비했습니다. 게다가 Shimokawa 선생님께서도 본문 안의 설명문을 직접 감수해 주시고 정리했지만, 이 책이 Shimokawa 선생님의 저작물은 아닙니다. 이 책의 이론과 임상에 흥미를 느끼고 계시는 분은, Shimokawa 선생님이 직접 집필하신 저작물 또는 선생님의 지도를 받은 많은 선생님의 강의나 세미나, 저작물을 바탕으로 한층 더 조예를 깊게 하시길 추천합니다.

이 책이 아직도 명확한 과학적 근거가 확립되지 않은 '교합'이라는 주제에 대해서, 임상가가 논의를 거듭하는 하나의 계기가 되면 다행입니다.

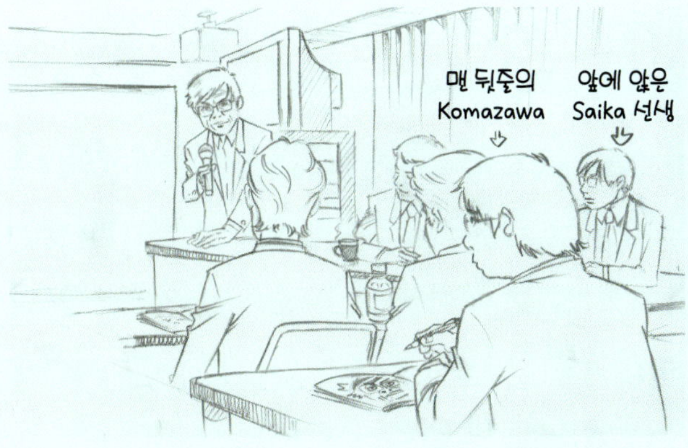

수강 모습: 모지항 세미나실에서

'Shimokawa의 임상 교합'

두개(cranium)를 구성하는 기구 전체에 대해 교두감합위가 반드시 적절한 관계인 것은 아닙니다.
교두감합위로 적응하려는 역학적 힘(mechanical force)은
악안면계의 형태 및 운동 기구 전체에 영향을 미칩니다.

'교합'을 이해하기 위해서는, 일련의 악운동을 영위하는 악구강계 기구의 각 요소가 서로 상관관계가 있는 복합체라고 파악하는 것이 중요합니다.

교합을 구성하는 각 요소가 적절하게 영향을 주고받는 환경을 실현할 수 있으면, 높은 기능성과 심미성을 얻을 뿐만 아니라 환자에게는 기분 좋은 '안전한 교합'이 됩니다.

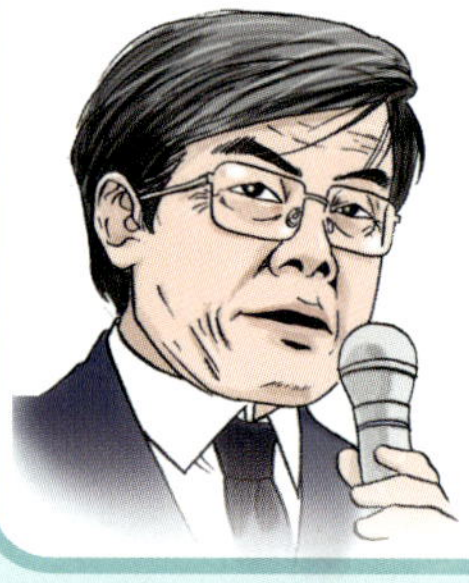

교합의 종말 요소인 치열과 교합 기구 전체를 구성하는 다른 요소와의 관계를 정리하면 교합 자체를 이해할 수 있는 것이 아닐까요?

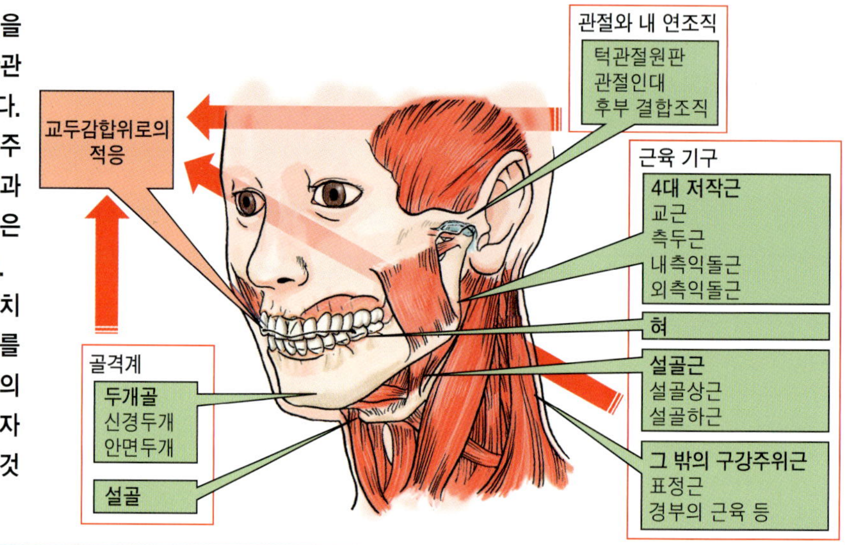

상·하 치아의 교두감합위는 교합의 임상적 종말위라고 생각할 수 있습니다.

인체는 이 종말위에서 강한 교합력을 발휘하기 위해, 다양한 악운동을 포함한 교합 기구 전체에 강하게 수렴하는 힘을 작용하도록 해, 그 위치에 적응하려고 합니다.

한편, 치아는 발육 과정에서 반드시 이상적인 위치로 맹출하지 않습니다. 또한 어떠한 병인으로 인한 조직의 손상을 포함한 시간의 흐름에 따른 치열의 변화에 의해서도, 치아의 교두감합위는 변화해 갑니다.

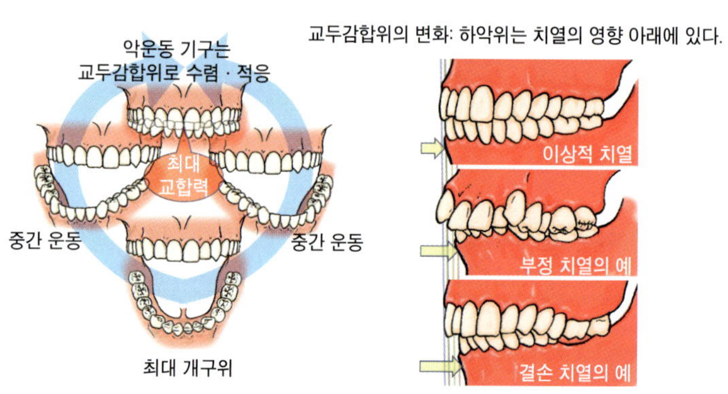

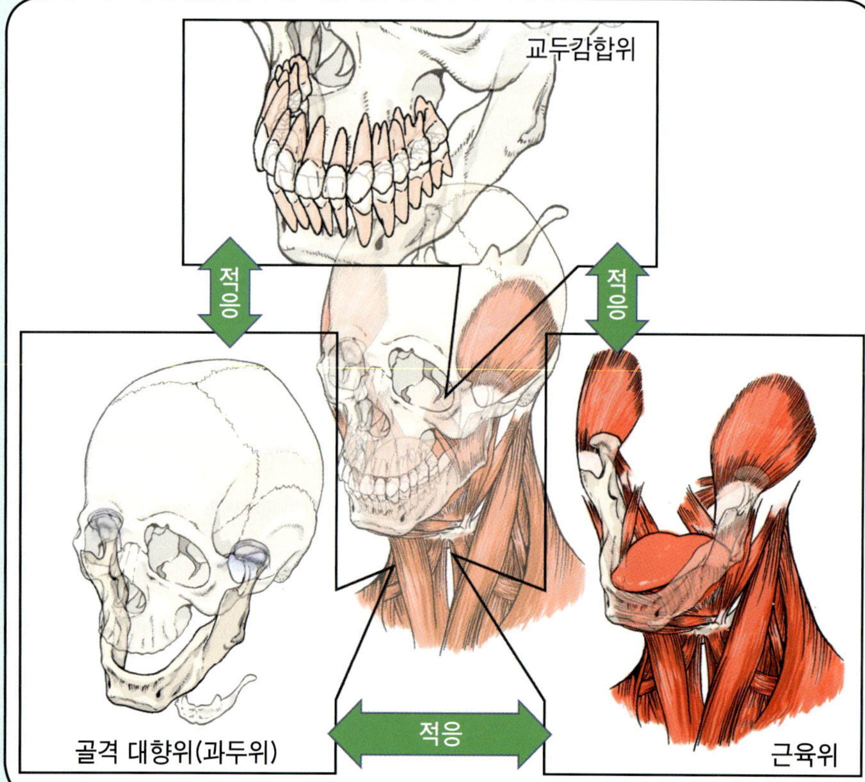

교두감합위와는 별도로, 상·하악골이 이상적으로 마주할 때의 악위(이상적 대향위) 및 교합관련근에 의한 이상적 근육위가 있습니다.

상·하악골이 마주하는 위치 관계는, 원래 관절와와 하악 과두의 관계로 정해집니다. 그러나 관절와 내 연조직은 변위와 변형을 일으킬 수 있으므로, 하악위는 어긋난 교두감합위에 적응하게 됩니다.

혀를 포함한 교합관련근도 교두감합위, 하악과두와 관절와의 위치(=하악골의 위치)에 적응하는 모습으로 각각의 긴장도를 바꿀 수 있습니다.

다시 말해서 교두감합위에 영향을 받는 모습으로 상·하악골이 마주하는 악위가 변하고, 거기에 따른 연조직의 형태와 교합관련근의 긴장도도 변화하게 됩니다.

또한 위와 같은 조건에서 어긋난 교두감합위에 적응한 연조직과 근육은 그 견인력으로 두개의 구조와 두위에도 영향을 준다고 생각합니다. 예를 들면 접형골이 뒤틀리면 상악골에 영향을 줍니다. 그 결과 상악골 치조궁의 삼차원적인 변위와 변형의 원인이 됩니다. 그리고 삼차원적으로 변위와 변형을 일으킨 상악골 치조궁 위에 배열된 상악 치열에 맞춰 하악 치열이 감합하면, 생체는 더더욱 뒤틀린 모습으로 교합할 수밖에 없습니다. 또한 그러한 교합력은 교합 기구 전체의 더 심한 변위와 변형을 가져오게 되어, 결과적으로 환자의 안모를 뒤틀리게 만들어 갑니다.

이러한 일련의 뒤틀림이 쌓여 생체의 허용 범위를 초과했을 때 다양한 부정수소가 나타난다고 생각합니다.

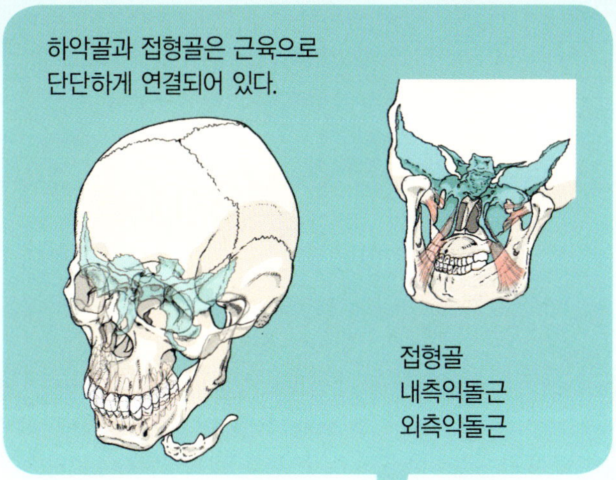

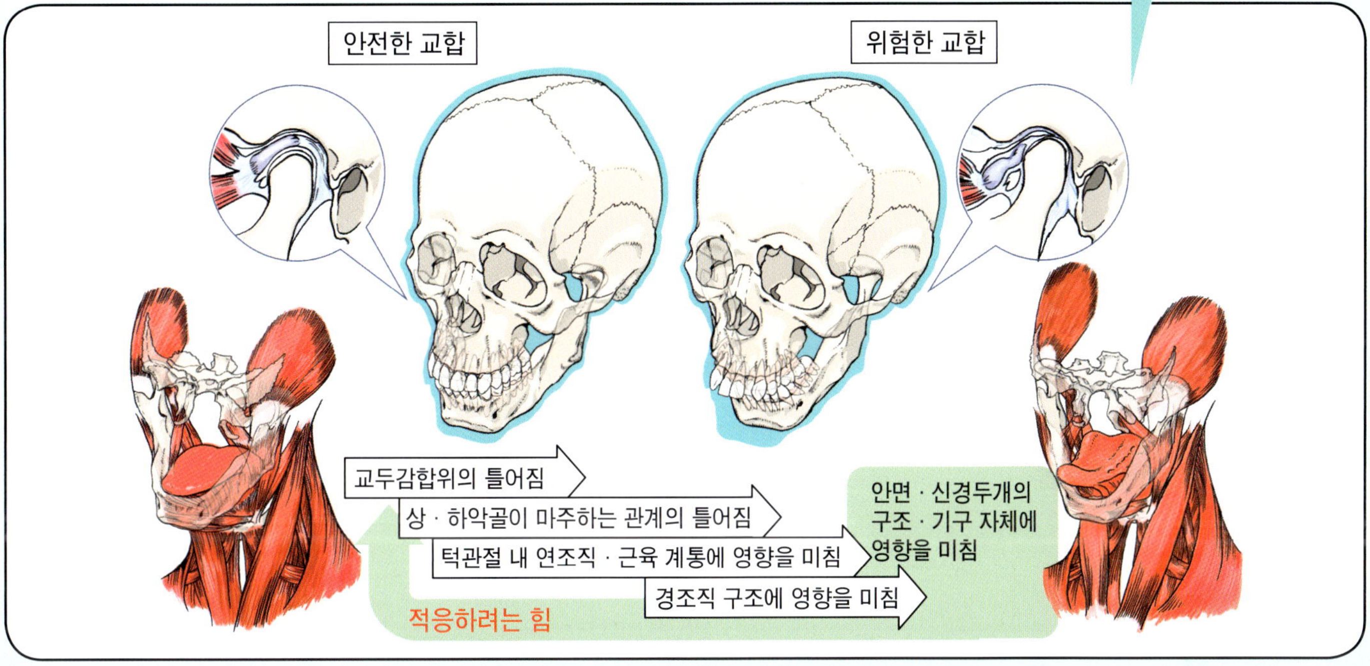

정상인 신경두개, 안면두개의 구조에 조화를 이루어 똑바르게 배열된 상악 치열에 맞춰, 하악골 치조궁에 똑바르게 배열된 하악 치열을 적절한 위치에서 감합시킬 수 있으면, 교합 기구는 안정된 구조가 된다고 생각합니다. 그뿐만 아니라 그러한 구조에 의해 구성되는 악운동은 운동계 전체로서도 안정되어, 생체의 기구 전체에 대해서도 조화로운 효과를 바랄 수 있습니다. 이러한 상태가 생체에는 스트레스가 적은 **'안전한 교합'**이 된다고 생각합니다. 반대로 교합을 구성하는 조건 속에 조화를 탈선하는 요소가 있으면, 그 요소에 대한 보상 작용은 생체의 기구 전체에 대해 스트레스를 가하게 되어 **'위험한 교합'**이 됩니다.

두개 전체의 기능적, 심미적인 통합을 도모할 수 있으면, 안모는 그 사람이 원래 가진 아름다운 모습에 가까워질 수 있다고 생각합니다.

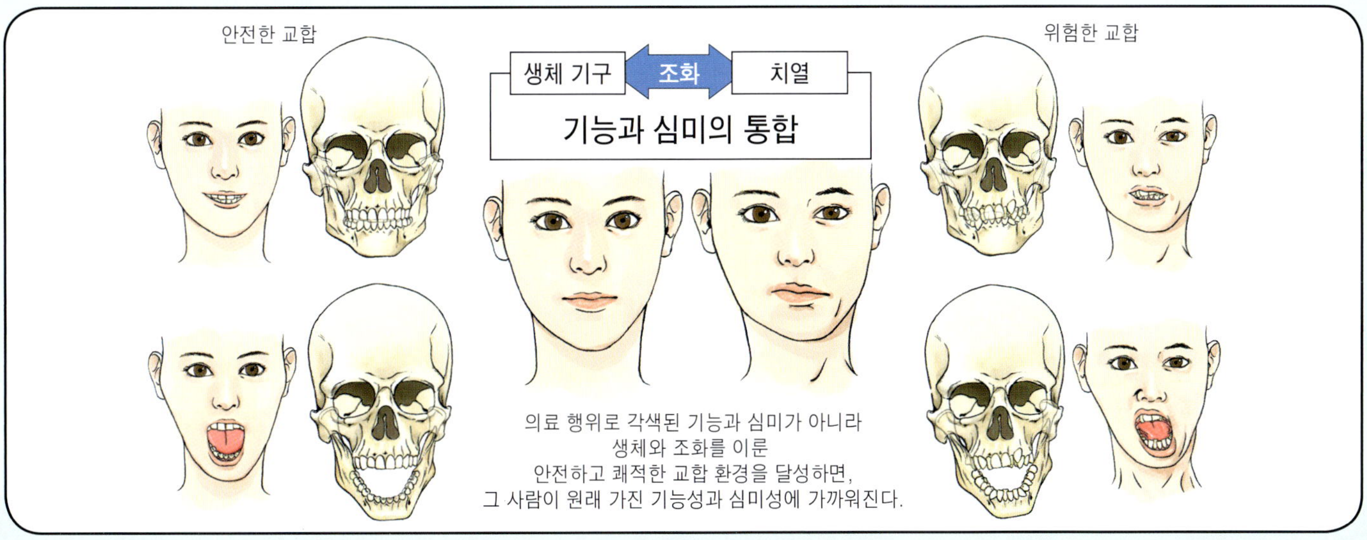

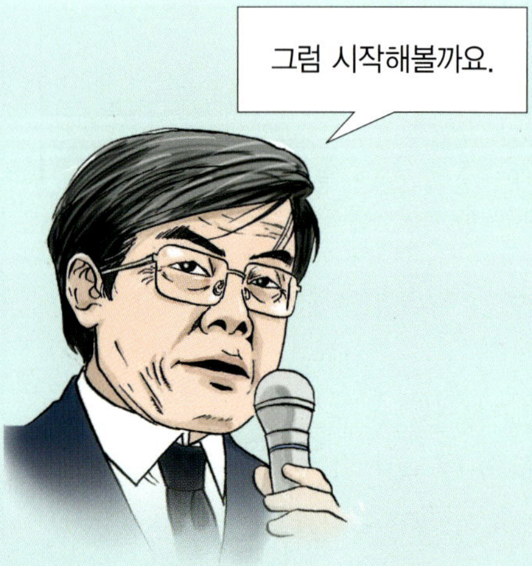
그럼 시작해볼까요.

첫 번째 날은 진료 견학과 실습입니다

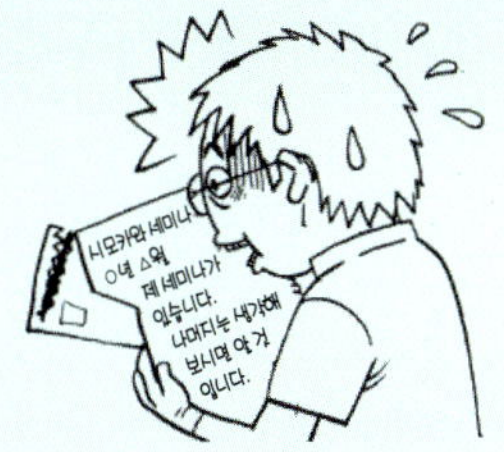

'Shimokawa Koichi 임상 세미나'는 기초 과정과 심화 과정 모두 첫 번째 날의 Shimokawa 치과의원 견학과 실습, 두 번째 날의 세미나실 강의로 구성됩니다.

참가자 모집은 반 비공개로 기초 과정과 심화 과정 모두 모두 사전에 자세한 안내가 있는 것은 아닙니다. 매우 대략적인 코스 전체의 안내와 모임 장소의 통지가 있을 뿐, 수강생은 단편적인 정보를 한 손에 쥔 채 커다란 긴장과 함께 현지에 모입니다.

제1회 진료 견학 in 시모카와치과

◎ 교합치료 ⇒ 최대 개구 ↔ 최속 폐구 의 속도와 경로가 중요!!

(속도: 빠르고 일정하게) (경로: 똑바로)

가정용 비디오 카메라로 기록·진단

경우

1. 안모 전체의 비디오

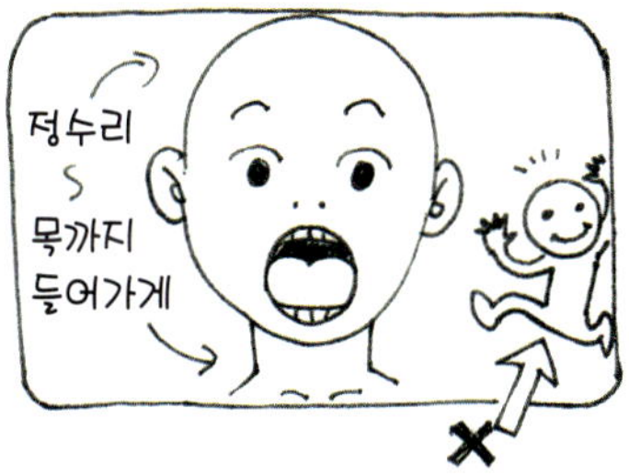

정수리 ~ 목까지 들어가게

※ 직원이라든지 쓸데없는 것이 찍혀서는 안 됨!

◎ 얼굴에서 목까지 기록한다.

※ 카메라를 똑바로 바라보고

○ 그때 환자 나름의 최대 개구 ↔ 최속 폐구를 기록한다.

⇓ 제대로 되지 않을 때는 교합에 어떤 문제가 있다?

○ Tapping → 전방·측방 운동도 기록

2. 구강 내의 확대

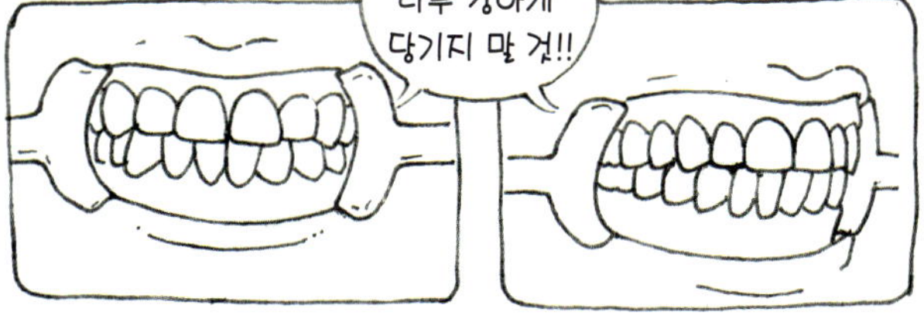

정면
리트렉터를 너무 강하게 당기지 말 것!!
측방(좌·우 모두)

◎ 벌리고 → 다물고 → tapping → guidance(전방·측방)

※ Tapping에서 즉시 전방·측방 운동

먼저 악운동의 기록 방법을 배웁니다.

악운동의 동영상 ① 안모

악운동을 할 때의 안모 전체를 정면에서 기록합니다.

- 최대로 개구한 상태에서 그 환자의 최속 폐구
- Tapping ⇒ (연속해서) 전방 운동
- Tapping ⇒ (연속해서) 좌·우 측방 운동
- 스마일*

* 역자 주: '스마일'은 미소를 짓는 모습을 가리키는 용어로 Shimokawa 선생님이 자주 쓰시는 말입니다. 우리말로 바꾸지 않고 그대로 사용합니다.

● REC 안모 정면 모습

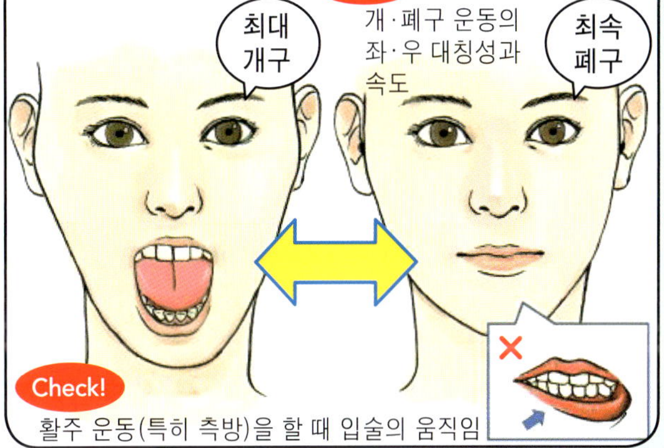

활주 운동(특히 측방)을 할 때 입술의 움직임

악운동의 동영상 ② 구강 내 확대

리트렉터로 입술을 벌린 상태로 정면·측방에서 악운동을 기록합니다.

- 최대로 개구한 상태에서 그 환자의 최속 폐구
- Tapping ⇒ (연속해서) 전방 운동
- Tapping ⇒ (연속해서) 좌·우 측방 운동

● REC 구강 내 확대

교두감합위 / 전방 활주 운동 / 측방 활주 운동

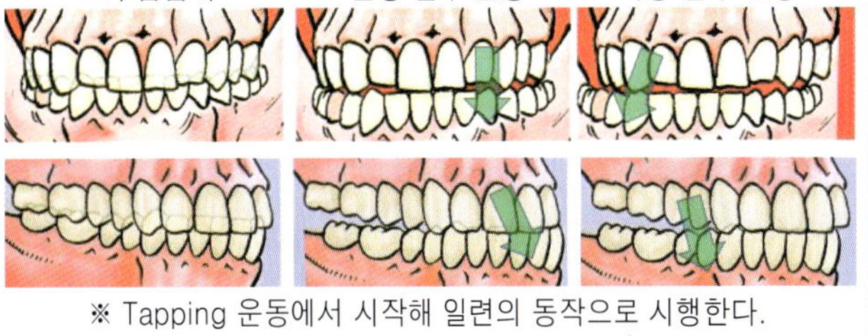

※ Tapping 운동에서 시작해 일련의 동작으로 시행한다. (Tapping → 전방, Tapping → 좌·우 측방)

※ 각각 정면과 좌·우 측방에서 촬영

악운동의 동영상 촬영에 대해

세미나를 시작하는 데 있어서 먼저, 이 세미나의 특징이자 중요한 진단 기준이 되는 '악운동을 동영상으로 기록하는 방법'에 대한 설명이 있습니다.

Shimokawa 선생님의 임상에서 교합을 평가할 때 진단의 기본이 되는 것이 악운동의 동영상 기록입니다. 요즘은 하악위와 악운동의 평가를 위한 도구가 다양하지만, Shimokawa 선생님은 방대한 고찰을 거친 결과 '동영상으로 평가한다'라는 결론에 이르렀습니다. '왜 복잡한 ME 기기 같은 것이 아니라 동영상인가?'라는 점에 대해서는, 이 책을 읽어 가는 사이에 이해하실 수 있으리라 생각합니다. 가정용 비디오카메라만 있으면 당장이라도 기록과 진단을 할 수 있는, 매우 저렴하고 실용적인 방법입니다!

이날의 견학은 조정 단계까지 진행된 스플린트였습니다

Shimokawa 선생님이 사용하시는 스플린트는 4mm 정도로 비교적 두께가 있게 설계됩니다. 중심교합위를 조정한 후 전방 가이던스를 부여하는 순서로 진행합니다.

'Shimokawa식' 스플린트에 대해

일반적으로 스플린트나 교합거상장치의 목적은, 턱관절의 긴장을 완화하는 것과 특정한 치아에 가해지는 지나친 부담을 줄이는 것입니다.

Shimokawa 선생님이 제창하시는 스플린트는, 현재의 교합 상태로부터 충분한 공간(스플린트의 높이 = 4mm 정도)을 만들고 거기에 설정한 평평한 면에 하악을 교합시켜서, 하악이 교합하는 위치가 어느 정도 자유도를 가지게 합니다. 그렇게 해서 원래의 근육위로 하악이 교합하는 점을 찾는 것을 주목적으로 한 설계입니다.

맨 처음에는 평평한 면에 하악이 물리게 하지만, 교합이 수렴해 가면 그 부분에 교합면을 만드는 이미지로 조정해 갑니다.

현재의 교두감합위가 아닌 하악이 수렴하는 점을 찾아갑니다.

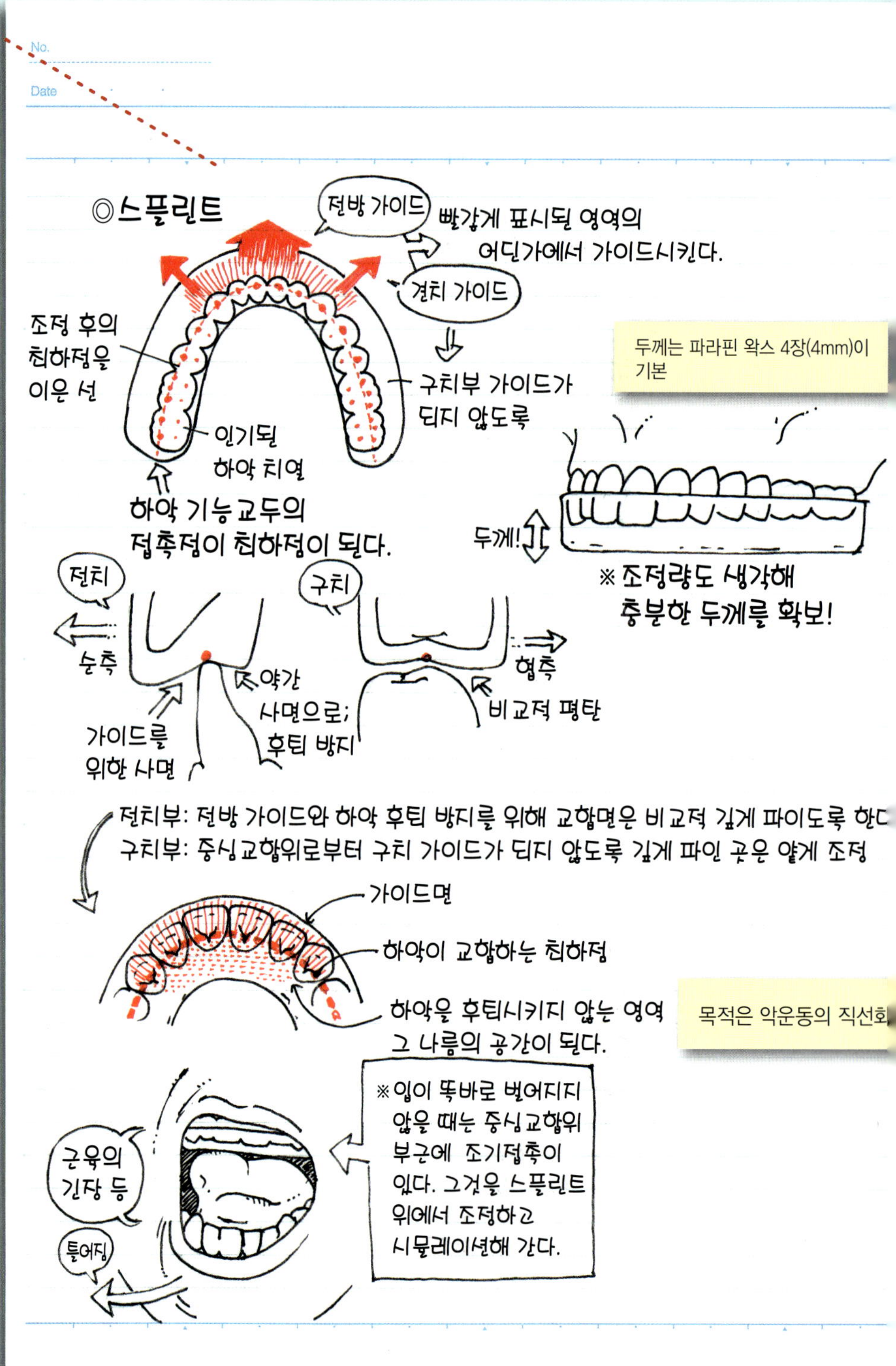

스플린트 조정과 근육 스트레치는 세트로 생각한다

치아끼리의 교합감합위와 하악의 이상적 근육위 사이에 차이가 있으면 악운동 자체도 틀어지기 때문에 다음의 순서로 치료를 시행합니다.

① 악운동을 할 때 긴장이 있는 근육에 근·근막 트리거 포인트 압박 스트레치법을 시행해 긴장을 풀고,

② 스플린트로 안정된 악운동을 모색하고,

③ 그 후 전방 가이던스를 조정한다.

근 · 근막 트리거 포인트 압박 스트레치법

하악안정위를 포함한 모든 하악위는 동적인 위치이므로, 교합관련근(Shimokawa 선생님이 만든 단어)의 기구에 의해 제어됩니다. 특정 근육에 지나치게 많은 긴장이 있으면, 그 근육은 수축해 하악위에 영향을 줍니다.

세미나에서는 이러한 근육(4대 저작근, 설골상근)에 긴장이 일어난 부분(트리거 포인트)을 스트레치(마사지)해 근육의 긴장 완화를 도모함으로써, 동적·정적인 하악위에 쉽게 변화가 일어나는 것을 경험할 수 있습니다.

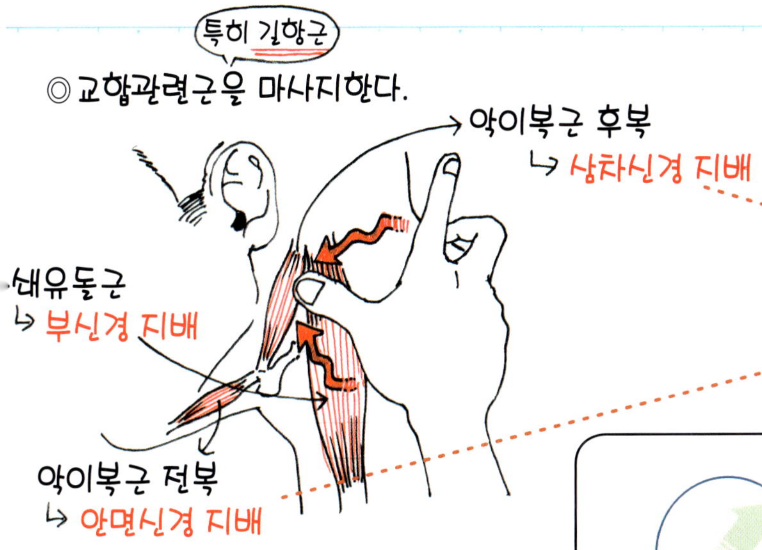

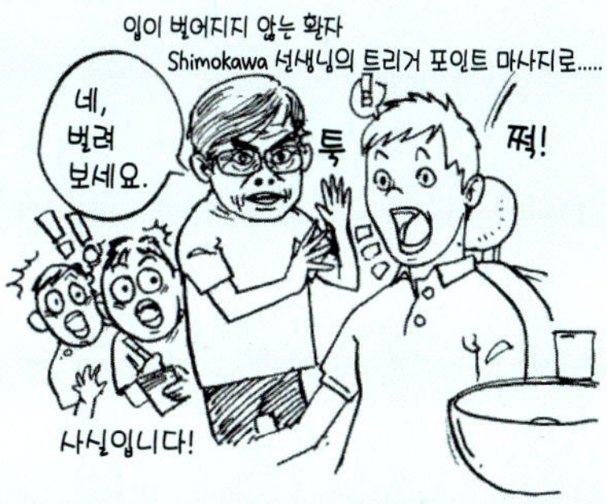

입이 벌어지지 않는 환자
Shimokawa 선생님의 트리거 포인트 마사지로.....
네, 벌려 보세요.
툭
쩍!
사실입니다!

※ 노트의 기록이 잘못되었습니다. 올바른 것은, '악이복근 전복: 삼차신경 지배, 악이복근 후복: 안면신경 지배'입니다.

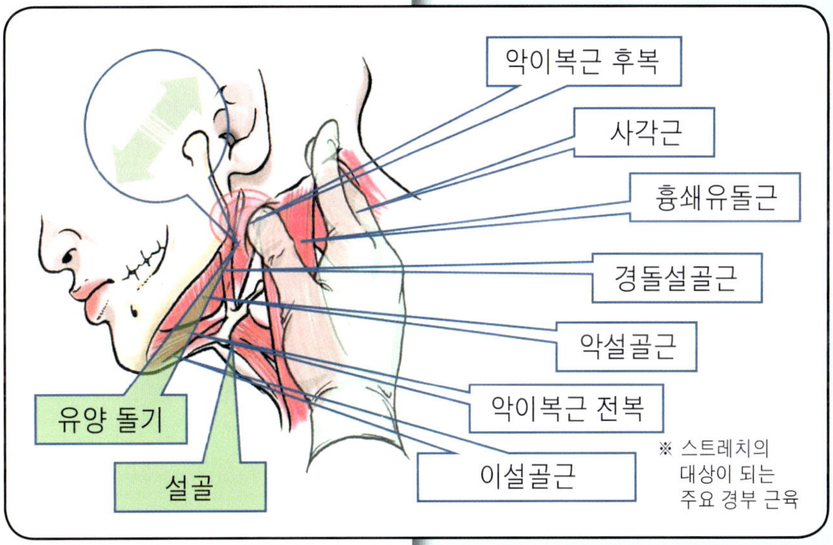

※ 스트레치의 대상이 되는 주요 경부 근육

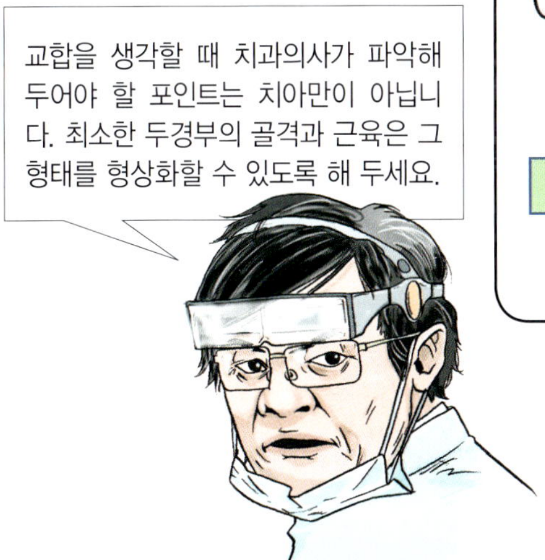

교합을 생각할 때 치과의사가 파악해 두어야 할 포인트는 치아만이 아닙니다. 최소한 두경부의 골격과 근육은 그 형태를 형상화할 수 있도록 해 두세요.

트리거 포인트

'근·근막 통증 증후군'에 특징적인 압통 부위를 말하는 것으로, 근육의 통증이나 결림의 원인으로 생각됩니다. 근육 내의 '근육 긴장 띠(taut band)'라고 일컬어지는 가느다란 근육 뭉치의 위에 있고, 그 부위를 강하게 압박하면 근육마다 전형적인 연관통이 나타납니다.

근육을 스트레치한다

세미나의 맨 처음에는 교합관련근의 스트레치에 대한 강의를 듣습니다. 이 책을 읽으신 분 중에는 치과의사가 구강 내에서 떨어진 영역을 다루는 것에 저항을 느끼는 선생님도 계실 것입니다.

이 세미나에서는 치아나 보철물을 '안전한 교합'이라는 그릇 안에 어떻게 수납할 수 있을지를 큰 주제로 합니다. 교합은 치열만으로 결정되는 것이 아니라 골격과 교합관련근의 평형으로 결정됩니다.

치과의사인 우리가 주로 다루는 부위는 분명 치아와 그 주위 조직이지만, 그것을 수납하는 '교합'이라는 그릇을 제어하는 근육 자체에 문제가 있다면 정확한 해부학적 지식을 바탕으로 근육에 치료 개입해 개선하려는 대처가 필요합니다.

드디어 강의의 시작입니다!

존경하는 Shimokawa 선생님과 마주할 때면 수강생은 언제나 온 힘을 다합니다. 세미나는, 첫 번째 날: 진료 견학·실습 → 친목회 → 두 번째 날: 강의의 흐름으로 진행하는데, 첫날의 친목회도 물론 온 힘을 다해! 그 결과, 전날의 충격(술)으로부터 회복되어 있지 않은 선생님이 하나둘 보이기도 하고…….

상악골 치조궁을 안면두개에 대해 수직·수평적으로 좌·우 균등하게 위치시키기 위해서 치아를 이동하고 거기에 맞게 하악을 감합시켜 적절한 하악위를 찾아, 그 사람이 원래 가진 가장 아름다운 안모에 가까이 가는 것.
이게 교합치료야.
이제부터 그것을 가르쳐 줄게.

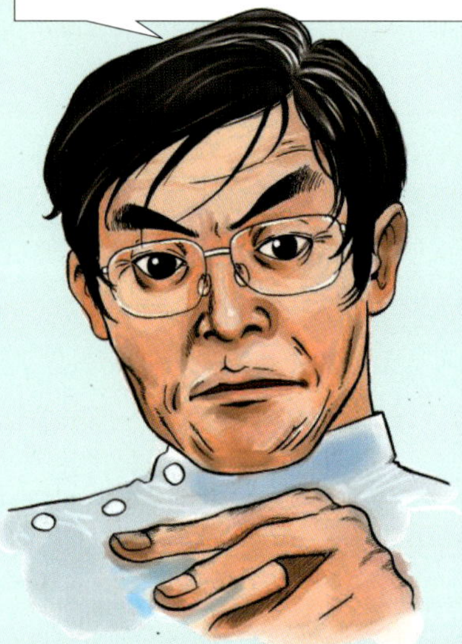

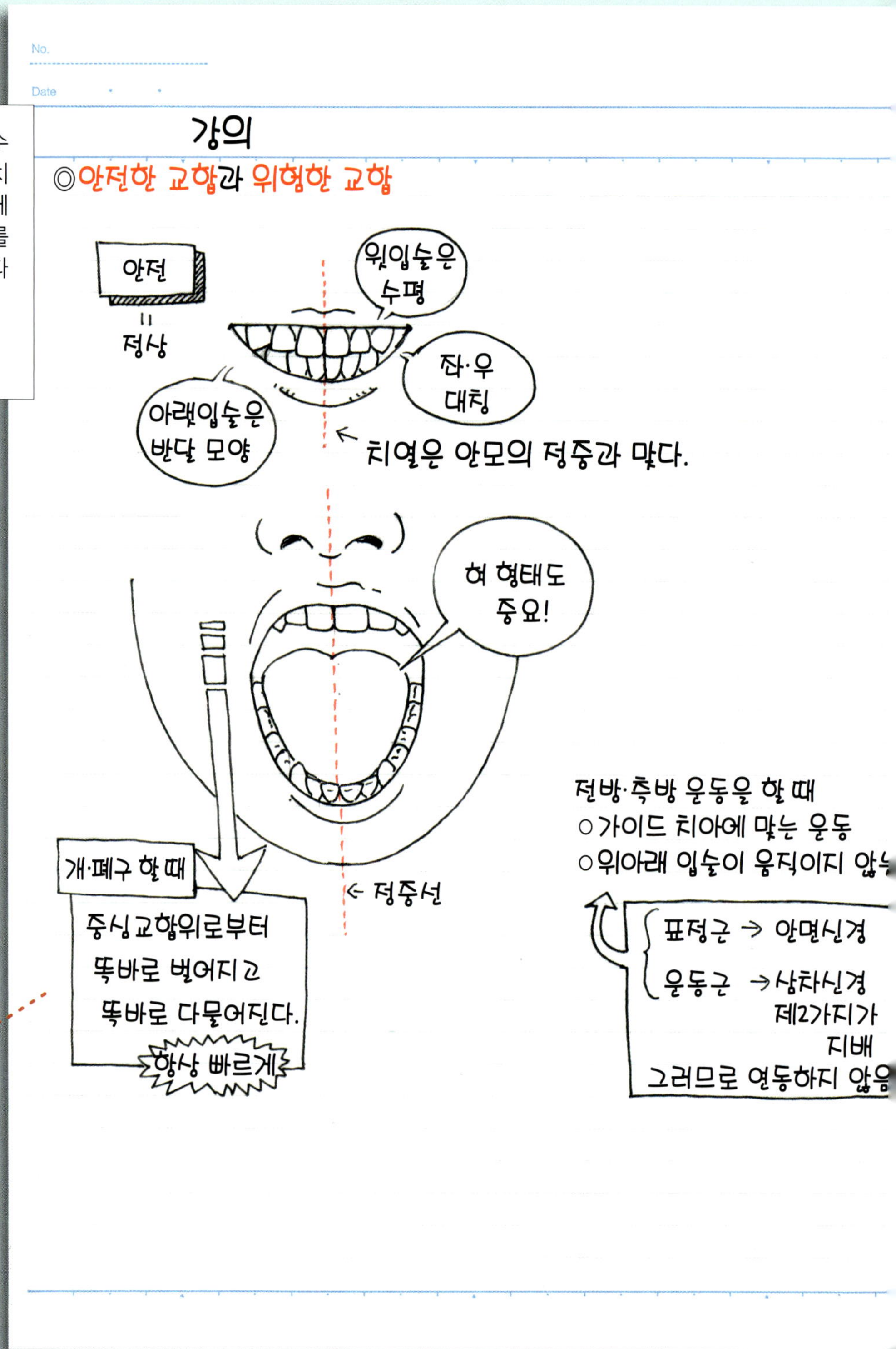

'안전한 교합'의 조건

악운동: 입이 똑바로 벌어지고 똑바로 다물어진다
안모·혀·치열: 좌·우 대칭으로 정중이 맞다
근육: 지나치게 많은 긴장이 없다
등

※ 우선은 대략적인 이미지를 만들어 주세요.

치열은 교합의 한 요소에 불과하다

교합을 평가할 때 Shimokawa 선생님은 **'치열과 치열의 감합 상태'**뿐만 아니라, **'치아의 식립 방향·가이던스'**, **'입술·하악골·하악 과두의 움직임'**, **'눈·눈꺼풀의 상태'**, **'구강주위근의 긴장'** 등 다양한 요소를 관련지어 진단합니다.

이러한 항목은 세미나 전체를 통해 여러 번 등장합니다. 반복해 배워서 자신의 임상에 정착시키는 것이 좋습니다.

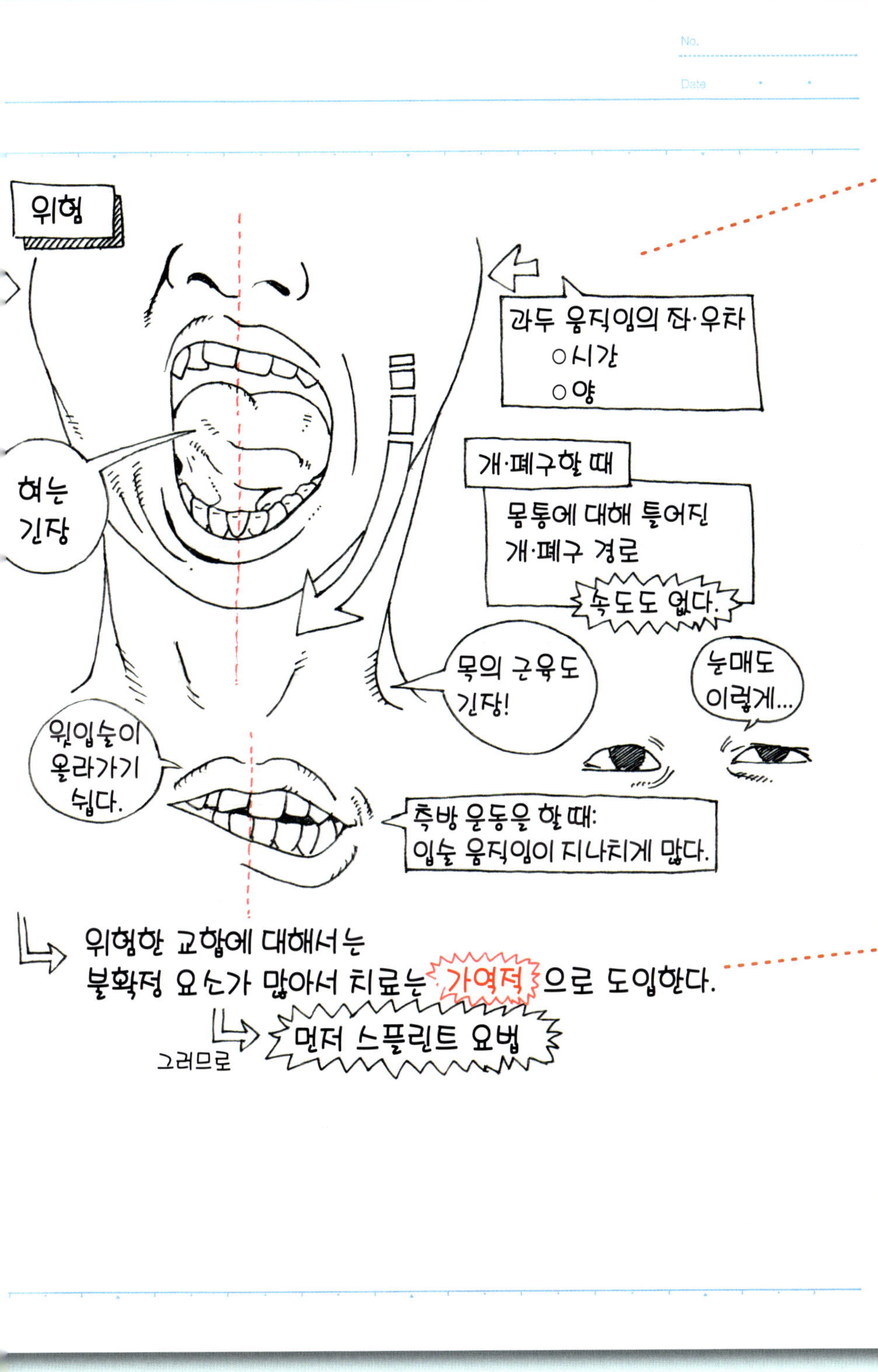

'위험한 교합'의 조건

악운동: 입이 흔들리면서 벌어지고, 흔들리면서 다물어진다. 하악 과두 움직임의 타이밍이 좌·우에서 다르다

안모·혀·치열: 좌·우 비대칭

근육: 지나치게 많은 긴장이나 좌·우 비대칭 주름이 생김

입술: 측방 운동을 할 때 지나치게 많은 운동량

등

치료를 도입할 때는 가역적인 치료를

하악위의 변경을 포함해 전악을 치료할 때, 거기에는 원인이 확실치 않은 어떠한 불쾌 증상이 있다고 생각합니다.

교합치료는 대부분 '스플린트 요법을 통한 하악위의 모색'을 시작으로 진행하는데, 스플린트 요법은 제거하면 치료 전의 상태로 되돌릴 수 있는 가역적인 치료입니다. 환자가 호소하는 문제가 개선되지 않을 때나 스플린트 치료를 통해 구한 하악위를 치료 악위로서 사용하지 않을 때도 상정해, 이 단계에서는 항상 치료에 들어가기 전의 상태로 되돌릴 수 있도록 하는 것도 중요합니다.

'안전한 교합', '위험한 교합'

Shimokawa 선생님의 교합에 대한 강의는 반드시 '안전한 교합'과 '위험한 교합'의 이야기부터 시작합니다.

치열과 골격 그리고 그것을 둘러싸는 연조직이 조화를 이루고 통합되면, 심미성과 안정감이 뛰어난 교합 상태가 될 뿐만 아니라 악운동의 궤도 자체에도 흔들림이 없어져, 좌·우 동시성과 재현성이 높아집니다.

'안전한 교합'이란 앞에 설명한 악운동의 범주에 치열이 수렴한 상태를 가리키고, 치열이 그 범주를 벗어나면 악운동의 좌·우 동시성과 재현성을 상실하고 안정성이 없어지므로 그 악운동은 어떠한 위태로움을 안고 있다고 생각할 수 있습니다.

세미나 전체를 통해, 교합을 '안전'이라는 그릇에 수납하기 위한 이론과 테크닉에 대해 실제의 증례에 근거하여 설명합니다.

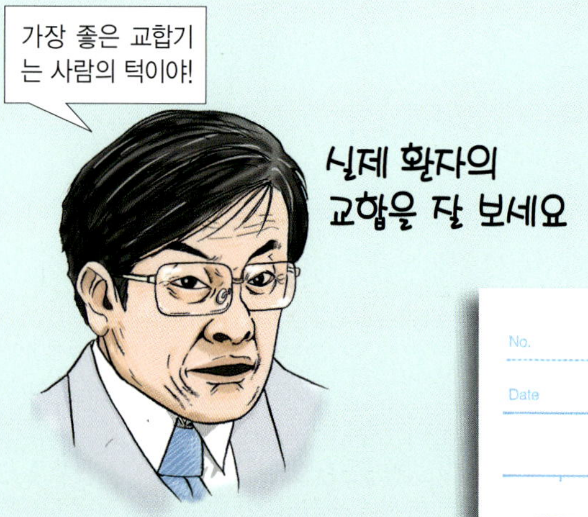
가장 좋은 교합기는 사람의 턱이야!
실제 환자의 교합을 잘 보세요

교합 진단 의 체크포인트

- 최대 개구: 하악 운동의 정상 여부
- 최소 폐구: 치아의 감합위 / 상·하악이 마주하는 악위 } 의 정합성
- Tapping: 습관성 교합위
  - ↓ 로부터
- 전방 운동: / 측방 운동: } → 치아 활주로의 정상 여부 → 교합기가 아니라 비디오로 확인한다!!

◎먼저 정상 움직임을 하는 환자를 비디오로 촬영할 것!!

정상의 이미지를 머릿속에 주입!!

가이던스 에 대해

두 가지 하악 운동로
- 과로: condylar path
- 치아 유도로: tooth guidance

} ⇒ 교합기와 실제의 구강은 다르다!

전방 운동 / 측방 운동) 을 할 때 → 입술의 움직임을 (비디오로) 확인 ← 교합기에서는 절대 알 수 없다.

↳ 가이드 양식도 확인한다.
오른쪽은 군식 가이드 / 왼쪽은 원식 가이드) 이렇게 되어 있을 때는 어딘가 틀어짐이 있다!?

동영상을 촬영해 악운동을 진단한다

준비할 것은 가전 판매점 등에서 파는 비디오카메라입니다.

확인할 사항은 다음과 같습니다.

- **개·폐구 한계 운동의 경로, 속도**
- **습관성 교합위의 안정성(tapping)**
- **치아 활주 운동의 방향, 경로**
- **각 운동의 연동성과 주위근의 긴장 상태**

이러한 항목이 환자의 하악위와 교합의 적절성을 평가하는 기준입니다. 좌·우 대칭성과 운동의 동시성·속도, 근육의 긴장, 눈매, 좌·우 주름의 비교 등, 포인트를 알면 동영상에서 다양한 것을 볼 수 있습니다.

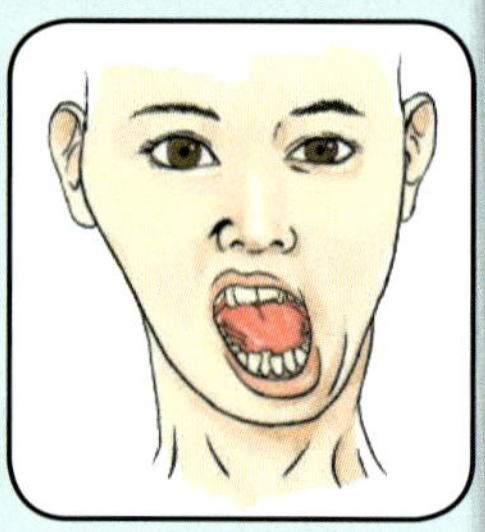

실제의 악운동에 대해 깊이 이해하는 것과 동시에, 교합기의 특성과 한계에 대해 이해할 필요가 있습니다.

'정상' 악운동과 '비정상' 악운동의 이미지를 갖는다

실제로 교합을 치료할 때, 먼저 동영상으로 악운동을 기록합니다. 앞에서도 설명한 것처럼 치열과 골격, 근육 등 이른바 '악안면계 기구'의 조화·통합을 도모할 수 있으면, 악운동이 그리는 궤도는 매우 간결하고 속도가 있는 것으로 변합니다. 반대로, 예를 들어 하악 과두가 한쪽만 밀어 넣어진 것 같은 편위된 하악위인 경우는, 개·폐구 할 때 좌·우 하악 과두의 운동량에 부조화가 발생해 악운동에서 하악 과두 움직임의 동시성이 없어집니다. 원활하게 악운동을 할 수 없는 요소가 있으면 그것은 근육에 여분의 긴장으로서도 나타나므로, 동영상으로는 그러한 섬세한 변화를 뚜렷하게 관찰할 수 있어서 상상 이상으로 교합에 관한 정보를 얻을 수 있습니다.

또한 동영상을 환자에게 보여 주면 문제점에 대한 정보 공유가 가능해지고, 개선된 경우의 설명에서도 큰 효과를 기대할 수 있습니다.

◎ 교합기를 다루기 전에....

① 교합기와 사람 악운동의 차이를 이해한다.

② 교합기에서 제작한 보철물을 구강 내에 장착했을 때 생기는 오차를 인식·진단한다.

↳ 미묘한 차이의 축적이 나중에 교합의 문제를 일으킨다!?

↳ 미리 스플린트로 악운동을 확인·진단·조절한다.

③ 하악위는 환경 변화로 인해 언제든지 변화한다.

⇩ 그러므로 아래의 항목을 이해하고 교합기를 사용한다.

◎ 교합치료에서 교합기를 사용할 때 생기는 문제점

- 교합기는 일반적으로 상악이 하악을 향해 수직으로 내려온다.
- 교합기에서는 상악을 하악 치아에 교합접촉시켜 좌·우나 전방으로 shift한다.
- 사람은 하악이 상악을 향해 움직여 저작하는데, 좌·우로 shift하면서 물어 상·하 교합면이 접촉한다(수직의 움직임이 아니다).
- 사람의 경우 교합접촉시켜서 하악을 좌우나 전방으로 shift시킨다면, 그것은 parafunction의 움직임이다.
- 사람은 저작과 연하가 번갈아 가며 이루어지기 때문에 혀의 운동과 위치의 진단이 매우 중요한데, 교합기에는 그런 기능이 없다.
- 하악위는 신경두개가 위치하는 턱관절이 결정하고, 이에 반해 교합은 안면두개에서 이루어진다.
- 올바른 하악위는 좌우 신경근기구의 조화를 바탕으로 존재한다.

예를 들면, 교합기에서는 츄잉 사이클을 추측할 수 없다.

소구치

※특히 상악 소구치 협측 내사면의 형태가 중요!!

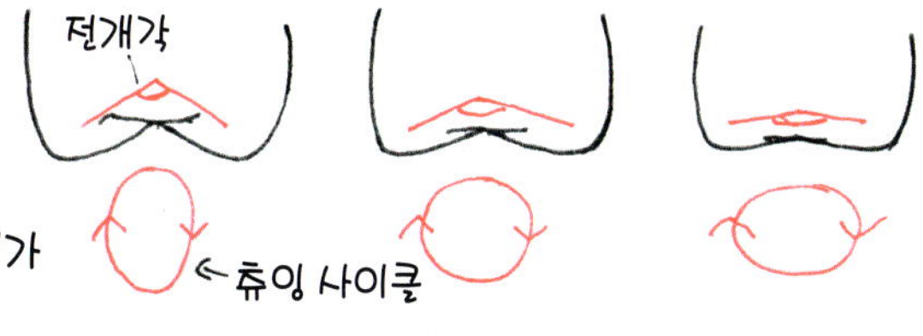

◎ 소구치 형태에 따라 츄잉 사이클은 변하는데
→ 전방에서 영향을 미치는 것이 견치 → 견치 가이드가 중요

⇒ 이것은 악운동으로 확인할 수밖에 없다. 교합기에서는 알 수 없다.

교합기를 과신하지 않는다

현재는 디지털 교합기 등 새로운 아이템도 있지만, 여기서 말하는 교합기는 이른바 '손에 들 수 있는 형태'의 교합기입니다.

악운동을 정밀하게 재현하기 위한 다양한 종류의 교합기가 있지만, 구강 내 정보를 완전히 재현하는 것은 아무것도 없습니다. 원칙적으로 교합기는 구강 전악 재건의 전체 과정을 통해 얻은 정보를 편의적으로 재현하기 위한 보조적인 기구에 불과하다는 사실을 염두에 둘 필요가 있습니다.

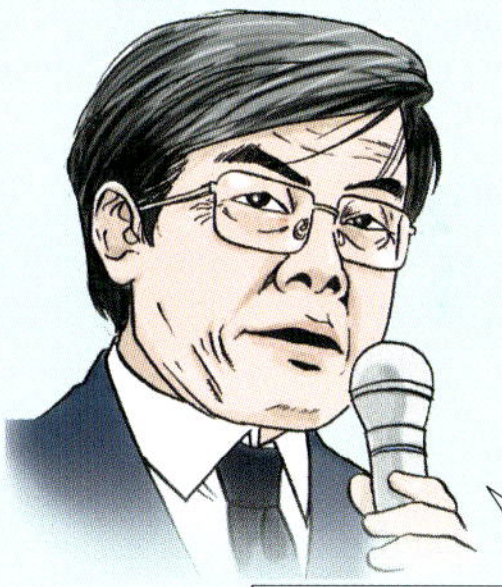

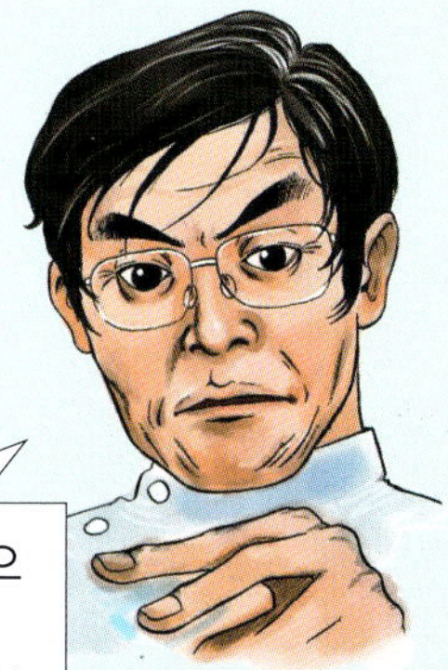

신경두개는 두개 중에서 뇌와 후각 기관, 시각 기관, 청각 기관 등을 덮는 부분으로 전두골, 두정골, 측두골, 후두골, 접형골, 비골, 사골 등으로 이루어진다.
안면두개는 척추동물의 두개 중에서 입 주변과 귀 등을 구성하는 부분으로 상악골, 협골, 구개골, 접형골, 하악골, 설골, 이소골로 이루어진다.
'임상 교합'이라는 관점에서 두개의 구조를 생각했을 때, 접형골은 신경두개와 안면두개 양쪽에게 걸쳐 있으므로 교합의 중심 요소로서 파악할 필요가 있다.

안정위와 저작 운동을 할 때의 '혀' 위치를 이해하면서 치료에 임하세요.

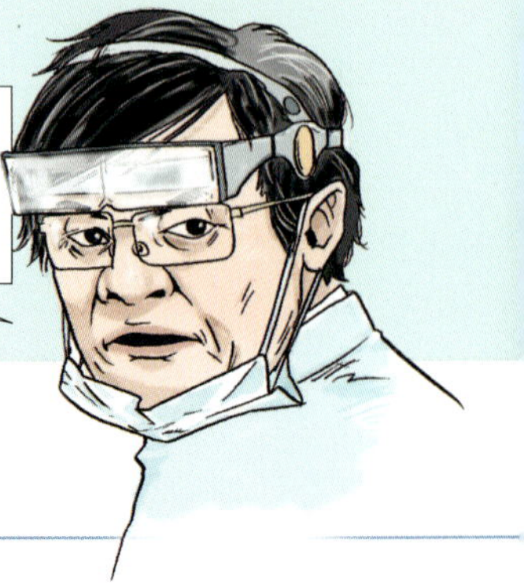

혀 ①; '좋은 혀'와 '안 좋은 혀'

하악위를 이야기할 때는 대부분 상·하 치아의 접촉 상태가 초점이 되는데, 종말 교합위의 하나인 교두감합위가 하악위 자체를 가리키는 것은 아닙니다. 하악위란 악운동을 포함한 하악의 모든 움직임을 가리키는 것으로, 치아가 접촉하는 것은 저작 최종 단계의 아주 일순간일 뿐이고 그 접촉마저 곧바로 이개·소실해 버립니다.

악운동 전체에서 하악이 가장 오래 머무는 이른바 'home position'은 하악안정위입니다. 이때 상·하 치열 사이에 혀가 가볍게 접촉하듯이 들어가고, 설첨(혀끝)은 절치 유두로부터 전치부 설측면 부근에 가볍게 접촉합니다. 그러므로 혀가 하악안정위의 하악위치를 결정한다고 할 수 있습니다. 다시 말해서 혀의 위치와 하악위는 밀접한 관계이고, 교합치료에서는 혀와 치열의 안정된 관계를 생각하는 것이 중요합니다.

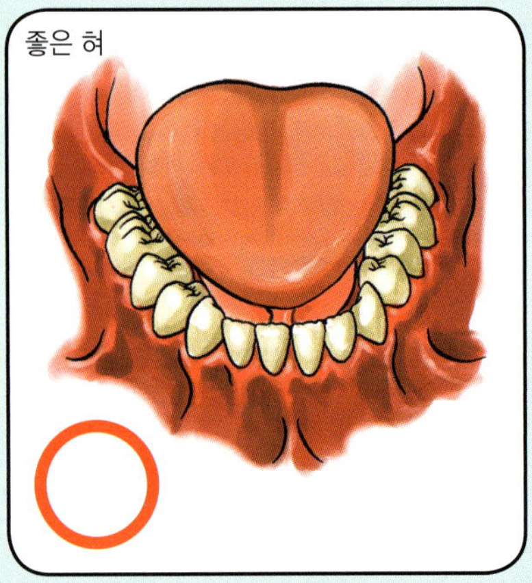

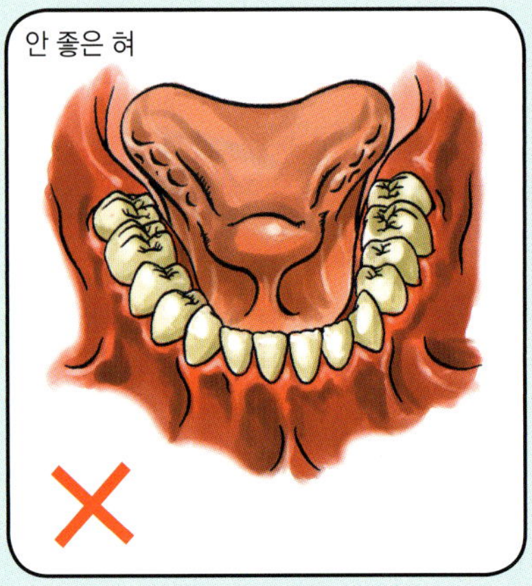

No.

Date

혀 = 근육 muscle

혀 = 하악위의 바로미터

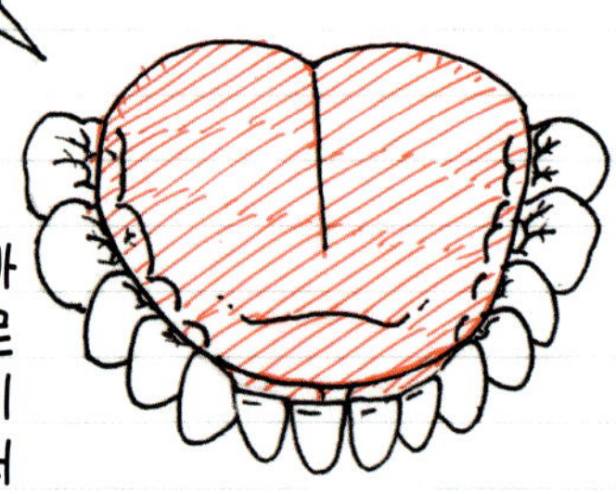

혀와 주위 조직의 접촉 관계
⇒ 강하지도 약하지도 않고
예로 ⇓
혀에 압흔이 있으면 혀와 치열 사이에 지나치게 많은 긴장이 있다.

◎하악위는 좌·우 신경근기구의 조화 아래 존재
다시 말해서! ↳ 매우 불안정, 곧바로 변한다.
↳ 양호한 상태를 지키는 것이 중요

교합에는 모두 혀가 관여한다.

수의운동	저작
의식	연하
무의식	Parafunction
불수의운동	안정위공극
무의식	발음
	스마일

◎안정위에서 혀의 위치

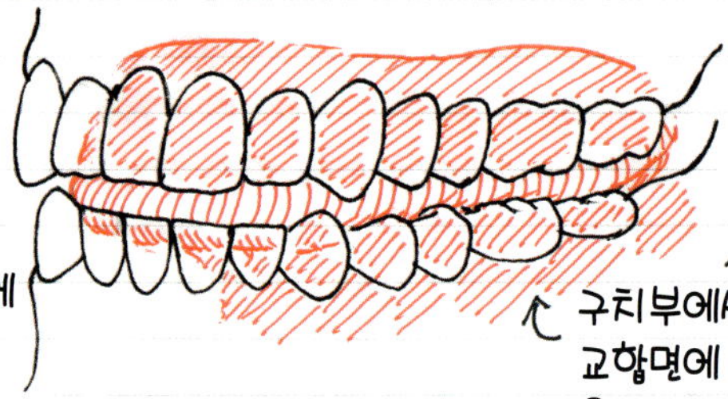

스플린트를 장착했을 때 스플린트 형태가 혀를 간섭하기 쉬울 수도 있다
⇓
스플린트 조정이 진행되면 혀 공간도 의식한다.

혀에 대한 배려

스플린트 조정이 진행되면, 혀의 위치도 어느 정도 안정되므로 하악안정위일 때의 위치에 들어가려고 합니다. 나중에서야 환자로부터 설감에 대해 지적을 받을 때도 있습니다.

혀 ②: 'natural relax smile'과 'clenching smile'

모두 Shimokawa 선생님이 만드신 말입니다. 그림으로 그린 듯한 반달 모양의 스마일은 일정 정도 이상의 교합 조건을 채우지 않으면 실제로는 달성할 수 없습니다.

치조제와 조화를 이룬 치열에서 하악이 상악에 대해 편위하지 않고, 혀가 상·하 치열 사이에 가볍게 들어간 상태의 스마일을 만들 수 있으면, 표정근(안면신경 지배)에 스트레스를 주지 않고 균형이 좋은 반달 형태의 스마일(natural relax smile)이 달성됩니다. 이러한 조건을 채우지 않으면, 입꼬리를 올리며 웃으려고 할 때 치아끼리의 접촉인 clenching이 일어나 위아래 입술도 불균형의 긴장을 강요받는 상태의 스마일(clenching smile)이 됩니다.

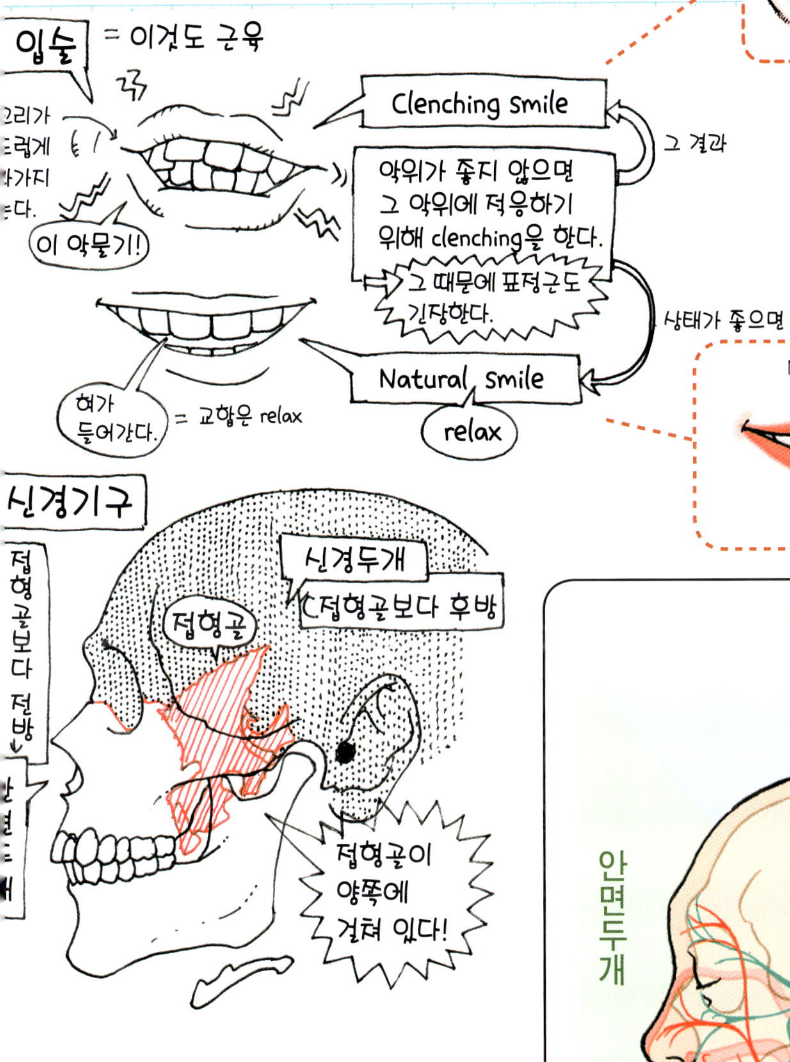

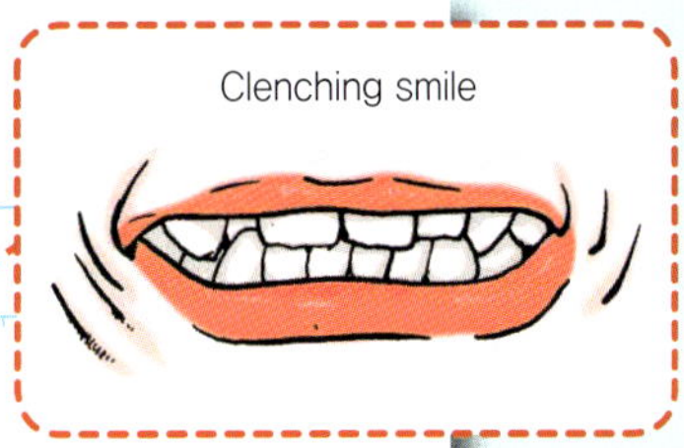

상순 하연과 하순 상연 사이에 만들어지는 반달 모양의 공간 안에서, 좌·우 소구치부터 전치에 이르는 치경선이 상순 하연의 직선에 일치하고, 좌·우 소구치의 순측 교두 정부터 전치부 절연에 이르는 곡선이 하순 상연에 일치합니다.

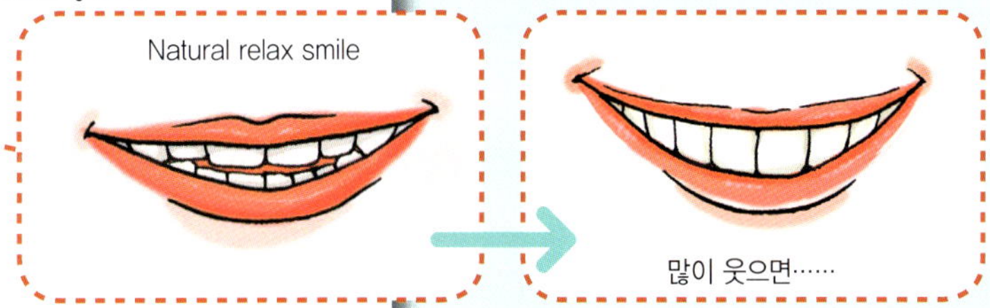

두경부의 운동신경 분포와 지배 근육

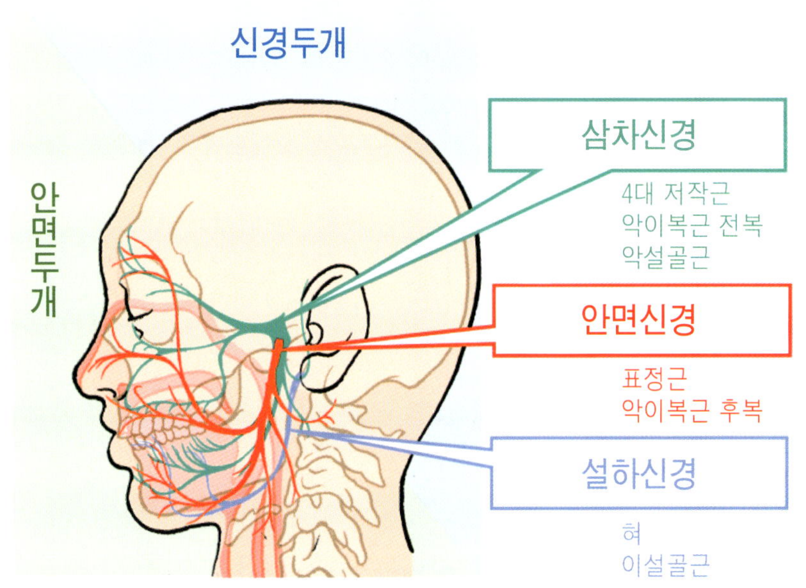

혀 ③: 악운동을 지배하는 신경계

악운동을 할 때는 혀도 반드시 일정한 역할을 담당합니다. 혀의 운동신경은 설하신경(열두 번째 뇌 신경)이며, 악운동을 관장하는 것은 주로 삼차신경 제3가지(다섯 번째 뇌 신경)입니다. 악이복근 후복은 안면신경의 지배를 받고, 이설골근은 설하신경의 지배를 받습니다.

악운동이 혀와 교합관련근의 움직임으로 조성되는 것이라면 이처럼 계열이 다른 복수의 신경계가 통합해 기능할 필요가 있고, 그러기 위해서는 악운동에서 치열과 혀의 형태적 조화도 중요한 요소가 된다고 생각합니다.

HIP 평면

상악 양측 hamular notch와 절치유두를 연결하는 평면. 교합평면과 평행하다고 알려져 있고, 그 형태는 생애에 걸쳐 그다지 변화하지 않는다.

스플린트 제작에서는, 이 평면과 스플린트 교합평면과의 정합성을 하나의 기준으로 한다.

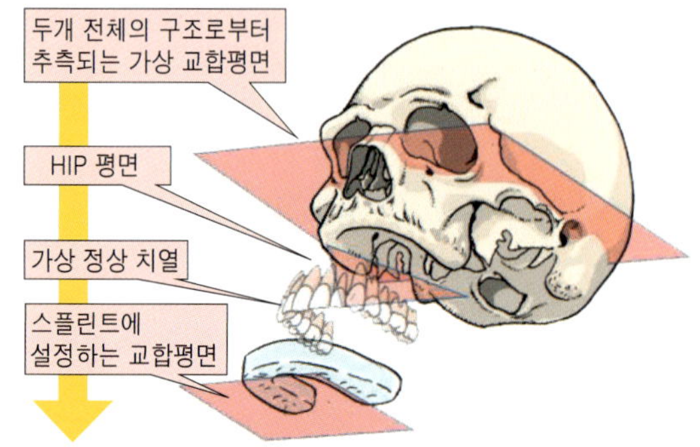

스플린트의 교합면을 설정할 때는, 이 평면들의 정합성을 생각하면서 설계한다.

No.

Date

안정한 악위를 끌어내는 스플린트란?

두개에 대해 정합성이 있는 스플린트를 만든다

노트의 'symmetry'는 '닮은꼴'의 의미입니다. '반드시'라고 적혀 있지만, 엄밀히는 HIP 평면 자체(상악골 자체)가 안면두개에 대해 뒤틀려 있는 예도 있습니다. '스플린트는 안면두개로부터 예측되는 교합평면과 평행하게 만든다'가 정확한 표현이라고 생각합니다.

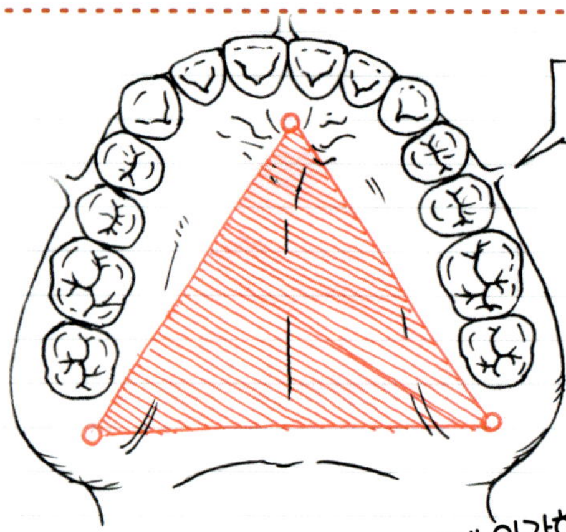

HIP 평면 ⟺ 안면두개에 대해 반드시 symmetry

즉 치열도 여기에 맞아야 한다.

따라서 먼저 스플린트 형태는 이러한 이미지로 제작한다.

HIP 평면에 대해 올바로 배열된 상악 치열에, 닮은꼴의 하악 치열이 물리는 것이 이상적

이러한 점에 입각해

하악골이 '원래' 다물어지고 싶은 위치를 찾는다

임상에서 만나는 교합 상태의 대부분은, 치아의 교두감합위와 하악골이 다물어지고 싶은 위치 사이에 어느 정도의 차이를 가지고 있는 경우가 많다고 생각합니다. Shimokawa 선생님의 스플린트 요법은, 해부학적 기준에 따른 교합평면을 가진 스플린트와 하악을 교합시킴으로써 그 차이를 해소해, 하악골이 상악에 대해 '원래' 교합하고 싶은 위치에 수렴하도록 하는 이미지로 치료에 임합니다. 다시 말해서 '현재의 치아 접촉위'와 '원래 교합하고 싶은 하악위'의 '차이'을 밝히는 것이 스플린트의 역할입니다.

스플린트 설계·조정과 교합치료

① 진단에 사용 ⇨ 악골의 형태에서 이상적인 치열을 이미지
② 악위의 모색
③ 임시 악위를 결정 ⇨ 최대 개구 ⟺ 최속 폐구가 가능한 위치를 교합의 시작 지점으로 결정해 간다.
④ 그 위치에 맞춰 근기능요법 ⇨ 스플린트로 근기구를 정돈하면서 적절하게 트리거 포인트를 스트레치

~여기까지 스플린트를 통한 치료악위가 확립·결정~

⑤ 그 위치에 맞춰 치아를 이동 ⇨ 교정 혹은 보철
⑥ 결과적으로 상악 치조궁은 안면두개의 적절한 위치로 ⇨ 그렇게 되기 마련!
⑦ 하악을 거기에 맞춰 강함 ⇨ 교정 혹은 보철
⑧ 최종적인 스플린트 → 교두감합의 틀어짐을 확인 (확인!) ⇨ 한 번 정도로 잘 되는 것은 믿지 않는다!

⑨ 필요한 교합조정, 치관 형태 수정

⇨ 반드시 틀어지기 마련

(실은 계속 해서 나타날 가능성도 있다.)

⑩ 스마일 라인·립 라인에 맞춰 상악 전치·소구치를 배열

⇨ 치열과 주위 조직의 조화도 재진단

⑪ 부드러운 츄잉 사이클과 anterior guidance를 부여

⇨ 비디오로 악운동을 확인!

◎ 스플린트의 형태에 대해

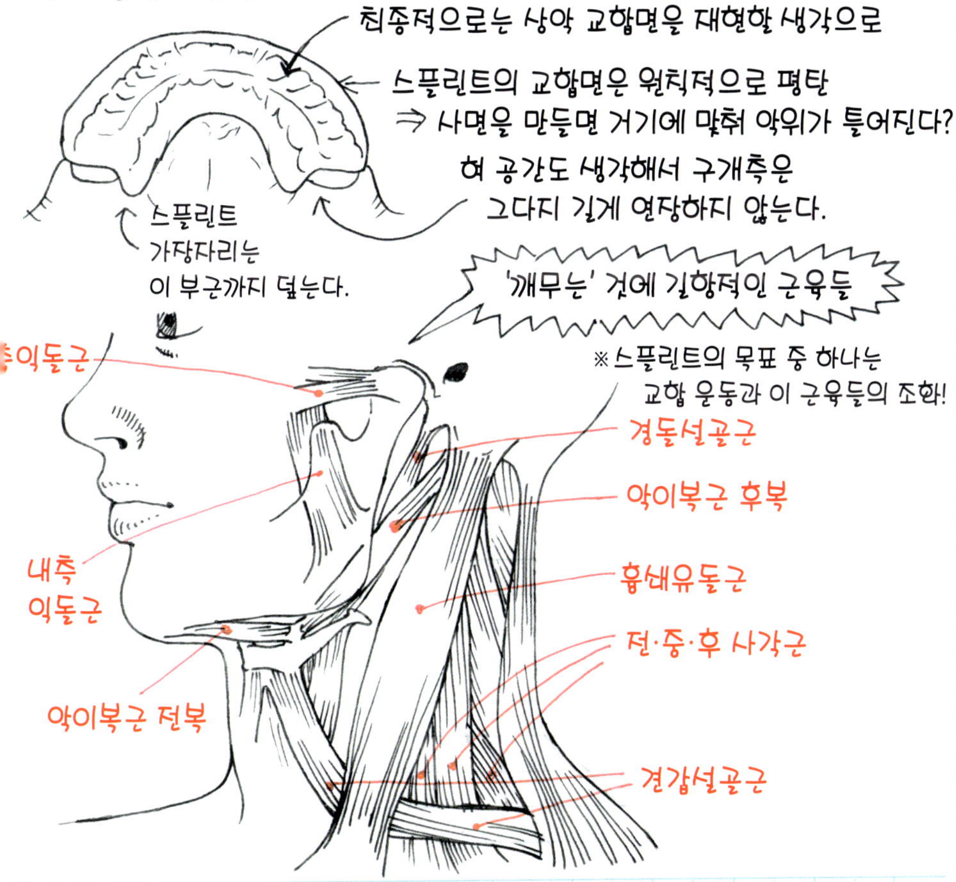

조정이 끝난 스플린트

스플린트의 형태는 치열이 아니라 치조제와 두개를 기준으로 설계됩니다.

장착하는 치열의 형태와 관계없이 원칙적으로는 말발굽 모양을 하게 됩니다.

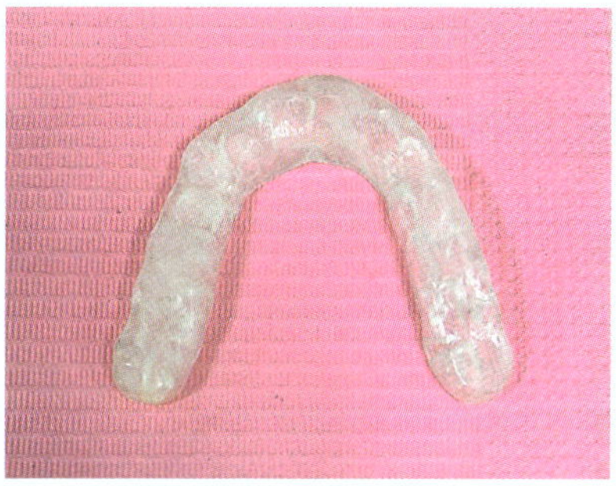

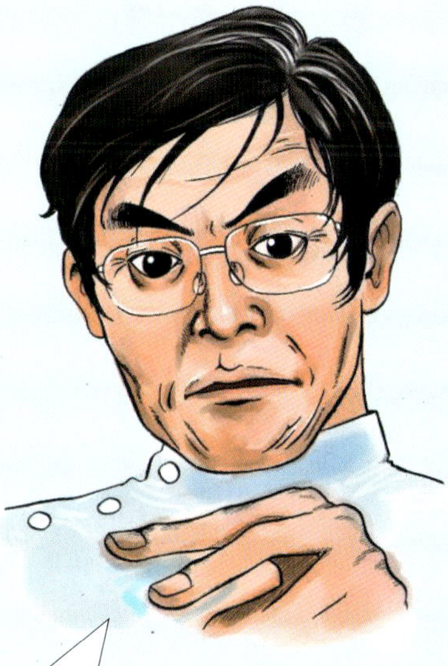

악운동에 관여하는 근육을 '교합관련근'이라고 부른다. 악운동은 주로 4대 저작근에 의한 운동과 길항근인 설골상근의 연동으로 일어나지만, 그 주위의 근육도 무관하지 않다. 어디에 어떤 근육이 있는지, 주위의 근육까지 대략적인 이미지를 정착시킬 것.

악안면계의 근기구는 혀를 중심으로 구성된 것을 이해하자!

Buccinator mechanism(협근기능기구)이란?

구륜근, 협근, 상인두수축근이 외측의 기능력으로서 설압에 길항하여, 교합의 보존에 관여하는 기구를 말합니다. 폐구위를 취했을 때 혀가 구개부와 접촉하여 상·하악 간 거리에 대한 일종의 센서로서 기능한다고 생각하면, 설압에 관한 이 기구는 수평적 악위뿐만 아니라 교합고경, 다시 말해서 수직적 악위의 보존에도 관여하는 것으로 생각합니다. 또한 이 기구에 의해, 치열을 적절한 위치(근압중립대)에 보존하려는 힘이 작용하는 것도 생각할 수 있습니다.

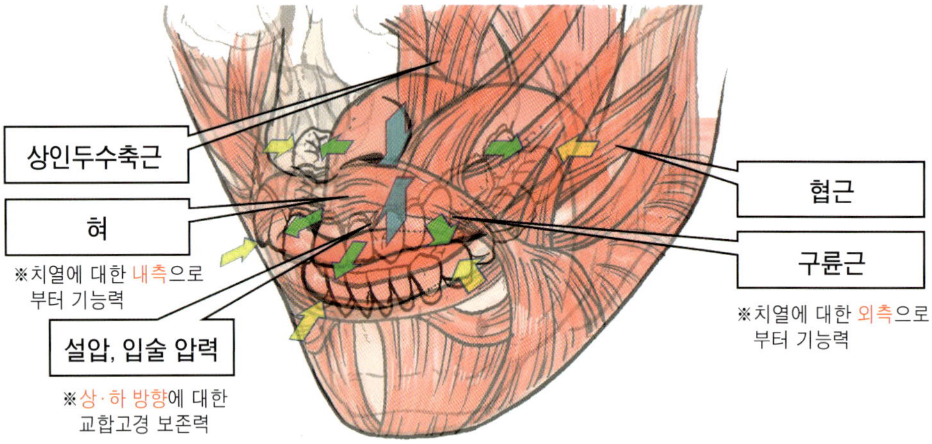

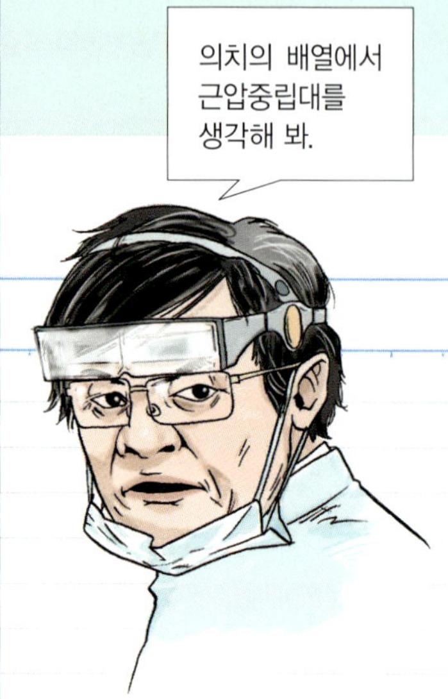

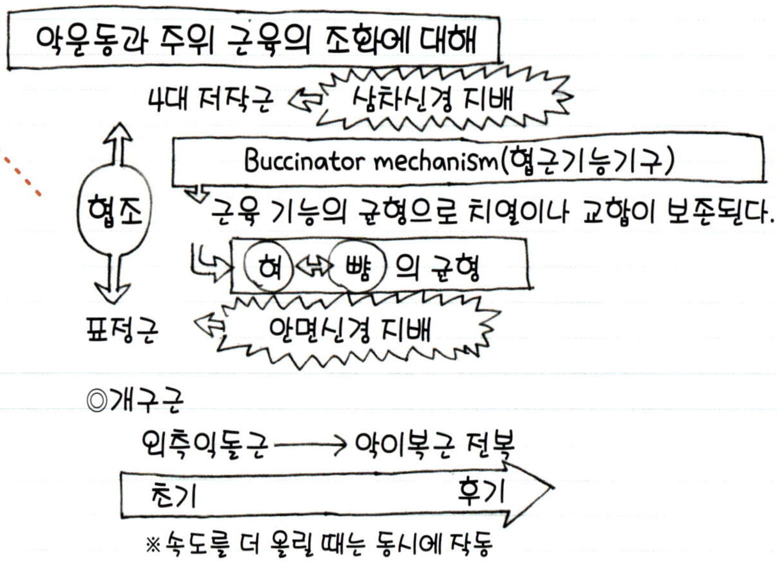

악운동에 관여하는 대표적인 근육

4대 저작근: 하악골을 움직여 저작운동을 한다. 모두 삼차신경의 제3가지인 하악신경의 지배를 받는다.

- **교근:** 입을 닫는다.
- **측두근:** 입을 닫고, 동시에 하악골을 후방으로 당긴다.
- **외측익돌근:** 하악골을 전방으로 당기고, 또한 한쪽씩 작용하면 하악골을 옆으로 움직인다.
- **내측익돌근:** 교근과 마찬가지로 입을 닫는다.

악이복근: 하나의 근육으로서 이름이 붙어 있지만, 전복은 삼차신경의 가지인 악설골근신경의 지배를 받고 후복은 안면신경의 지배를 받는다. 보기 드물게 서로 다른 신경의 이중 지배를 받는 일이 있다.

표정근: 좌·우 합쳐서 20종 정도의 근육이 있다. 모두 안면신경의 지배를 받는다. 악운동에 직접 관여하지 않는다.

제1회의 마지막입니다. 지나친 밀도에 약간의 몽롱함과……

질문

수면 clenching은 평상시 활동할 때의 신경근기구 부조화를 바로잡으려는 생리 반응이며, 의도적으로 삼차신경 지배 영역의 운동과 안면신경 지배 영역의 운동을 일련의 흐름으로 시행함으로써 어떤 종류의 평형 상태를 만들어 낸다고 말씀하신 것 같은데, 이것이 어떤 이야기였는지 기억에 없습니다. 한 번 더 설명해 주실 수 있으십니까?

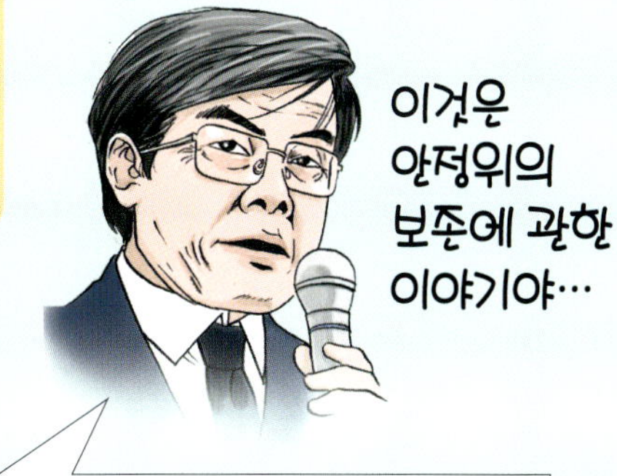

잠자기 전에...

악이복근 마사지 (삼차신경 지배) → 스마일 연습 (Natural relax smile) (표정근 = 안면신경 지배 ※혀도!) → 외측익돌근 마사지 (삼차신경 지배) → 스마일 연습 (Natural relax smile) (표정근 = 안면신경 지배)

위의 훈련을 하면 수면 clenching이 줄어든다.

일반적으로 clenching이란 상·하 치아를 악문 상태를 나타내지만, 인체는 단지 치아만으로 악무는 상태에 있는 것은 아니다. 악구강계 전체의 기구가 이 악물기를 향해 수렴하려는 움직임이 clenching이다. 그때 교합관련근은 과긴장 상태이다. 설골근 그룹의 과긴장에 따라 혀도 긴장하고, 동시에 설골도 내려와 있는 상태이다.

한편, clenching이 없을 때는 상·하 치아가 접촉하지 않고, 거기에는 혀가 들어있다. 혀의 긴장이 완화되면 설골도 위로 올라가는 상태를 만들 수 있어 clenching이 없어진다. 다시 말해서 clenching을 조절하려면, 안정위 공극을 항상 유지하는 연습을 시켜 그 버릇을 들이게 하면 된다. 될 수 있으면 교합관련근의 긴장을 풀게 하면서 natural relax smile을 연습하면, 하악안정위를 보존하게 된다. 환자에게는 혀를 앞으로 내미는 이미지를 연상하도록 할 것.

읽어야 할 해부학 책

- 인체의 해부
- 인체 해부 컬러 아틀라스
- DVD로 배우는 클리니컬 마사지
- 트리거 포인트와 근·근막요법 매뉴얼

악운동 중 하나의 종말위인 교두감합위에서는, 치아의 감합에 규정되는 모습으로 상악에 대한 하악의 위치가 결정됩니다. 악운동이란 교두감합위를 시작점·종점으로 하는, 주로 전하방을 향한 하악의 순환적인 운동입니다. 이 운동은 주로 4대 저작근이나 설골근 그룹의 연동으로 만들어집니다. 또한 이때의 주요 운동신경은 삼차신경입니다.

치아의 교두감합위가 상·하악골이 원래 마주하는 관계에서 틀어지지 않은 위치를 취하면, 원칙적으로 악운동은 단일의 수렴점을 향해 지극히 단순한 궤도를 그립니다. 그러나 예를 들어 치열이 안 좋을 때처럼 상·하악골이 마주하는 골격 관계를 벗어난 위치에 치아의 교두감합위가 있으면, '상·하악골이 틀어진 위치'에서 치아가 감합합니다. 이때 그 위치는 근육 및 턱관절의 연조직 등으로 보상되어, 교합의 종말위에서 하악골이 수렴하는 악위에는 편위가 발생합니다. 그리고 악운동의 시작점·종점은 원래 하악골이 수렴하는 골격적인 악위를 벗어난 위치에 설정됩니다. 이러한 상황에서 근육은 '원래 하악골이 수렴하는 골격적인 악위에 안정되려는 움직임'과 '치아에 의해 그 교두감합위로 이끌리는 움직임'의 이중의 기능을 강요받습니다. 이러한 **복수의 목표에 수렴하려는 움직임이 악운동 궤도의 어긋남이 되어 나타난다**고 생각합니다.

또한 그 결과, 삼차신경 지배 영역의 질서였던 운동에 어긋남이 생기게 됩니다. 이 어긋남으로 인해 **원래는 하악골의 운동과 관계가 없는, 안면신경이나 설하신경 등의 지배를 받는 주위 근육의 운동이 일어나게 해 버리는 것**으로 생각합니다. 이른바 '교합 불량'의 경우, 악운동의 궤도에 어긋남이 생겨 구강주위근에 지나친 긴장이나 좌·우 비대칭인 주름이 나타나는 것은 이 때문이지 않을까요.

악운동을 동영상으로 촬영하는 것은, 이러한 상태를 기록하고 진단하기 위한 것이라고 할 수 있겠지요.

"돌아가면 우선 비디오 촬영을 해보자"
(제2회에 계속)

스플린트 제작 방법

기자재

파라핀 왁스(1mm 두께), 알코올램프 또는 가스버너, 왁스 조각도(Evance), 디자인 나이프

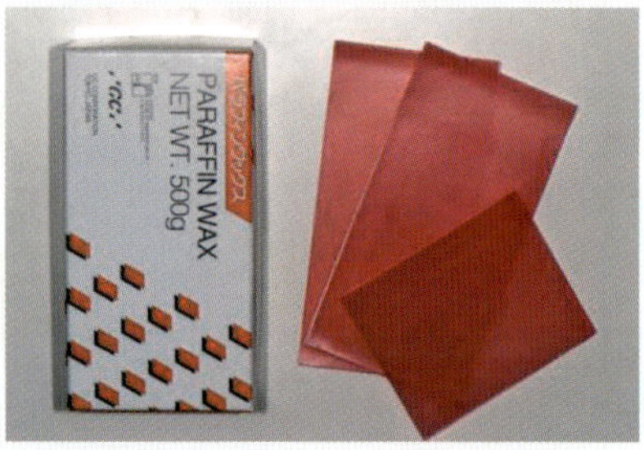

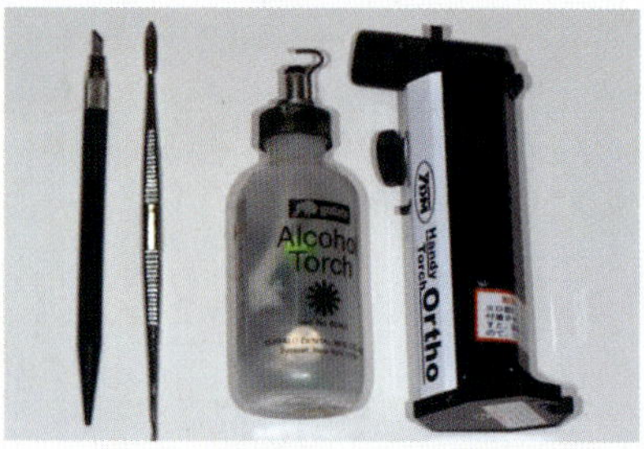

순서

① 교합 진단

그 시점에서 환자의 '최대 개구 · 최속 폐구'를 관찰합니다.

'최대 개구'란 좌 · 우 하악 과두가 관절와에서 완전히 해방되어 전진한 상태로, 하악골이 두개에 대해 가능하면 똑바로 전하방위를 취한 위치를 가리킵니다. 하악 과두의 움직임에 문제가 있거나 하악을 제어하는 근육에 지나친 긴장이 있는 등의 운동 저해 인자가 있으면, 당연히 이 움직임은 똑바르지 않고 속도도 나지 않습니다.

교합을 진단할 때 확인해야 하는 안모의 상태

평상시

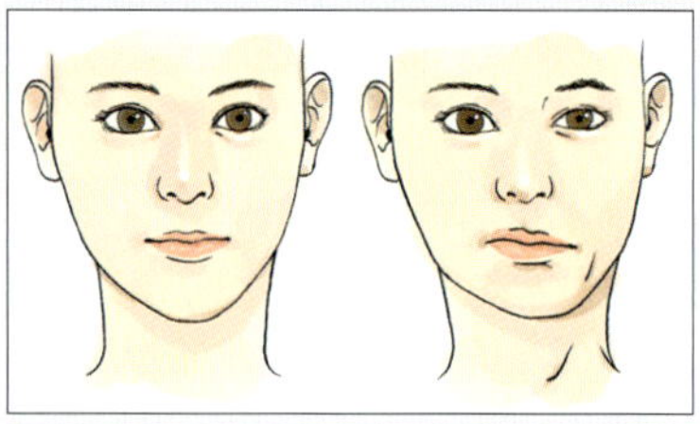

- 안모의 좌 · 우 대칭성
  몸통 축에 대한 윤곽의 대칭성은?
  좌 · 우 눈꺼풀의 형태 · 눈이 뜨이는 정도는?
  입술의 형태 · 긴장은?
- 안모에 비대칭 주름이 있는지?
- 긴장이 완화된 표정인지?

악운동

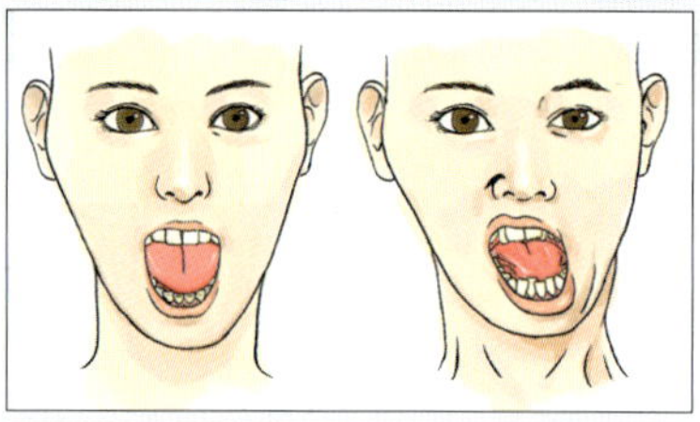

- 개 · 폐구 운동을 할 때
  운동은 직선적이고, 빠르며 원활한지?
  하악은 일정한 위치에 복위하는지?
  하악 과두의 움직임은 좌 · 우 동시인지?
  구강주위근에 긴장은 없는지?
- 측방운동을 할 때
  입술에 지나친 운동은 없는지?

스마일

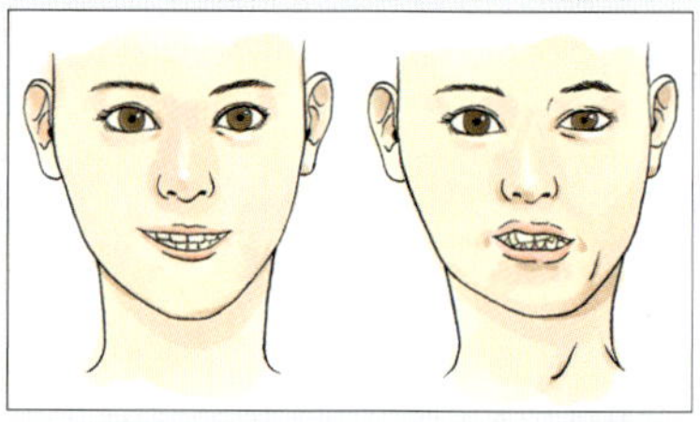

- 이를 악물지 않은 채 스마일을 할 수 있고, 입술이 만드는 좌 · 우 대칭 · 반달 모양의 공간 중앙에 치열이 배열해 있는지?
  (natural relax smile의 달성)

이 시점에서는, 스플린트 제작용으로서 **그 당시 나름**의 교합을 채득할 수밖에 없는데, 최종적인 치료악위를 이미지 해 배제할 수 있는 제한 인자가 있으면 되도록 정리하고 스플린트에 반영시키는 것이 좋습니다. 그 때문에 교합관련근의 긴장 상태를 완화할 수 있는 기술이 필요합니다.

② 근 · 근막 트리거 포인트 압박 스트레치법으로 악운동의 긴장 완화를 도모한다

교합관련근에 긴장이 있으면 하악은 편위합니다. 이때는 주동적으로 작용하는 교근 등의 큰 근육이 아니라, 길항근으로 작용하는 외측익돌근이나 설골상근에 문제가 있는 경우가 많습니다. 그러한 근육에 대해 근 · 근막 트리거 포인트 압박 스트레치법을 시행해 교합관련근 전체의 긴장 완화를 도모하고, 보다 이상에 가까운 하악위에서 교합을 채득합니다.

실제 임상에서 이 방법으로 대처하면, 개구량이 비약적으로 증가하는 것을 경험합니다. 저자(Komazawa) 자신도 Shimokawa 선생님에게 근 · 근막 트리거 포인트 압박 스트레치법을 받고, 머리 주위가 대단히 편해졌습니다. 일시적이지만 하악위가 변화해 습관성 교두감합위에서 씹을 수 없게 되는 경험을 했습니다.

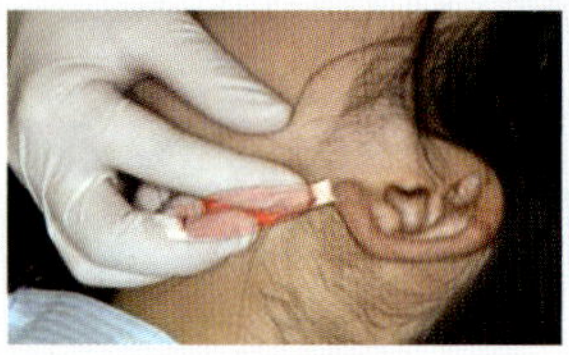
악이복근 후복

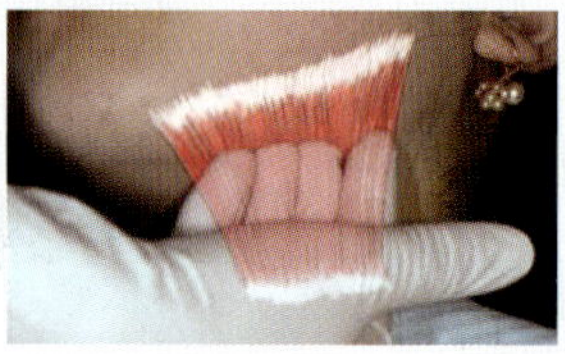
악설골근

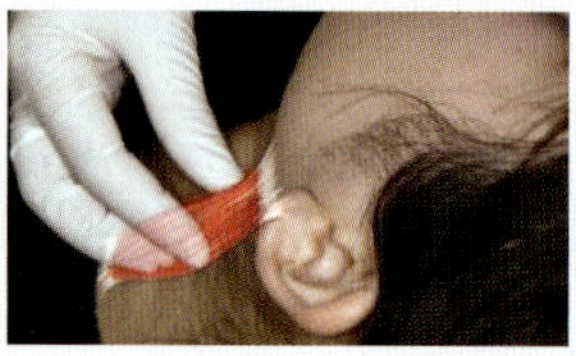
흉쇄유돌근

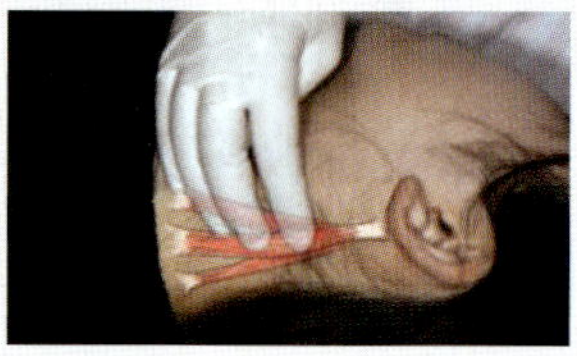
사각근

먼저 근육의 주행을 이미지 해서 촉진해 보시기 바랍니다. 뻣뻣한 트리거 포인트가 발견됩니다. 트리거 포인트를 누를 뿐만 아니라, 약간 잡아 늘이는 이미지로 근육의 주행을 따라 마사지합니다. 힘은 그렇게 많이 줄 필요가 없습니다.

③ 교합 채득

연화한 파라핀 왁스로 교합을 채득합니다.

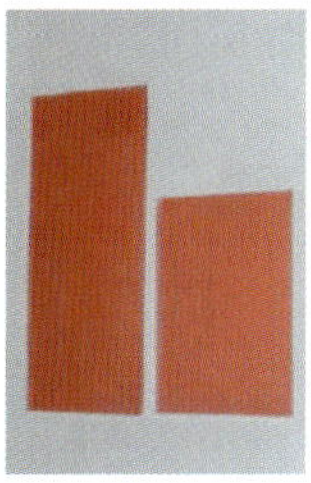

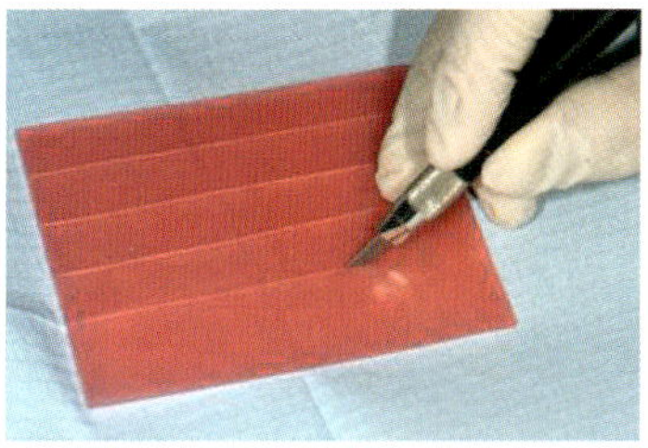

파라핀 왁스를 2/3 정도로 잘라, 거기에 1cm 폭으로 판 모양의 칼집을 넣습니다(4개).

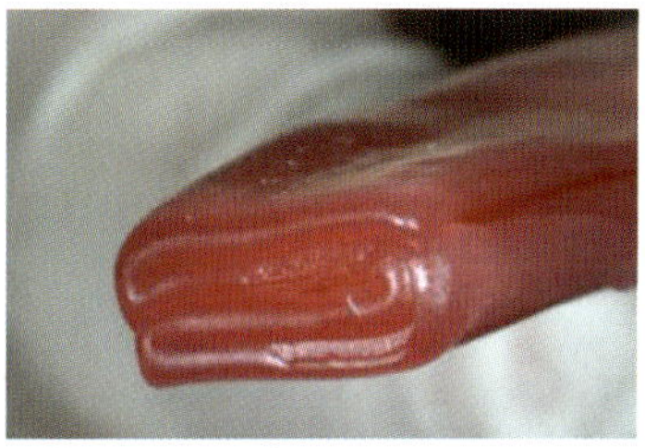

가열하면서 파라핀 왁스가 4장이 되도록 겹쳐(4mm 두께) 판 모양으로 만듭니다.

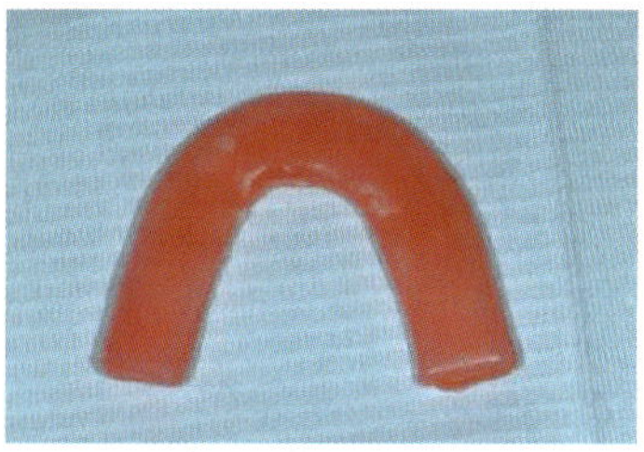

말발굽 모양으로 굽힙니다.

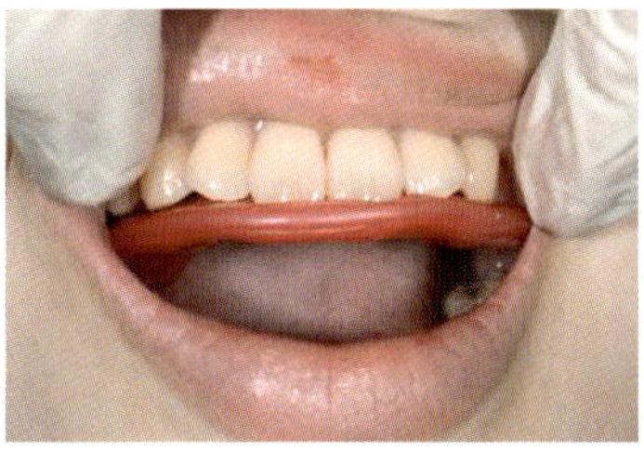

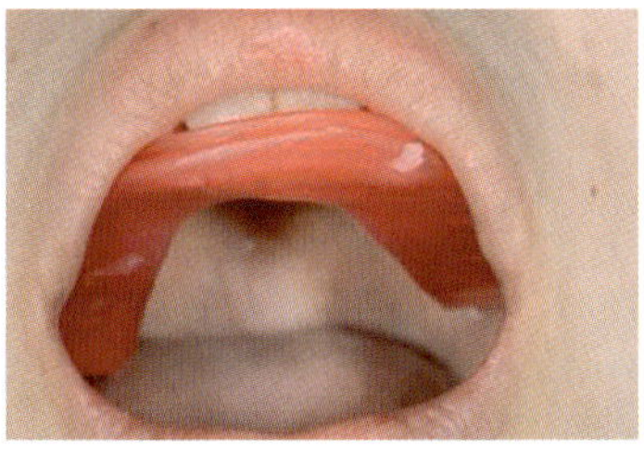

위의 사진처럼 가공한 왁스를 가열해, 연화시킨 상태로 상악 치열에 누릅니다.

이때 환자는 확실히 최대 개구위를 취하도록 합니다. '당분간 벌린 상태'로 두어, 하악위가 습관성 교두감합위부터 어느 정도 리셋되는 것을 기대합니다.

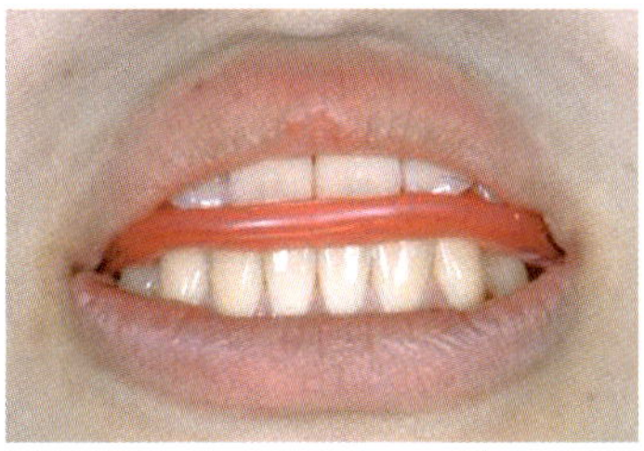

최대 개구위로부터(속도는 없어도 좋음) 천천히 다물도록 합니다. 폐구 경로의 직선성에 주의합니다.

왁스와 치열이 맨 처음 접촉한 시점에서 일단 멈추고, 거기에서 수평적인 치우침이 일어나지 않도록 천천히 씹게 합니다.

왁스 전체에 압흔이 생기는 곳에서 멈춥니다. 여기서 채득한 교합위는 어디까지나 임시의 교합위입니다.

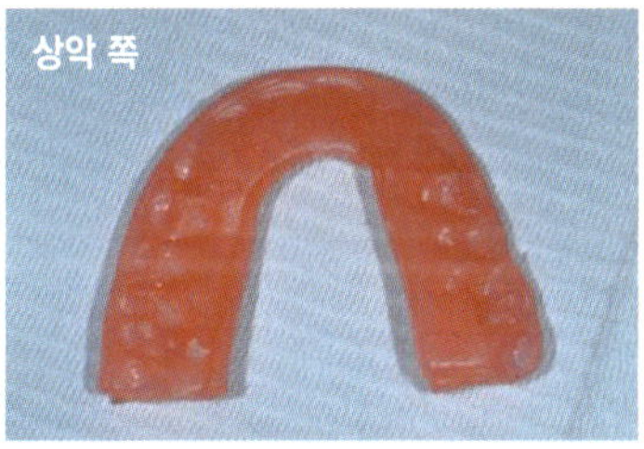

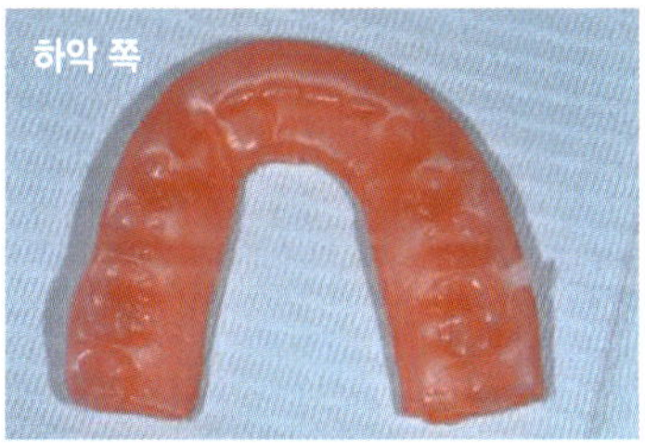

참고로, 실습에서 Shimokawa 선생님이 채득해 주신 저자(Komazawa)의 하악위는 인스트럭터 선생님이 채득한 것과 달랐습니다. 그때의 근육 상태에 따라 채득되는 교합위는 어느 정도 변화합니다.

이렇게 채득된 하악위를 기점으로 교합위를 모색하기 시작합니다.

④ 완성

두껍다는 인상을 받지만, 현재의 교두감합위에서 하악을 해방하고, 점점 조정하면서 향해 가야 하는 하악위를 모색하려면 이 정도의 두께가 오히려 적당하다고 느낍니다. 조정을 반복하는 사이에 두께는 1mm 정도가 됩니다.

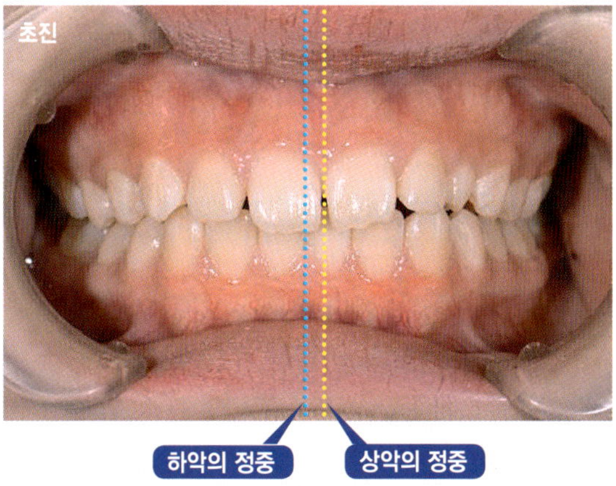

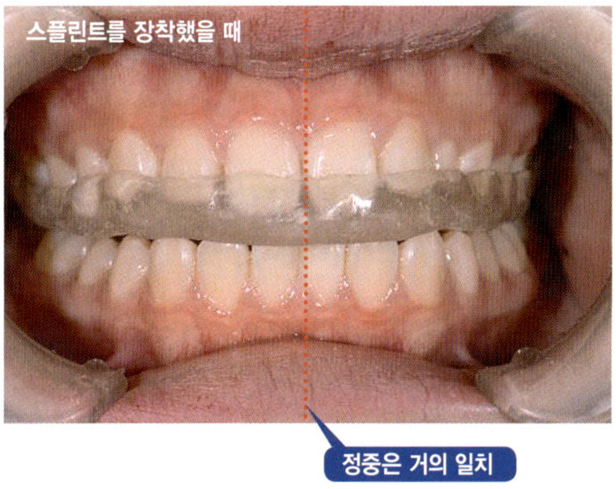

교합을 채득할 때 하악의 편위 방향을 진단해, 과긴장이 있는 근육을 충분히 스트레치하고 하악위를 리셋할 수 있으면 문제가 없지만, 맨 처음부터 그런 기술을 구사하기란 상당히 어려운 일입니다. 하지만 몇 초 동안 최대 개구위를 취하도록 하고 거기에서 똑바른 경로로 다물게 하는 것만으로도 습관성 교두감합위와는 다른 교합위를 채득할 수 있는 경우가 많다고 느낍니다. 이때 상·하악의 정중이 일치하는 경우가 많은 것은, 현재의 교두감합위가 반드시 적절하지 않다는 증거라고 생각합니다.

1일째는 스플린트 요법의 진료 견학과 실습입니다

스플린트 조정에 사용하는 교합지

오오키화학공업 교합지(Articulating Paper)(왼쪽)
Hanel Occlusion Foil 80mm(오른쪽)

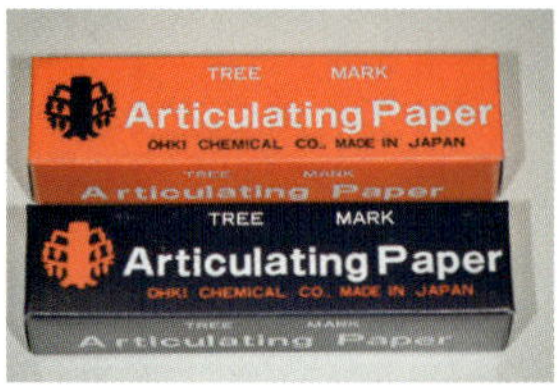

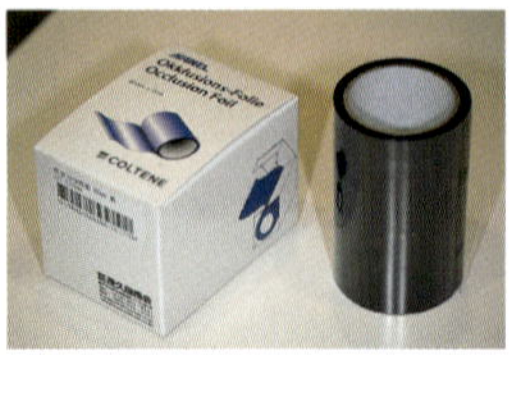

우선은 빠른 조정

스플린트를 장착한 환자는 빠른 간격으로 재내원 약속을 잡습니다. 초기의 스플린트 교합은 대략의 위치에 불과하므로, 예상 외의 증상을 일으킬 가능성을 항상 염두에 둡니다.

환자에게 장착할 때는 시모카와 선생님도 항상 신경을 씁니다.

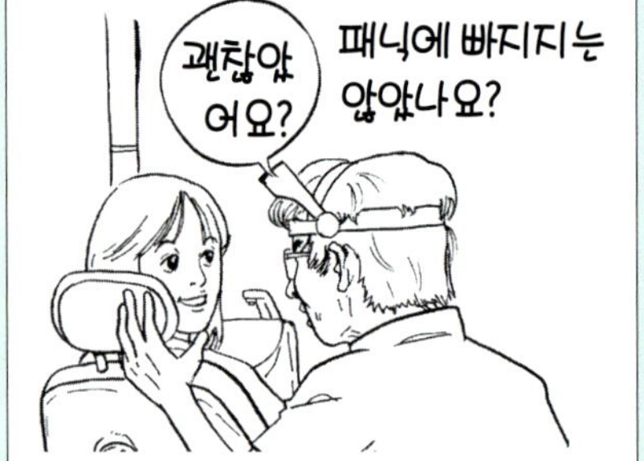

스플린트 조정의 순서

'최대 개구·최속 폐구'가 될 때까지 조정을 반복하고 그 후 측방 운동에서 전치·견치 가이드에 의한 구치 이개교합을 만들어 갑니다.

그 과정에서 실제 치아의 교합면을 의식하면서 서서히 형태를 수정해 갑니다.

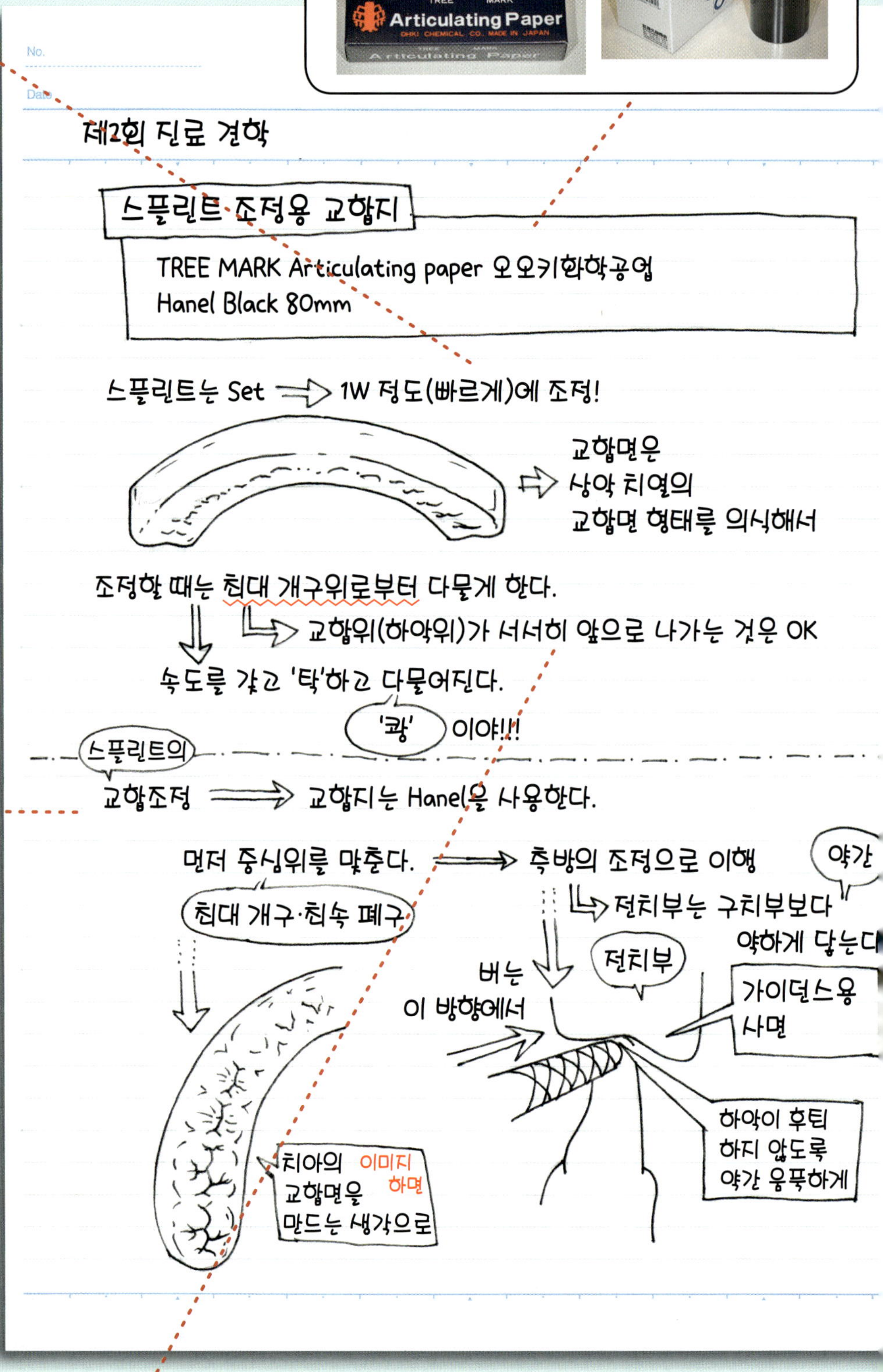

'하악위는 조금씩 앞으로 나간다' ①

'교합위(하악위)가 서서히 앞으로 나가는 것은 OK'라고 쓰여 있습니다. 결손이나 치열 부정이 생기면 대부분 하악은 저위해 후퇴위를 취합니다. 밀어 넣어져 답답한 상태가 된 하악은 다양한 문제를 일으킵니다. 스플린트나 근육의 스트레치로 이 상태가 개선되면, 결과적으로 하악은 더 편한 전방으로 나온다고 생각합니다.

Shimokawa 선생님은 "하악위가 틀어진 경우는 그것이 삼차원적으로 일어나 있다는 사실을 의식하라."라고 항상 말씀하시는데, '틀어짐' 중에서도 우리가 가장 주의를 기울여야 하는 것은 후퇴위이고, 교합치료의 많은 측면은 '후퇴한 하악골을 전하방으로 해방하는 것'이라고 할 수 있습니다. '앞으로 나가는 것은 OK'란, 이런 의미라고 생각합니다.

스플린트 조정; '우선, 최대 개구·최속 폐구에서 제대로 멈추도록 조정!'

교합치료에서는, 먼저 '하악골이 원래 폐구해야 할 궤도와 교두감합위에서 수렴하는 하악위가 일치하지 않은 것은 아닌지?'를 의심합니다. 상·하악골이 원래 마주해야 하는 악위에 대해 어긋난 위치에 적응해 치아가 감합하려고 할 때, 무의식중에 악운동은 억제됩니다. Shimokawa 선생님이 말씀하시는 '탁!'이 아니라, 비틀비틀 흔들리면서 개·폐구해 교두감합위에 안착합니다. "골격과 근육의 평형으로 유도된 결과, 하악골이 다물어지고 싶은 경로상에 치아의 교두감합위가 있으면 악운동은 간결하고 안정적인 움직임이 된다. 그런 움직임을 할 수 있는 상태가 적절한 하악위의 시작이다."라는 것이 Shimokawa 선생님이 우리에게 가르쳐 주시는 교합의 기본적인 생각입니다.

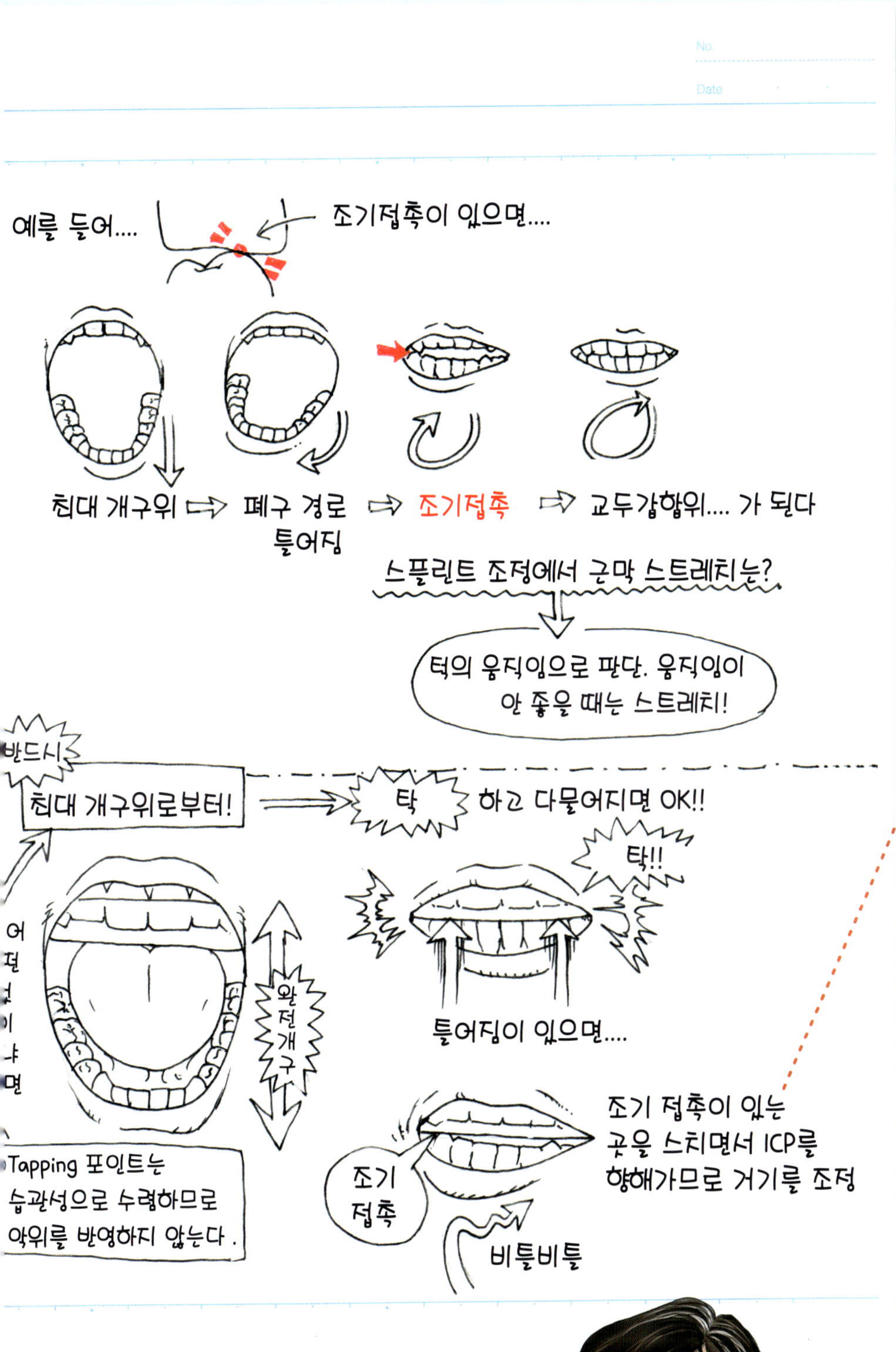

다시 말해서 스플린트의 첫 번째 목적은, 그 환자의 하악이 (교두감합위나 근육 긴장 등의 제약을 받지 않고) 반듯하게 다물어지는 곳으로 수렴하는 하악위를 끌어내는 것입니다. 최대 개구위로부터 망설임 없이 '탁!'하고 다물어지는 곳이 골격의 구조로서 수렴하고자 하는 상·하악골이 마주하는 관계이며, 따라서 실제의 교두감합위와 상·하악골이 마주하는 관계의 틀어짐이 치료 대상이 된다는 말입니다.

※ Tapping 운동은 직전까지 씹고 있던 위치와 개구위 사이의 왕복 운동이기 때문에, 그 어떤 위치에서도 비교적 쉽게 안정되어버릴 수 있으므로 주의가 필요합니다.

어디가 운동을 방해하고 있는가?

최대 개구로부터 입을 다물려는 과정에서 폐구 경로가 똑바르지 않을 때는, 먼저 치아의 조기접촉을 의심합니다.

조기에 접촉해서 궤도가 흔들리는지, 조기접촉을 피하려고 해서 흔들리는지를 주의 깊게 관찰하면서 조정합니다.

원칙적으로 몸통과 치열의 정중은 일치할까?

치열 부정이 있어도 치열의 정중인 상·하악의 중절치 사이는 악골의 정중과 일치하기 때문에, 기본적으로는 몸통의 정중과 일치할 것입니다. 따라서, 비록 개·폐구 운동이 어느 정도 직선화했다고 해도, 상·하의 치열의 정중이 일치하지 않으면 하악 편위를 의심합니다. 특히 틀어진 쪽의 악이복근 후복을 스트레치하면, 악운동이 개선될 뿐만 아니라 하악위가 회복해 정중이 맞아가는 경우가 있습니다.

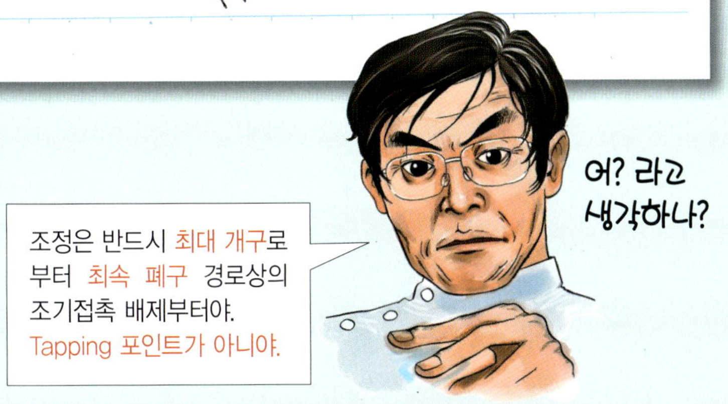

어? 라고 생각하나?
조정은 반드시 최대 개구로부터 최속 폐구 경로상의 조기접촉 배제부터야.
Tapping 포인트가 아니야.

환자의 대기 시간은 스태프가 케어

Shimokawa 치과의원에는 대진이 없습니다(여러 가지 이유가 떠오르지만). 복잡한 처치가 많으므로 환자를 유닛체어에서 기다리게 하는 일도 있는데, 그 사이에는 반드시 스태프가 환자와 이야기를 나누면서 자질구레한 케어를 합니다. Shimokawa 선생님의 특별한 지시가 있는 것은 아니지만 자발적으로 대처하고 있어, 스태프 교육 수준의 높이에 감탄합니다.

'소리를 들어라!'

'최대 개구·최속 폐구'가 원활해지면, 교합했을 때 모든 치아가 동시에 접촉하기 때문에 흐트러짐이 없는 기분 좋은 소리가 납니다.

사용할 수 있는 것은 모양의 구애를 받지 않는다

하악위를 모색한 결과, 치아 이동이 필요하면 교정을 합니다.

치아를 근원심으로 이동할 때는, 교정용 separating modules가 아니라 수복할 때 사용하는 치간이개용 고무 contact wedge의 두께를 활용해 이동량을 많이 얻기도 합니다. Shimokawa 선생님의 임상에는 교정뿐만 아니라 여기저기에서 '교과서에는 없는 편리한 아이디어'가 많아, 진료 견학을 하러 가면 지혜 봉투의 끝을 열어 주시는 때도 있습니다.

Morimura contact wedge

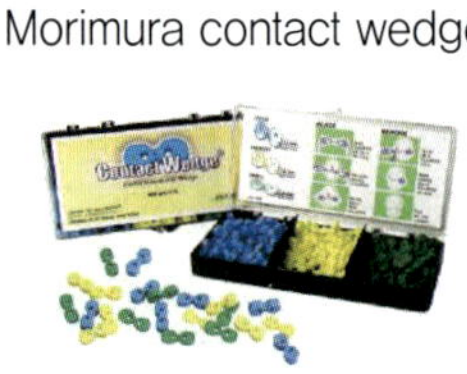

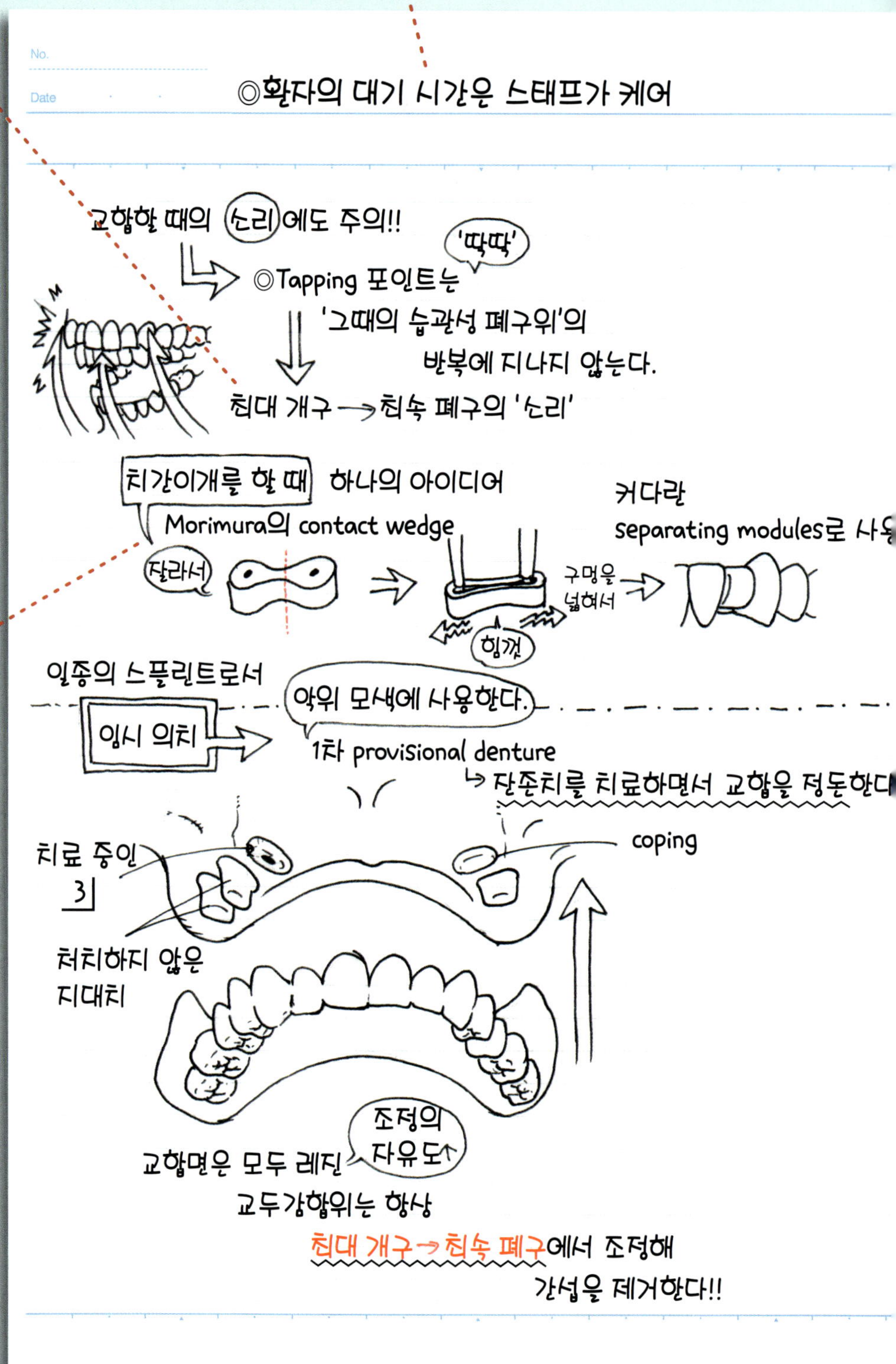

수강생 고찰: 부정 치열에는 왜 후퇴위가 많을까?

부정 치열은 성장의 과정(치아의 맹출, 영구치로의 교환)에서 만들어집니다.

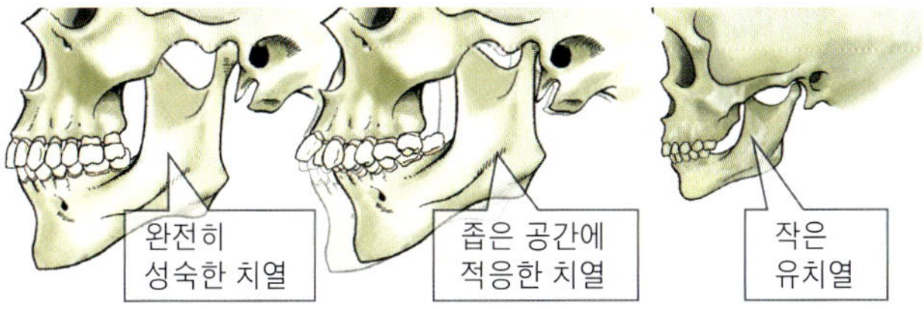

'작은 유치열'에서 '큰 영구치열'로 이행할 때, 아직 발육 도중인 좁은 악골에 적응하면서 영구치가 맹출한 경우에는 부정 치열이 됩니다.

다시 말해서 부정 치열은 정상 치열보다 '작아지는' 경향이 있다고 할 수 있습니다.

치열궁의 형태가 작아지면 상악 치열궁에 대해 하악이 물릴 수 있는 공간도 좁아져, 그 결과 하악은 후퇴위를 취하는 경향이 있습니다.

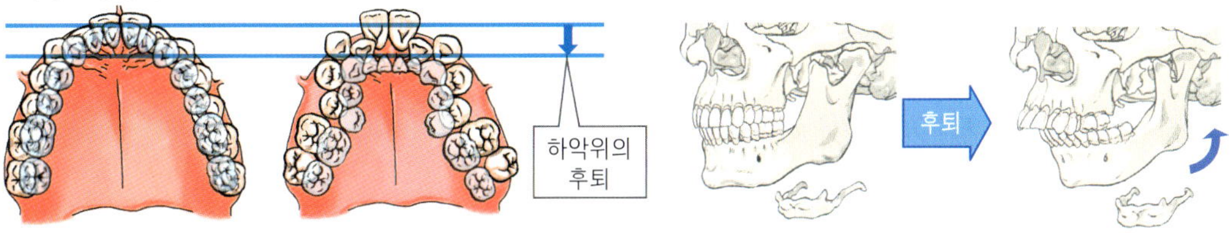

또한 결손이 생기면, 치아라는 수직적인 지지 영역을 잃은 하악은 교합관련근에 견인되는 모습으로 결손이 있는 쪽을 향해 편위할 가능성이 있어, 결손을 포함한 부정 치열은 후퇴위를 취할 가능성이 높아집니다.

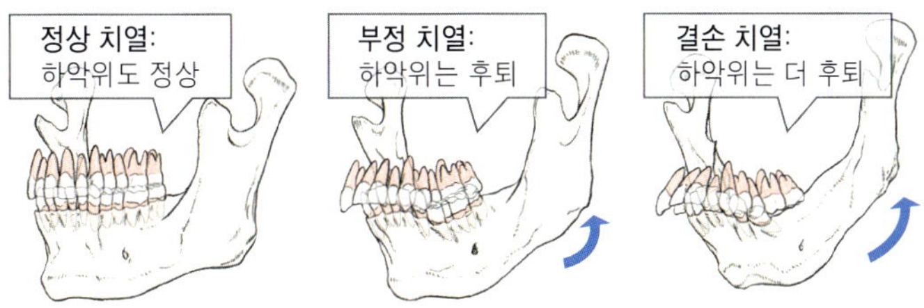

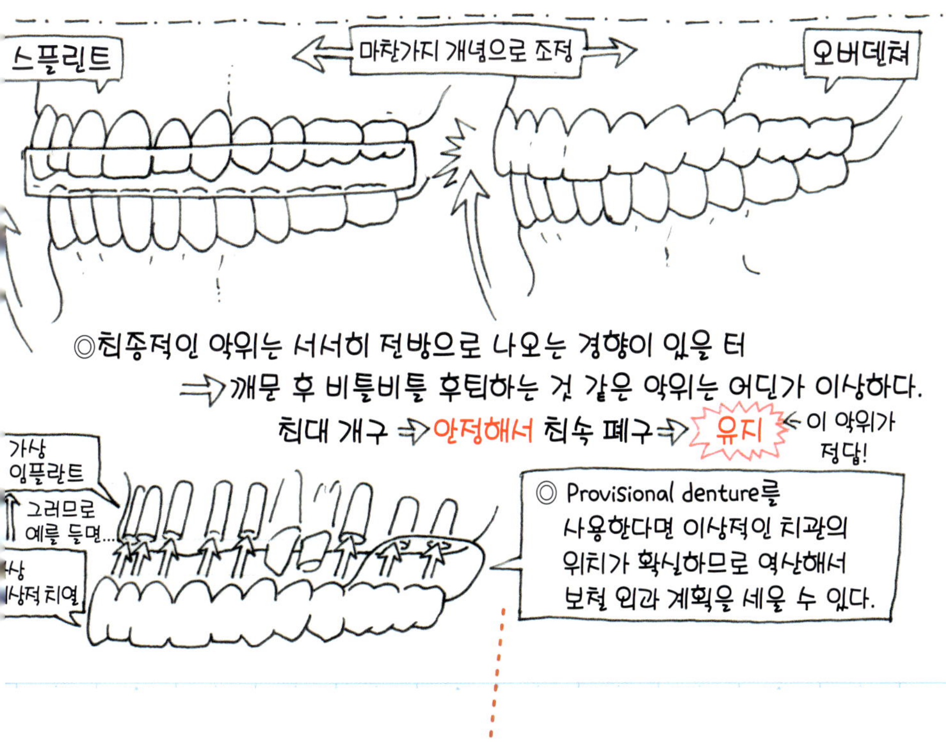

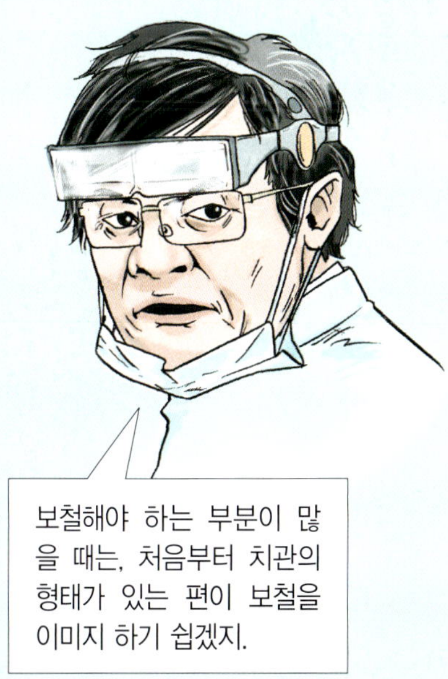

보철해야 하는 부분이 많을 때는, 처음부터 치관의 형태가 있는 편이 보철을 이미지 하기 쉽겠지.

Provisional denture

Shimokawa 선생님의 임상에서는 '스플린트를 이용한 하악위의 모색'의 발전된 모습으로서 오버레이 타입의 provisional denture가 많이 사용됩니다. 교합을 하나로 묶어 다루기 때문에 스플린트와 마찬가지의 형태를 보입니다. 물론 최종 보철을 향한 보철 형태를 음미하기(각 치아의 형태, 임플란트 식립 위치의 확인, 상·하악이 마주하는 관계나 가이던스의 조정 등) 위해서는 스플린트 이상으로 시간을 들여 엄밀하게 조정을 반복하지만, 교합에 관해서는 기본적으로 스플린트 조정과 같은 개념으로 사용합니다. 결손이 많은 경우처럼 스플린트를 사용할 수 없을 때는, provisional denture를 일종의 스플린트로서 적절한 하악위의 모색과 수정에 활용합니다(자세한 것은 제3회에서 설명).

2일째는 스플린트의 개념과 조정의 실제에 대한 강의가 있었습니다

임상에서 교합이 이상적인 상태에 있는 경우는 거의 없다

실제 임상에서 교합지로 접촉 상태를 기록했을 때, 'ABC 접촉'이 생기는 예는 오히려 보기 드뭅니다. 한 개 치아 단위에서는 접촉이 강한 부분과 약한 부분이 있습니다. 이처럼 치아에 가해지는 힘의 균형에 편향이 생기면, 각각의 치아에 대한 회전력이나 침하력으로 이어집니다. 그 힘이 쌓이고 쌓이면, 치열은 변형해 교합에도 영향이 생깁니다.

제1대구치에서 교합력을 균형 있고 똑바로 받아들일 수 있으면 치열과 교합의 보존으로 이어지지만, 그것이 어려우면 구치부 전체에서 교합력의 균형을 취하게 됩니다.

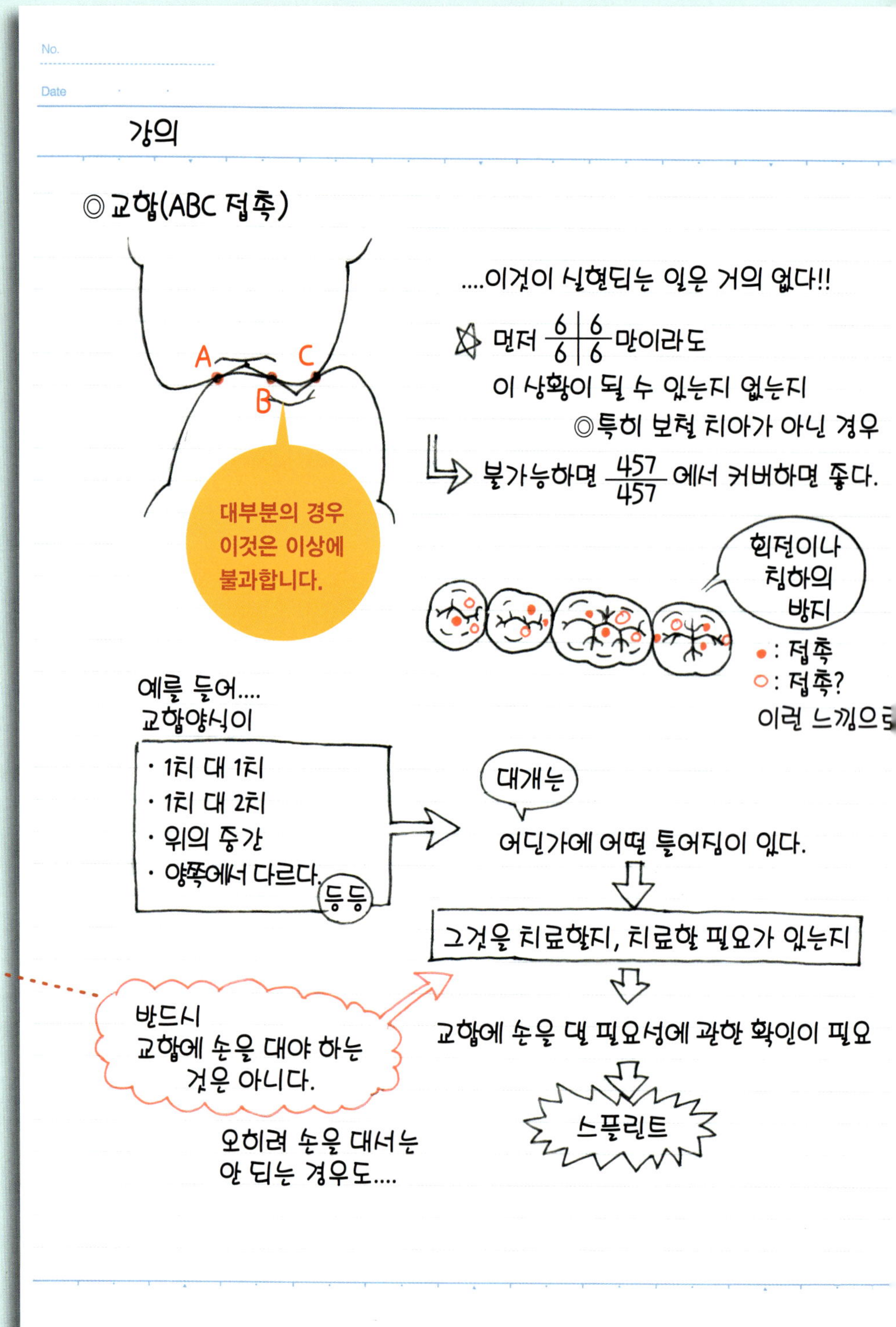

치아 접촉의 틀어짐은 하악위가 영향을 미친 것이 아닐까?

위에서 설명한 것처럼 상·하 치아의 접촉 상태를 관찰했을 때, '이상적인 접촉 상태가 아닌 틀어짐'을 상당한 확률로 발견할 수 있습니다. 게다가 그것이 좌·우에서 다른 상태이면, 거기에는 '하악위 자체의 틀어짐'이 있으리라 의심해야 합니다.

이 세미나에서 배우는 스플린트는, 하악위를 리셋하는 것으로 그 '틀어짐'의 근본 원인(치아의 형태? 식립 상태? 치열?)을 산출하는 것을 목적으로 합니다.

언제나 치료에 개입하는 것은 아니다

스플린트를 사용하면 '하악위가 틀어져 있는지의 확인'은 가능하지만, 반드시 '모든 치료에서 하악위의 수정이 필요하다'라는 말은 아닙니다.

그 환자의 하악위에 문제가 있는지를 **'임상적'**으로 판단해야 한다고 생각합니다.

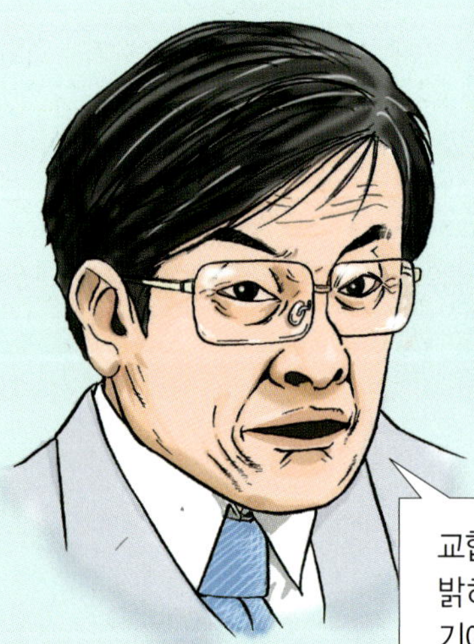

교합의 '틀어짐'의 정체를 밝혀내고, '임상적으로 거기에 손을 댈지'를 판단할 필요가 있다.

주목할 점은 크게 벌어지고 '탁'하고 다물어지는지?

개구한 위치에서 경조직인 관절와·하악 과두의 폐구 운동 경로를 방해하는 것이 없으면, 하악은 '탁'하고 다물어질 것입니다.

예를 들면, 전방 전위한 턱관절원판이 하악 과두의 움직임을 간섭하면, 간섭을 받는 쪽 하악 과두의 움직임은 제한되어 좌·우 하악 과두의 움직임이 서로 연동하지 않습니다. 그 결과 개·폐구 운동 경로는 직선이 되지 않습니다. 또한 교합의 종말점인 교두감합위와 상·하악골이 마주해야 하는 악위 사이에 '틀어짐'이 생기면 폐구 운동의 종말 부근에서 이 '틀어짐'에 대한 보상이 일어나기 때문에, 완전히 폐구하기 직전에 폐구 운동에 브레이크가 걸려 감속하고 흔들리면서 교두감합위로 수렴합니다.

스플린트를 조정할 때는 무엇 때문에 악운동이 '탁'하고 다물어지지 않는지, 어느 부분이 간섭하고 있는지를 판별하는 것이 중요합니다. 이것을 판별할 수 있으면 교합을 대략 진단할 수 있습니다.

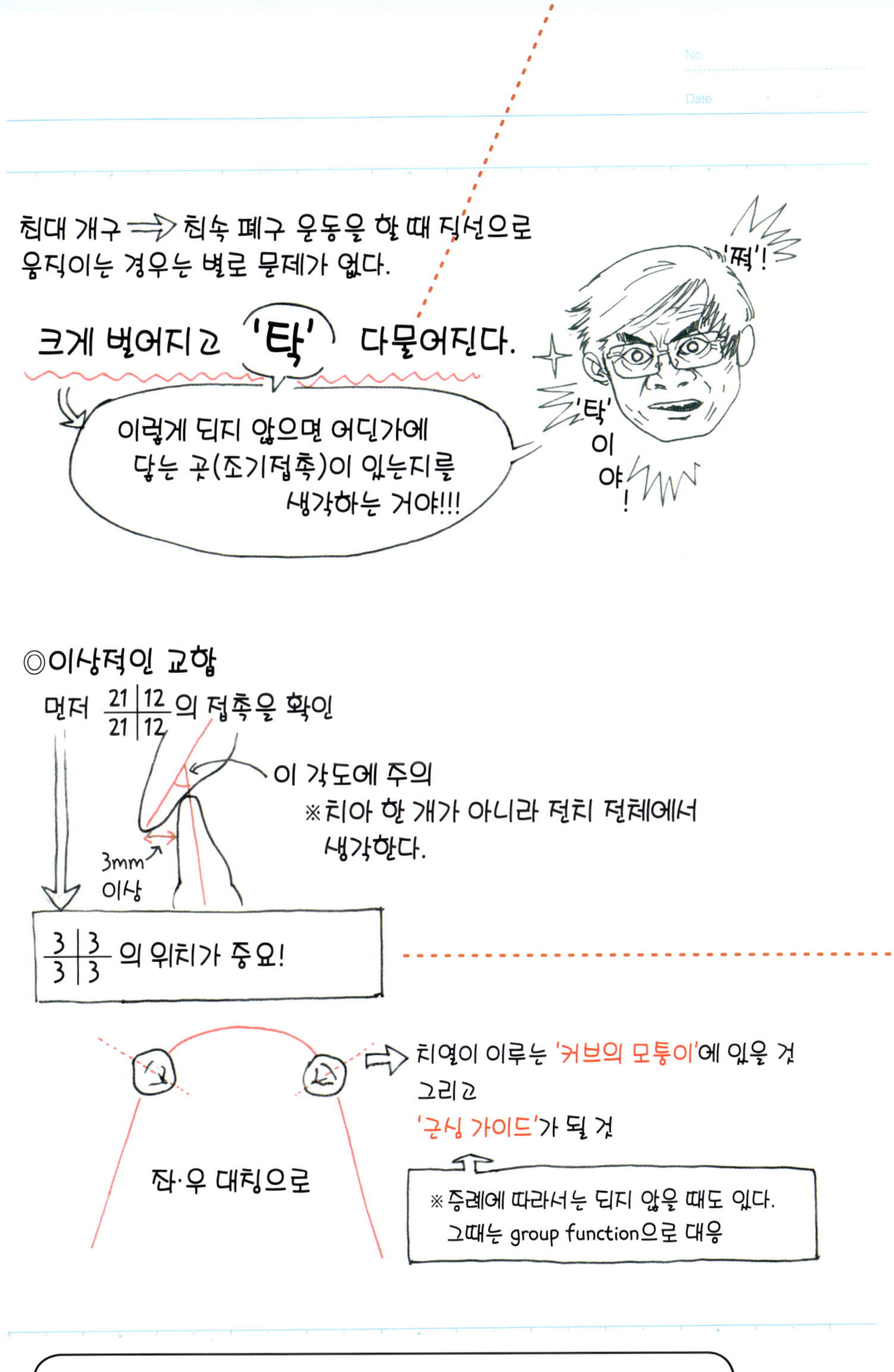

견치의 위치는 중요

교두감합위에서 상·하악골의 위치 관계에 정합성이 있으면, 크게 벌어지고 '탁'하고 다물어지게 됩니다. 그리고 **'교두감합위 ≒ 상·하악골이 정상으로 마주하는 악위'**의 관계가 되면, 필연적으로 치아가 마주하는 관계는 (치열이 양호한 경우) I급의 1치 대 2치의 관계에 가까워집니다(나중에 자세히 설명함).

그때 가장 중요한 것이 전치부와 구치부의 경계를 이루어, 측방 가이드의 핵심이 되는 견치의 위치입니다.

반대로 말해서 견치의 위치를 적절하게 만들어 견치 가이드의 기능을 충분히 발휘할 수 있도록 하면, 교합은 어느 정도 양호해진다고 생각합니다. Shimokawa 선생님은 항상 '지나친 이상을 추구하기 전에 현실적인 방법론을 생각하라'라고 말씀하십니다.

전치부터 견치는 포물선 모양, 견치부터 구치는 직선 모양으로 배열된다

치열의 대략적인 이미지를 가집시다.

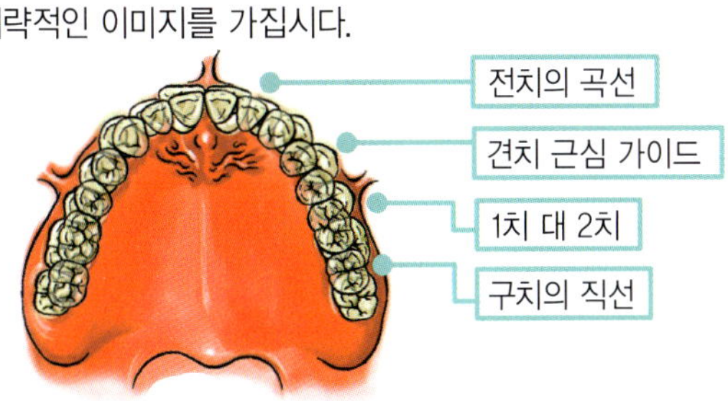

'견치 근심 가이드'란?

상·하 견치가 교두감합위에서는 I급, 다시 말해서 상악의 설측 근심면에 하악의 순면이 감합한 상태에 있고, 여기서부터 측방 운동을 할 때 하악의 순면이 상악의 근심면을 활주하면서 하악을 전하방으로 유도하고 동시에 단계적으로 구치부의 이개교합을 유도하는 상·하 견치의 관계를 말합니다.

이것은 단지 '구치부에 가해지는 측방력의 과중 부담을 회피한다'라는 의미뿐만 아니라, 비작업측 하악 과두의 전하방 움직임과도 연동해 '하악골을 전하방으로 유도하는' 운동이므로, 어딘가 전방 치아가 마찰하는 것이 아니라 **하악골 자체의 전하방 이동과 연동하여 견치끼리 활주하는 것**에 의미를 두는 것이 중요합니다.

악운동의 동영상에서 하악위의 문제점을 읽어낸다

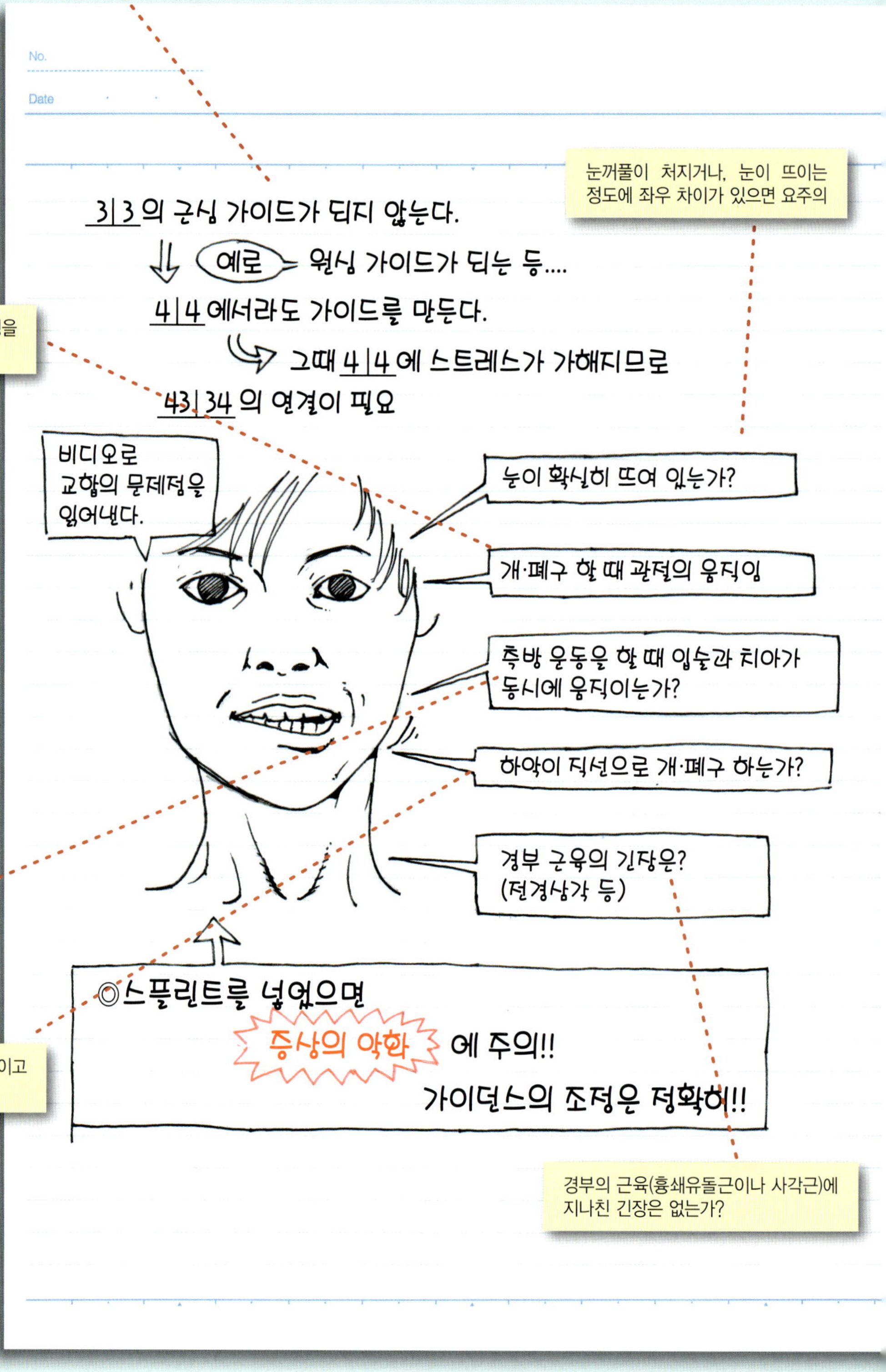

환자가 호소하는 증상만으로 하악위가 적절한지를 판단하지 않는다

스플린트 조정 과정에서는 치아의 감합에 의한 안정적인 교합위가 일시적으로 사라집니다. 그리고 초기 단계에는 전방 가이던스도 부여할 수 없습니다. 치료 전과 달리 하악위가 변하기 때문에, 그것만으로 증상 자체가 소실할 가능성도 있고 반대로 일시적으로 악화하는 예도 생각할 수 있습니다. 따라서 예정한 대로 치료가 진행하는지를 진단하는 기준으로는, 나타난 증상이 아니라 악운동의 기록을 참고해야 합니다. 또한 증상이 소실했다고 해도, 문제가 경부의 근육 등 구강으로부터 떨어진 부분에 나타나는 때도 있습니다.

가능하면 치료할 때마다 동영상으로 확인해, 악운동과 함께 구강 주위나 경부 근육의 긴장 등이 일어나지 않는지를 확인하는 것도 중요합니다.

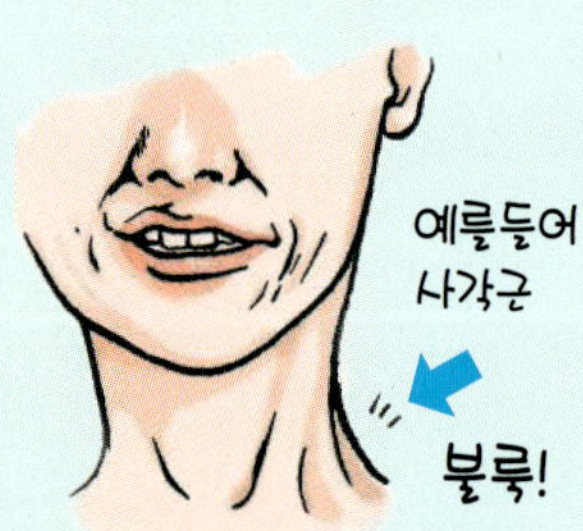

스플린트는 안면두개와 닮은꼴로, 교합평면에 평행하게

안면두개와 상악골은 닮은꼴의 아치를 이루고, 거기에 치열이 배열되면 그 아치도 안면두개 및 상악골과 닮은꼴이 되는 것이 이상적입니다. 또한 하악골도 안면두개와 아주 닮은 아치를 그리면, 하악 치열도 같은 아치 모양이 될 것입니다.

상·하 치아가 이상적인 아치 모양으로 서로 감합할 수 있는 상태이면 하악위는 적절할 것이라는 개념이, 이 세미나에서 배우는 '이상적인 교합의 이미지'입니다.

다시 말해서 이상적 치열을 흉내 낸 스플린트는 안면두개에 닮은꼴의 아치를 그립니다. 이와 같은 아치를 갖춘 가상 교합평면에 하악이 깔끔하게 맞물리면, 적절한 하악위가 될 것입니다.

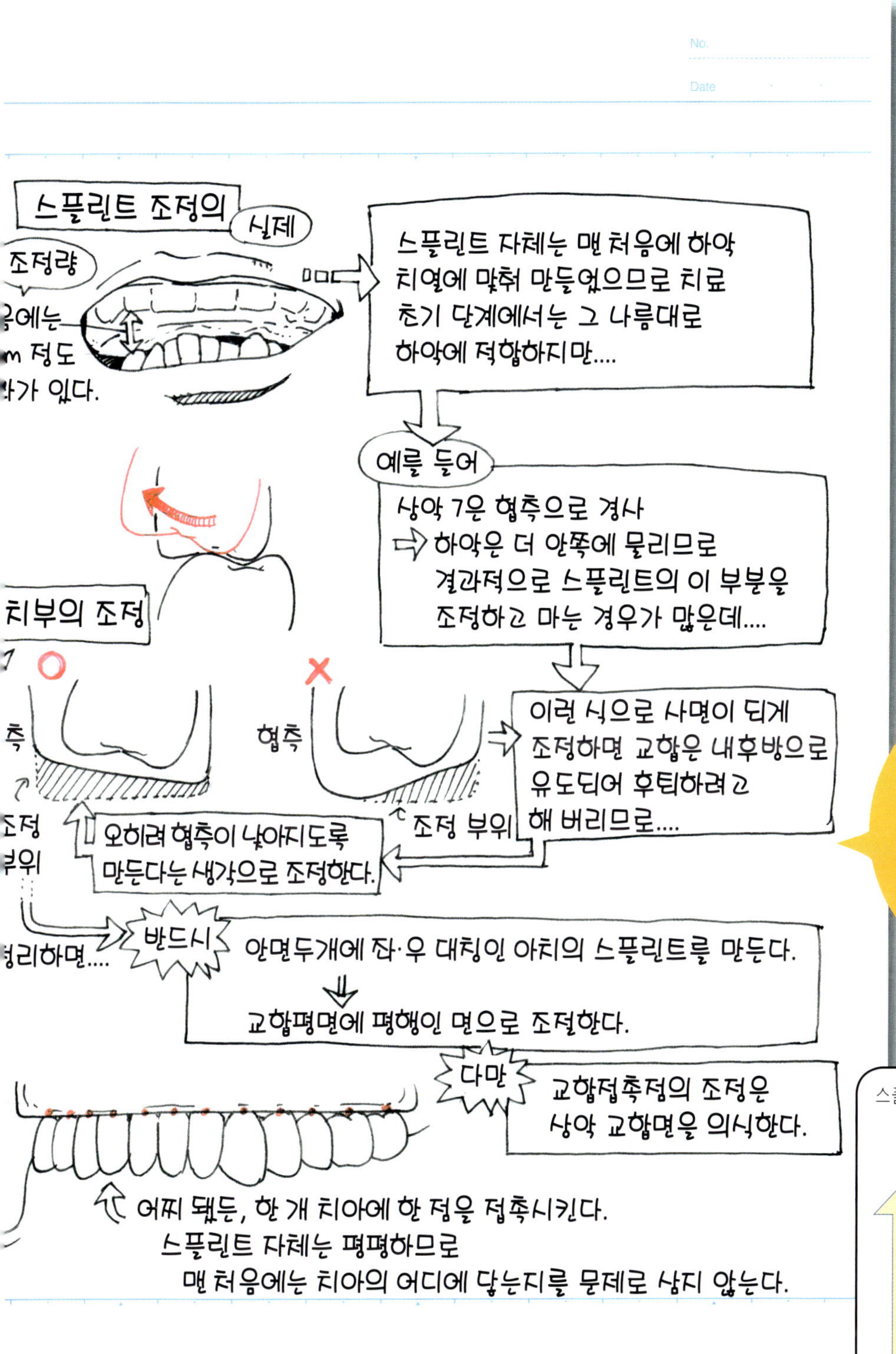

협측이 낮아야
하악이 측방으로
슬라이드했을 때
구치 이개교합을
부여하기 쉽다.
(하지만 너무 극단적으로
깎아 버리지 말 것)

스플린트는 이상적인 교합평면과 평행하게 만든다.

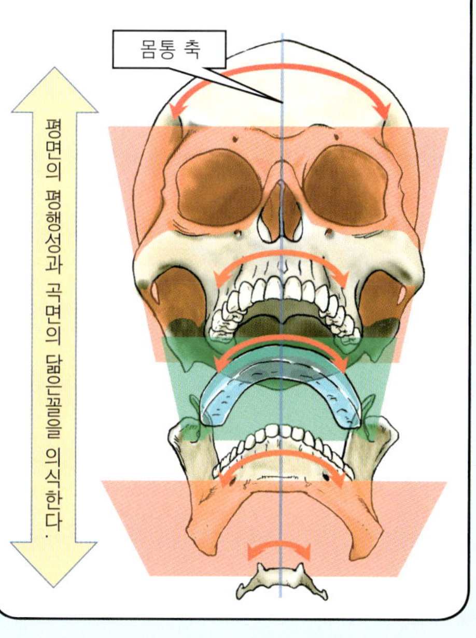

교합의 중심은 혀

앞에서 설명한 대로 평상시의 교합은 교두감합위가 아니라 하악안정위로 수렴합니다. 하악안정위에서 상·하 치아는 접촉하지 않고 사이에 혀가 들어가 혀끝이 가볍게 절치 유두에 닿아 상악과 하악을 연결합니다. 다시 말해서 **'평상시의 교합을 결정하고 있는 것은 혀이다'**라고 할 수 있습니다.

혀가 정상이지 않으면 적절한 하악안정위를 취할 수 없고, 하악위가 적절하지 않으면 근육 덩어리인 혀는 주위 조직과의 평형을 취하기 위해 좌·우 불균형의 긴장을 강요받습니다.

또한 하악 편위가 있으면, 편위한 하악을 보상하는 지나친 clenching이 일어나기 쉽다고 생각합니다. 그때 혀도 연루된 clenching이 되기 때문에 혀에 압흔이 생기기 쉽습니다.

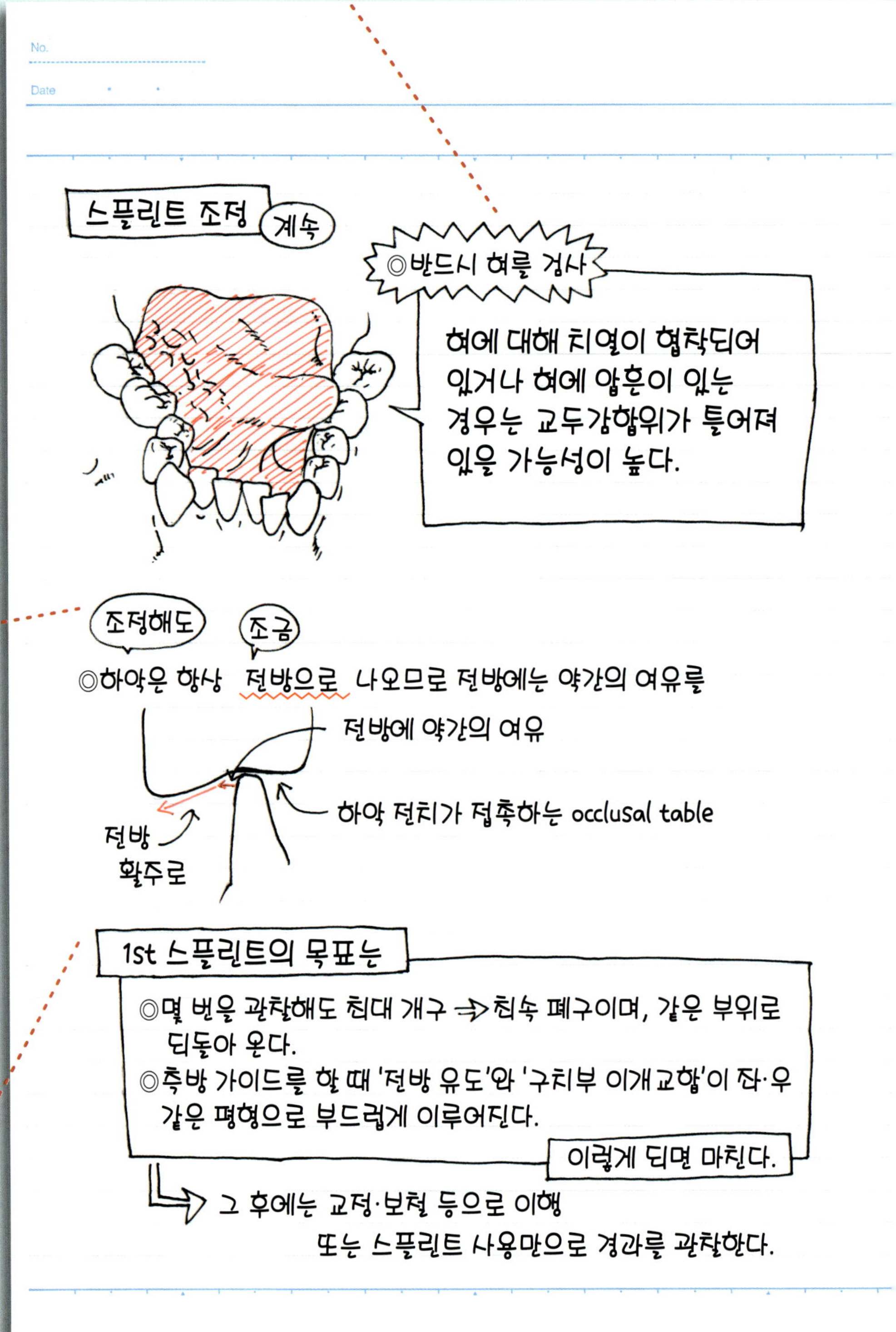

'하악위는 조금씩 앞으로 나간다' ②

반복하지만, 기능 운동이 아닐 때 하악이 습관적으로 가장 오랜 시간 머무는 위치는 하악안정위입니다. 이상적인 하악안정위에서 상악 치열의 소구치부터 대구치까지는 설측 교두의 절단 가까이에 혀의 측면이 가볍게 접촉하고, 절치 유두 근처에 혀끝이 가볍게 접촉합니다. 가볍게 혀를 무는 이 위치를 취하려고 하면, 하악은 교두감합위에서 조금 전방위를 취합니다.

교합치료로서 스플린트의 역할 '1st'에서 '2nd'로

'1st 스플린트'라고 쓰여있는데, 지금까지 설명한 스플린트는 어디까지나 '적절한 하악위를 모색하는 하나의 수단'에 불과합니다. 임상에서 대부분의 치열과 하악위는 하악이 수렴하는 교두감합위나 하악안정위에서 어떠한 문제(틀어짐)를 가지고 있습니다. 그러한 틀어짐이 턱관절의 구조나 근육의 운동에 어떤 영향을 미치고, 그 결과 악운동을 직선적이지 않고 원활하지 않게 만듭니다. '몇 번이고 유도해도 흔들리지 않고 안정되는 위치로 하악이 수렴하는' 악위를 구할 수 있으면 그 틀어짐은 해소된 것이고, 스플린트는 주요 역할을 완수하게 됩니다.

스플린트 요법은 가역적인 치료입니다. 위와 같이 하악위의 안정화를 도모할 수는 있어도 환자의 호소에 변화가 없으면, 그 문제는 '하악위의 문제가 아닐' 가능성이 있습니다. 따라서 치료의 방향성 자체를 재검토할 필요가 있습니다.

'1st' 스플린트로 여러 가지 문제를 개선했다면, 하악위가 틀어진 원인(예를 들면, 구강 내에서 적절한 하악위에 대한 치열의 틀어짐)을 진단할 수 있다고 생각합니다. 그 틀어짐을 수정하는 치료(보철·교정 등 전악적인 치열의 변경을 검토할 필요가 있는 치료)로 이행할지, 아니면 스플린트를 그대로 사용할지의 선택지에 대해서 검토하게 됩니다.

전악 치료로 이행하는 경우는 provisional restoration 혹은 provisional denture가 이다음 단계의 역할을 담당하게 되어, 교합 진단·치료를 목적으로 하는 '2nd' 스플린트는 이른바 '스플린트'의 형태를 하지 않는 경우도 생각할 수 있습니다.

'술자' 유도위가 아니다

스플린트에 필요한 하악위는 '그 환자의 근육과 골격의 평형으로 자연스럽게 유도되는 하악위'입니다. 술자가 이 치료에 어느 정도 익숙해지면, '이 근처에서 맞물리면 (보철물을) 만들기 쉬울 텐데'라고 생각하는 위치로 유도해 버리기 쉽습니다. 대부분 '상·하악골의 형태·거리와 보철적 정합성이 있는 위치'가 '최종적으로 수렴하는 하악위'인 경우가 많은 것은 확실하지만, 어디까지나 환자(의 근육과 골격 구조) 주도로 하악위를 구하는 것이 좋습니다.

이 치료를 통해 환자의 하악위는 '있어야 하는 편한 위치'로 수렴할 것이며, 그렇게 되면 환자는 '편해졌다'라고 느낄 것입니다.

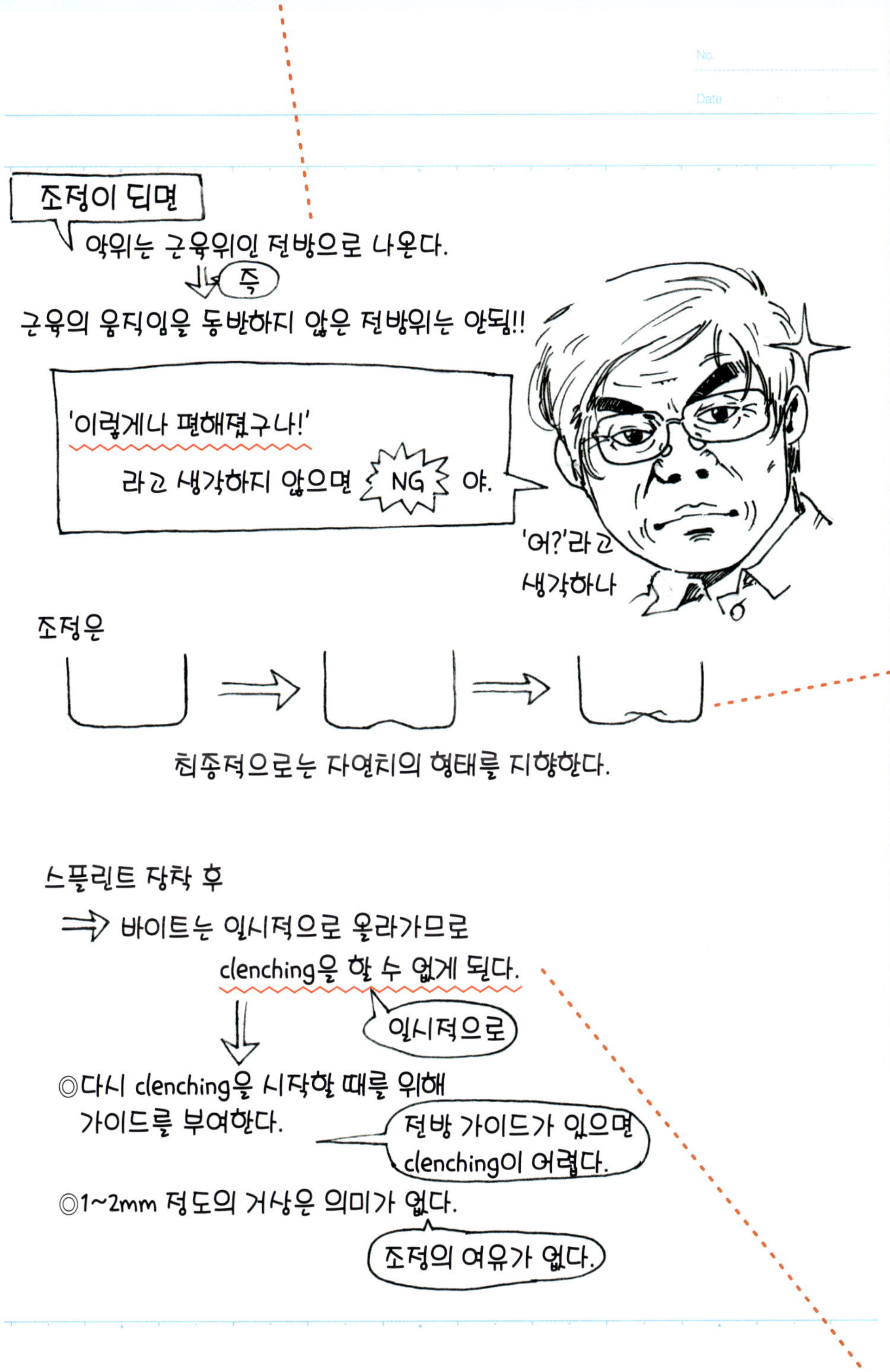

교합면을 의식한 스플린트 조정

교합위(최대 개구·최속 폐구)가 어느 정도 안정되어 가면, 치료로서 목표하는 하악위를 더욱 명확히 규정하기 위해 교합면 형태를 의식한 조정을 진행해 갑니다. 교합지의 인기가 너무 약하면, 세세한 조정의 포인트가 희미해져 버립니다.

Clenching을 할 수 없게 되는 이유

Shimokawa식 스플린트의 목적은 '교두감합위와 원래 하악위의 틀어짐을 밝혀내는 것'입니다. 하악위에 문제가 있으면, 단지 '골격에 대해 교두감합위가 틀어져 있는 것'뿐만 아니라 그것과 동반해 '턱관절을 구성하는 경조직과 연조직의 변형', '하악의 움직임을 제어하는 근육의 과긴장' 등이 일어나므로, 그것들을 일단 리셋하는 것이 목적입니다. 현재의 하악위에서는 씹을 수 없는 위치까지 확실히 교합을 거상할 필요가 있기 때문에 '4mm'라는 두께를 줍니다. 맞물림이 확 달라지므로, 그 위치에서 씹는 습관이 몸에 배지 않은 상태에서는 씹는 것 자체가 어려워져, 그것이 '일시적으로 clenching을 할 수 없게 된다.'라는 표현이라고 생각합니다.

스플린트 조정의 실제

반복하지만, 스플린트 조정은 직선적인 경로에서 '최대 개구·최속 폐구'를 달성할 수 있도록 그 경로상에 있는 조기접촉을 배제하는 것이 맨 처음의 목적입니다.

전방 가이드의 부여는 (스플린트 위에) 중심교합위가 확립된 후의 이야기입니다.

'최대 개구·최속 폐구' 운동 경로의 회전 중심은 턱관절이므로, 치료를 통해 관절강 내의 연조직에 변화가 일어나면 치료의 진척에 따라 필연적으로 하악의 운동 경로나 치아의 조기접촉에서도 변화가 나타납니다.

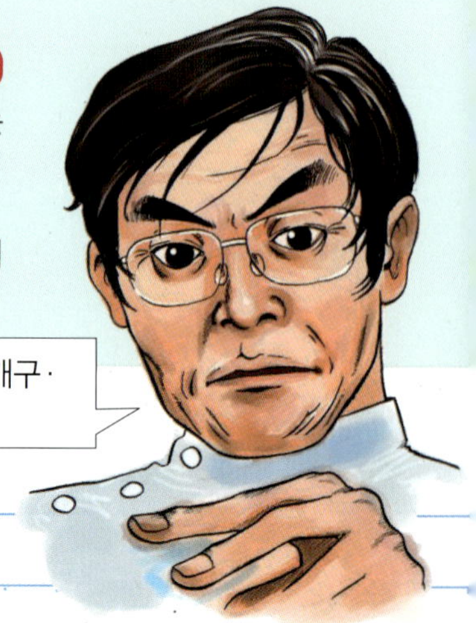

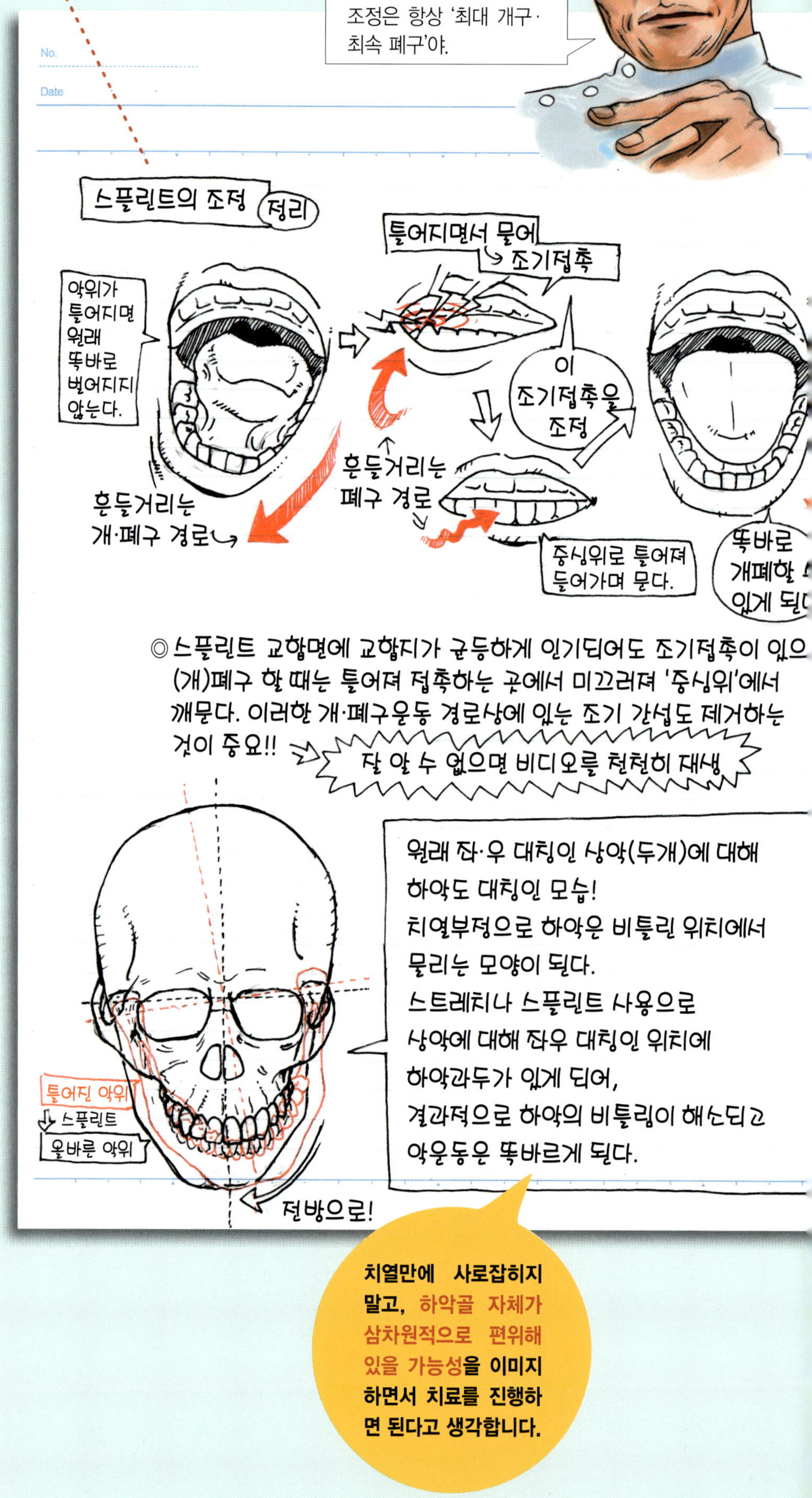

치열만에 사로잡히지 말고, 하악골 자체가 삼차원적으로 편위해 있을 가능성을 이미지하면서 치료를 진행하면 된다고 생각합니다.

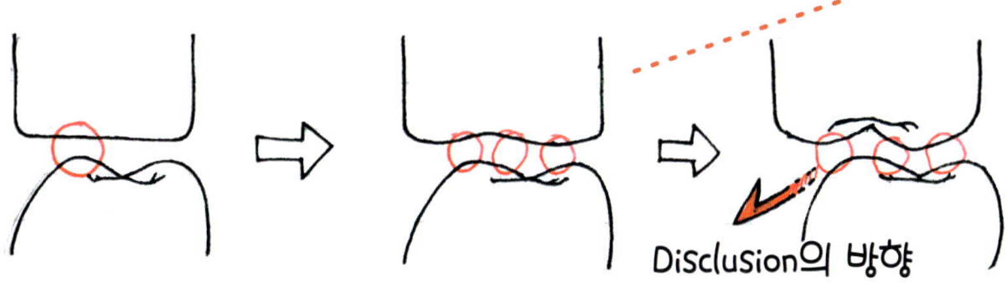

구치부는 위의 과정을 거쳐 교합면의 모양을 만들 생각으로!!

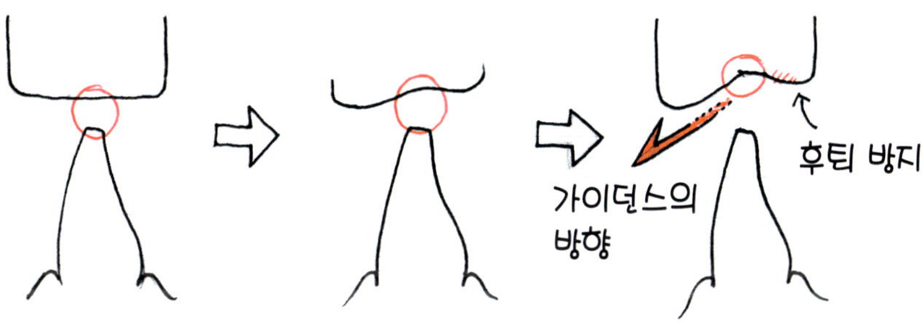

전치부는 전방 가이드를 고려하면서 전방의 '사면'과 평평한 테이블을 형성한다.
그 후 설측에도 후퇴를 방지하는 벽을 만들듯이......
어쨌든 '더 전방위'를 취할 가능성이 있으므로

접촉은 결코 강하지 않게 대응

서서히 교합면을 의식한다. 전치에는 배려를!

스플린트 요법의 종반이 되면, 맨 처음에는 평평했던 스플린트의 교합면이 하악 치아의 교두에 맞추어 어느 정도의 모양을 갖추게 됩니다. 상악의 교합면 형태를 무턱대고 스플린트에 조각하는 것은 어렵지만, 거기에 있는 상악 치아를 이미지 하면서 교합지의 인기에 따라 삭제해 가는 것이 중요하다고 생각합니다.

또한 오랜 기간에 걸쳐 하악 편위 상태로 지내 온 환자는 관절와 내의 구조에 어떠한 문제를 안고 있어, '골격적으로 양호한 교합위'를 유지할 수 없게 되어 있을(습관성 후퇴위를 취해 버림) 가능성이 있습니다. 그러므로 하악이 습관성 후퇴위로 되돌아가지 않고 앞으로 나오기 쉽게 만들기 위해서, 전치부에서는 하악의 접촉점을 약간 전방을 향해 평평하게 조정해 구치부보다 교합 접촉을 느슨하게 하고 설측에는 벽을 만들어, 하악이 최속 폐구 지점을 확보하기 쉽게 합니다.

교합지의 마크는, 기준으로는 삼아도 목표로는 정하지 않는다

비록 부정한 하악위를 취하고 있다고 해도 하악 치열 전체가 스플린트 면에 균등하게 접촉하면, 교합지는 깔끔하게 인기됩니다. 최대 개구로부터 속도를 가지고 다물었을 때 일어나는 조기접촉이 있거나 폐구 운동의 종말에서 급격한 감속이나 하악위의 흔들림이 생기면, 그 부위에 있는 간섭을 조정하도록 유의합니다.

1회의 조정을 오래 끌면 환자는 악운동에 갈피를 잡지 못하기 시작해, 서로 맞물릴 때마다 다른 지점으로 교합하는 일도 있습니다. 무리하지 않고 몇 차례로 나눠 조정할 필요가 있다는 것을 미리 설명해 둡니다.

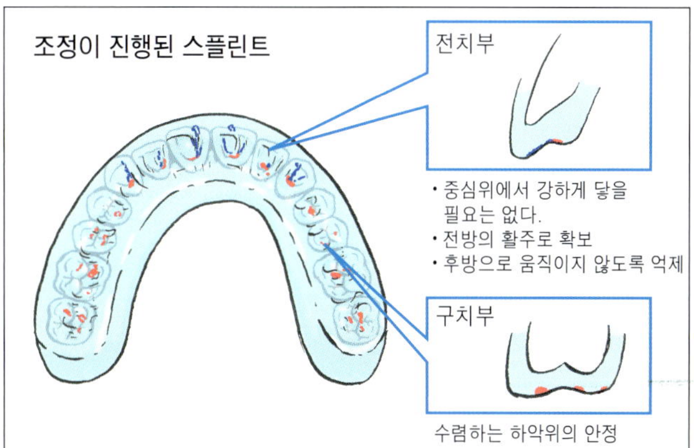

'최대 개구 · 최속 폐구'의 직선적인 움직임 중 일정하게 수렴하는 하악위를 목표로 한다. 수렴하는 점에서 원활한 전방 가이던스를 확립

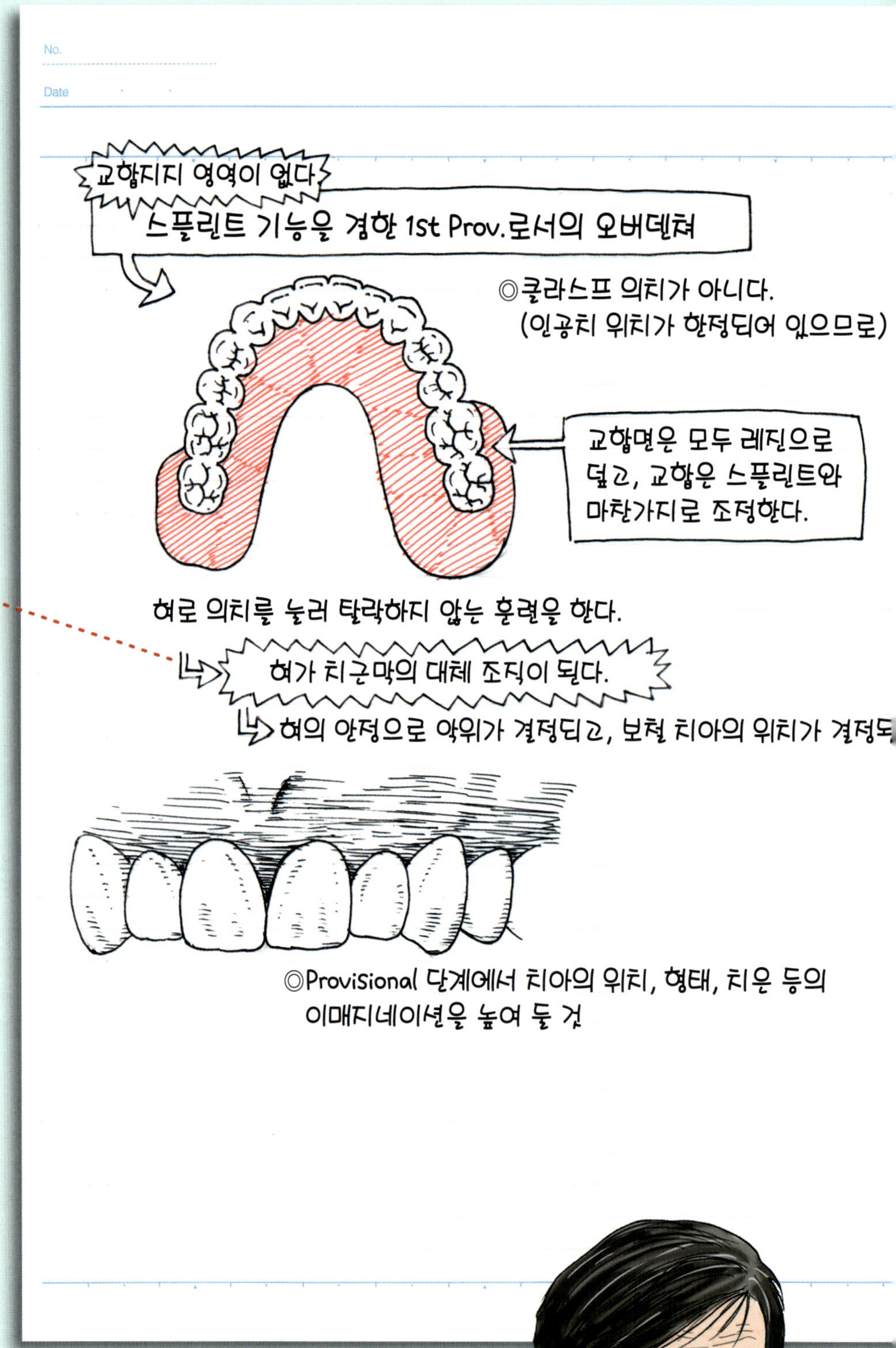

'혀가 치근막의 대체가 된다'라는 의미는?

Shimokawa 선생님의 이야기에는 '교합을 파악하는 데 있어서 혀가 차지하는 역할의 중요성'이 여러 번 등장합니다. '하악 안정위에서 혀와 치열의 관계', '미소를 지을 때 clenching을 유발하지 않는 혀의 위치', '저작할 때 음식물이 올라가는 교합면과 혀의 관계', '연하할 때 혀와 구개에 의한 음압' 등이 있는데, 이것은 모두 '악간 거리의 지각과 수직적인 하악위의 결정에 혀가 크게 관여한다는 이야기'라고 할 수도 있습니다. 자연치가 있으면, 악운동의 최종 국면(치아가 접촉하는 하악위)에서는 치근막의 피압 변화가 상·하악 사이 거리의 센서로서 작용하지만, 치아, 다시 말해서 치근막이 없을 때는 혀가 악간거리의 센서로서 그 중심적인 역할을 완수하게 됩니다.

Provisional denture

교합이 수렴하는 점을 어느 정도 확정했으면, 스플린트 교합면을 치아에 더 가까운 형태로 조정해 구체적인 기능 운동을 시뮬레이션합니다.

결손이 많고 그대로 사용할 수 있는 자연치가 적은 경우는 이른바 '오버레이 타입'의 의치를 적극적으로 사용합니다. 이때의 provisional denture에는 대부분 협측에 '의치상'이 없습니다. 상악의 경우에는 분명히 유지가 적은 형태도 있지만, Shimokawa 선생님의 임상에서는 탈락하지 않고 기능합니다.

혀를 적절한 위치로 가져온다는 것은, 구개 부근에 설배(혓등)가 있고 악간 거리를 삼차원적으로 적절한 위치에 안정시키도록 혀가 기능하도록 만든다는 것입니다. 이때 혀는 구개 방향으로 무의식적인 압력을 가하게 되어, 결과적으로 상악 의치는 떨어지기 어려운 안정된 상태가 된다고 생각합니다.

환자의 혀까지 훈련시키는 Shimokawa 선생님다운 치료법이라고 할 수 있습니다.

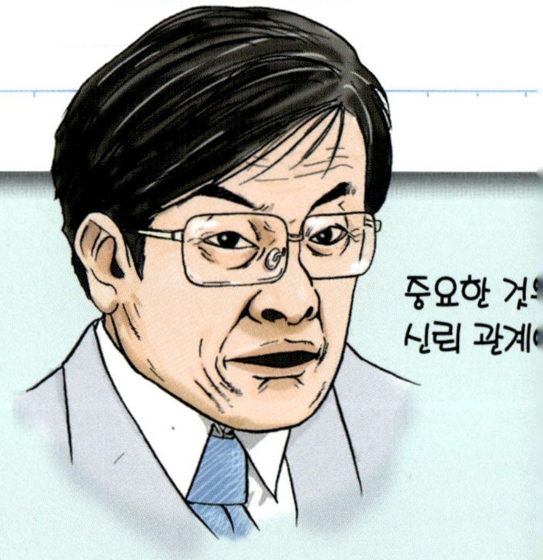

스플린트는 이상적인 상악 치열(안면두개와 정합성이 있는 치열궁)을 상정한 평평한 형태로 제작합니다. '안정된 악운동(최대 개구·최속 폐구)의 종말에서, 상악 치열에 대해 하악이 균등하게 접촉하면서 혀의 긴장이 완화된다'라는 조건을 충족하면, 하악위는 임상적으로 '안전한 교합의 기준'을 충족하고 있다고 생각합니다. 임상적으로는 먼저, '똑바로 벌어지고, 똑바로 다물어진다'라는 것을 의식하는 것부터 시작합시다.

구강 내에서 본 '최대 개구·최속 폐구'

상악과 하악이 '원래' 마주해야 하는 악위를 저해하는 요소가 제거되어 가면, 교합은 그 요소에 적응할 필요가 없어지므로 악운동은 단순해진다고 생각합니다. 다시 말해서 상악과 하악이 올바르게 마주하는 '안전한 교합'이 되었을 때, '똑바로 벌어지고, 똑바로 다물어진다'라는 운동을 할 수 있게 됩니다. 이때 상·하악이 올바르게 마주하는 악위로 교합하기 때문에, 상·하 치열궁의 형태는 각각의 치조궁 형태와 정합성을 가질 것입니다. 또한 이 환경이 갖추어지면, 악운동에 관여하는 근육의 긴장은 완화됩니다.

'치조제와 닮은꼴의 배열', '올바르게 식립된 치열', '견치·소구치의 I급 관계', '적절한 전방 가이드'에 더해 '양호한 혀의 상태'를 실현할 수 있으면, 교합은 거의 문제가 없어질 것입니다.

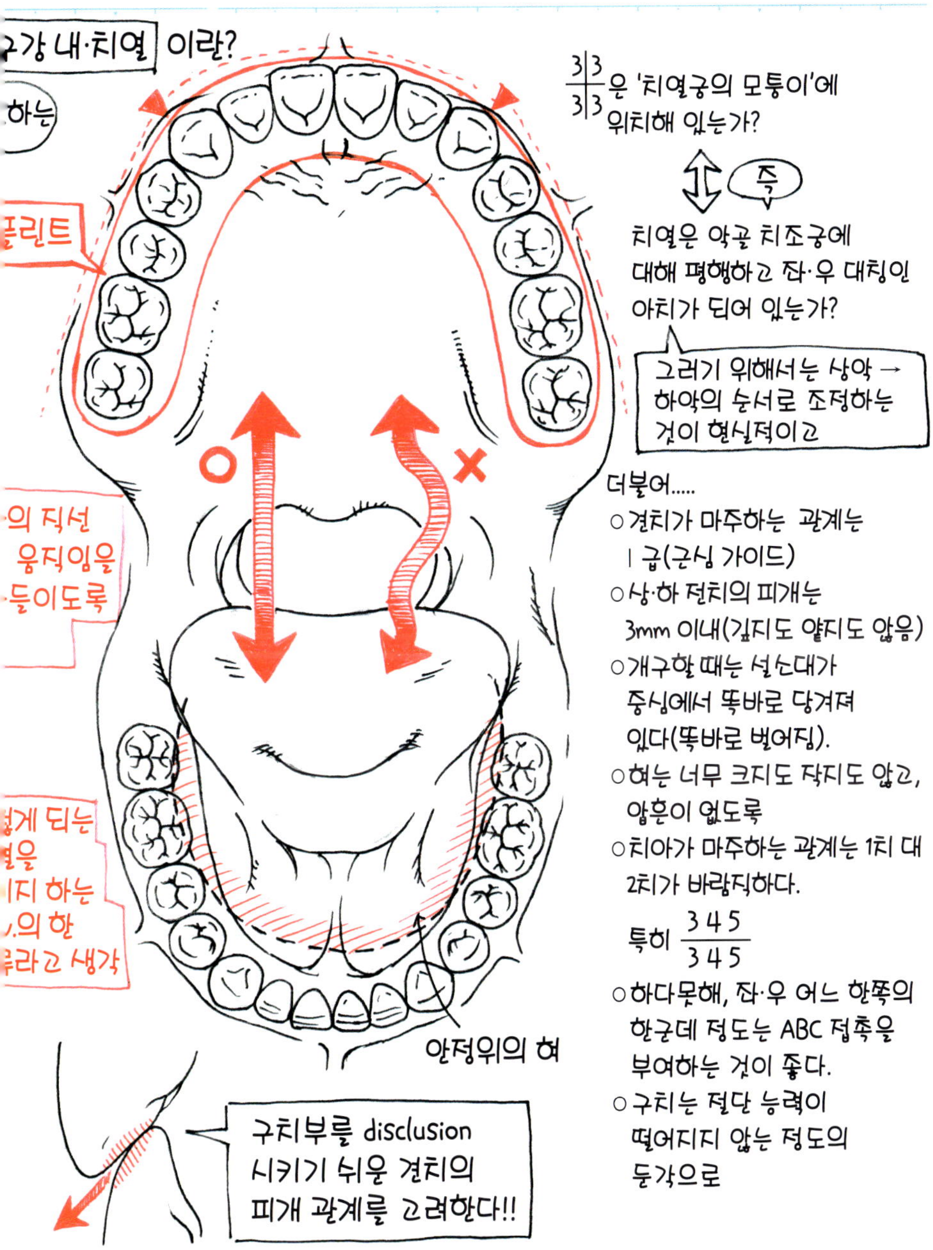

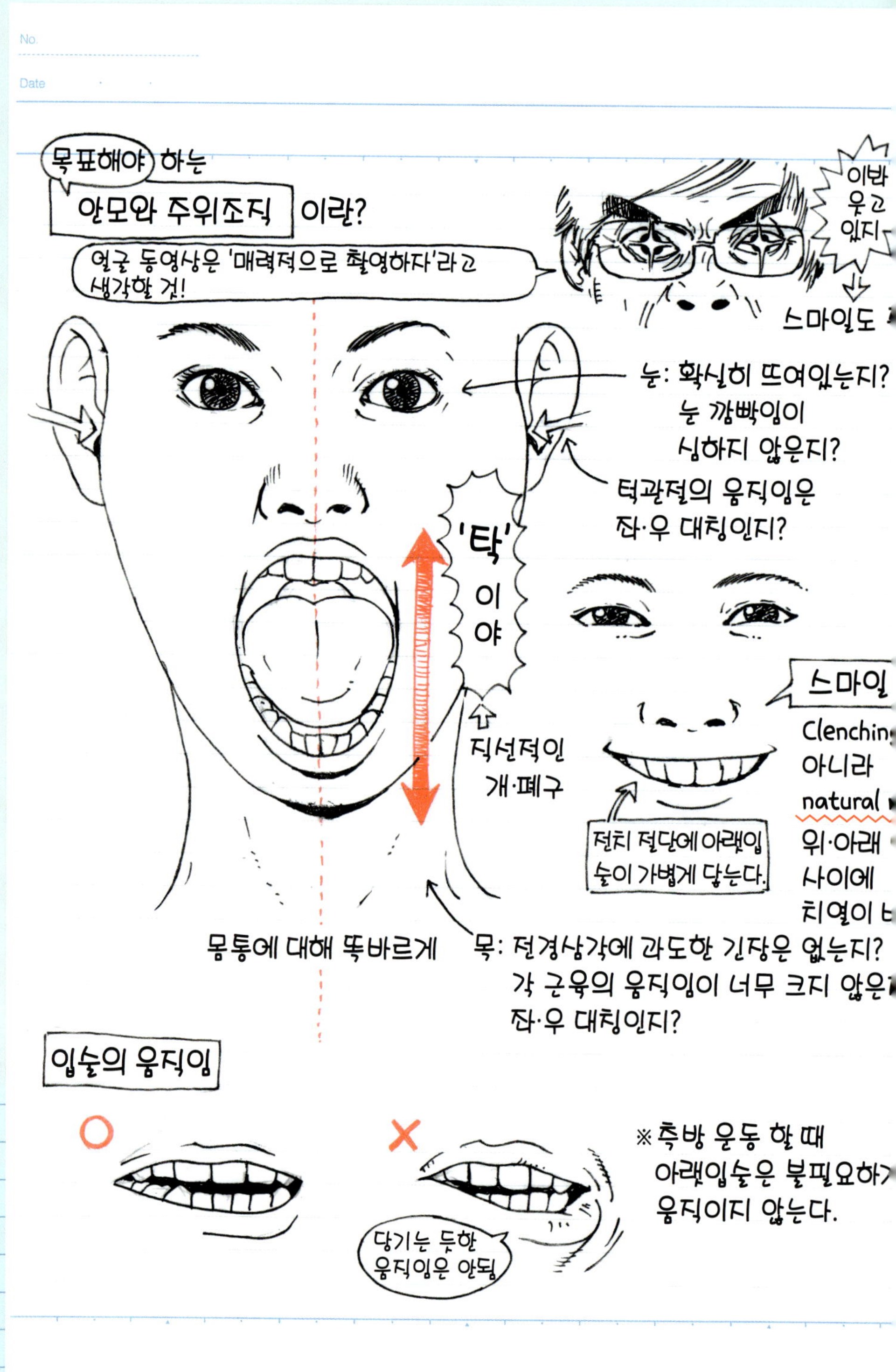

안모에서 본 '최대 개구·최속 폐구'

앞에서 설명한 구강 내의 조건이 갖추어지면, '스마일·측방 운동을 할 때 입술의 안정성', '턱관절 운동의 좌·우 동시성', '좌·우 눈꺼풀의 형태', '악운동의 정합성', '경부의 근육 등 안모 전체에서 좌·우의 평형'이 개선되어 갑니다. 다시 말해서 '똑바로 벌어지고, 똑바로 다물어진다'라는 환경이 달성되는 것은, '턱의 기능 운동에서, 교합에 대한 신경두개·안면두개 각각의 구조가 어떤 정합성을 가지는 양상으로 수렴되었다'라는 것을 의미한다고 생각합니다.

Shimokawa 선생님의 강의 중에는 구강 내를 치료하면서 안모 자체가 개선한 증례가 종종 나오는데, 이 것은 악안면계 전체적으로 위와 같은 정합성을 실현할 수 있었기 때문이라고 생각합니다.

'일단 우리 스태프에게 스플린트를 넣어 보자'
(제3회에 계속)

서랍 속 칼럼 ①

세미나실과 초밥집

'Shimokawa Koichi 임상 세미나'가 진행되는 세미나실은, 기타큐슈시 모지항 지역에 있는 맨션의 한 칸입니다. 모지항은 과거 메이지 시대부터 쇼와 초기에 걸쳐서 영화를 자랑하던 거리로 모지 바다의 현관입니다. 근대 일본을 떠받치는 항구도시로서 역사에 이름을 새겨, 일본 3대 항구(고베, 요코하마, 모지)의 하나로 알려진 중요한 국제무역의 거점이었습니다. 그 후, 모지항은 1995년에 '모지항 레트로'로 다시 태어나, 지금은 연간 200만 명 이상의 사람이 방문하는 관광지로서 새로운 역사를 걷고 있습니다.

맨션의 9층에 있는 세미나실에는 넓은 발코니가 있습니다. 발코니에서는 건너편의 시모노세키와 간몬 해협을 왕래하는 배를 우아하게 바라볼 수 있어, 매우 사치스러운 환경에서 공부했습니다.

세미나실 근처에는 Shimokawa 선생님이 수강생들을 대접할 때 가는 매우 맛있는 초밥집이 있습니다. 전혀 화려하지 않지만, 아는 사람은 아는 오래되고 유명한 가게입니다. 꾸밈은 없지만, 하나하나 정중하게 조리하고 식자재가 좋아서 그 맛이 일품입니다. '칸몬마에'라고 불리는, 작게 썬 감귤과 실파를 많이 사용한 생선 초밥은 말이나 글로 표현할 수 없는 감동입니다.

(Saika Shinichi)

스플린트의 정리

스플린트는 clenching을 할 때의 역학적 힘을 조절한다

보통은 안정위 공극이 있어 상·하 치아가 접촉하지 않습니다. 정상이라면 저작할 때만 치아가 접촉합니다. 다시 말해서 교합의 역학적 힘이 생체에 가해지는 시간은 저작할 때의 극히 한정된 시간이고, 이 정도의 시간이면 생체는 대부분의 역학적 힘에 견딜 수 있다고 생각합니다. 그러나 사람은 잠을 잘 때 오랜 시간에 걸쳐 clenching을 합니다. 다시 말해서 생체에 문제가 되는 것은 clenching을 할 때의 역학적 힘과 그때의 교합위입니다. 스플린트로 clenching에 대응할 수 있으면, 생체에 가해지는 과중 부담의 많은 문제에 대처할 수 있습니다.

'하품 = 최대 개구'는 교합의 시작점

'최대 개구'란 단지 환자가 힘껏 개구한 위치가 아니라, 좌·우 하악 과두가 관절와에서 빠져나온 상태를 말합니다. 인체는 원칙적으로 좌·우 대칭의 구조를 하고 있어, 좌·우 하악 과두의 운동이 동시에 일어나면, 정면에서 보아 두개에 대해 똑바로 벌어지고 벌어진 입술은 'O'자 모양이 되며, 연동한 좌·우 하악 과두는 같은 양만큼 돌출합니다. 반대로 환자가 힘껏 개구했을 때 안모에 대해 아랫입술의 아치가 뒤틀려 있으면, 하악 과두는 삼차원적으로 어긋나게 되어 하악은 편위해 있을 가능성이 커집니다.

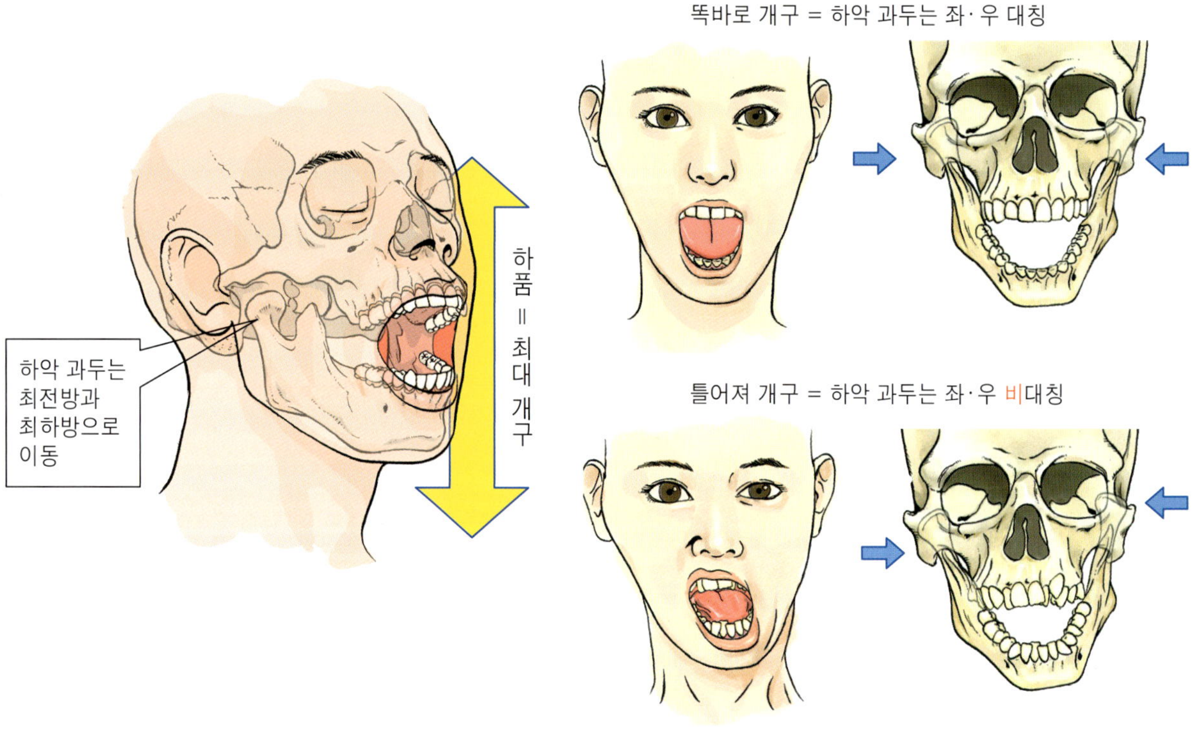

'하품'에 의해 리셋된 하악위로부터 똑바로 다물 수 있는 위치를 찾는다

'교두감합위'에 있을 때는 그 하악위에 맞추어 관절와 내에서 하악 과두의 위치가 조정됩니다. 한편 '최대 개구위'에 있을 때의 하악 과두 위치는 관절와로부터 최대한으로 '나온' 상태가 되어, 하악위는 상악이나 치열의 영향을 받기 어려워집니다.

스플린트 치료의 맨 처음 목표는, 이 '최대 개구위'로부터 하악 과두가 여러 가지 간섭을 받지 않고 좌·우 균등하게 운동함으로써, 하악이 '똑바로' 다물어질 수 있는 위치로 하악 치열을 수렴시키는 것입니다. 이렇게 상·하 치아가 접촉했을 때 좌·우 하악 과두가 균등하게 평형을 이루면, 그 환자의 상·하악골이 원래 마주해야 하는 관계에 가까워질 수 있다고 생각합니다.

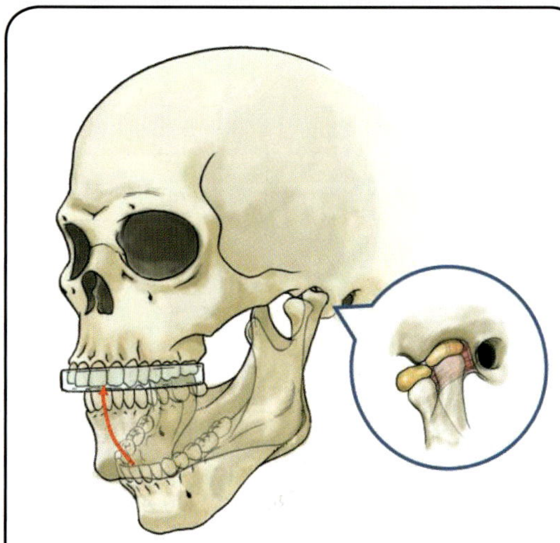

치열을 리셋한다

교합을 검사하면 좌·우에서 치아의 접촉 양식이 다를 때가 있습니다. 이때는 단지 치아가 어긋나 있을 뿐만 아니라 치아 교두감합위의 영향 때문에 하악골이 삼차원적으로 틀어져 있을, 다시 말해서 관절와에 대한 하악 과두의 위치가 어긋나 있을 가능성이 있습니다. 교두감합위의 영향이 없는 상태에서 상·하악을 개·폐구해 보지 않으면 이것을 진단할 수 없습니다. 그러기 위해서는 어느 정도의 두께를 가진 스플린트가 효과적이라고 생각합니다. 스플린트를 사용하면, 하악은 교두감합위의 영향이 없는 상태로 상악에 맞물릴 수 있습니다.

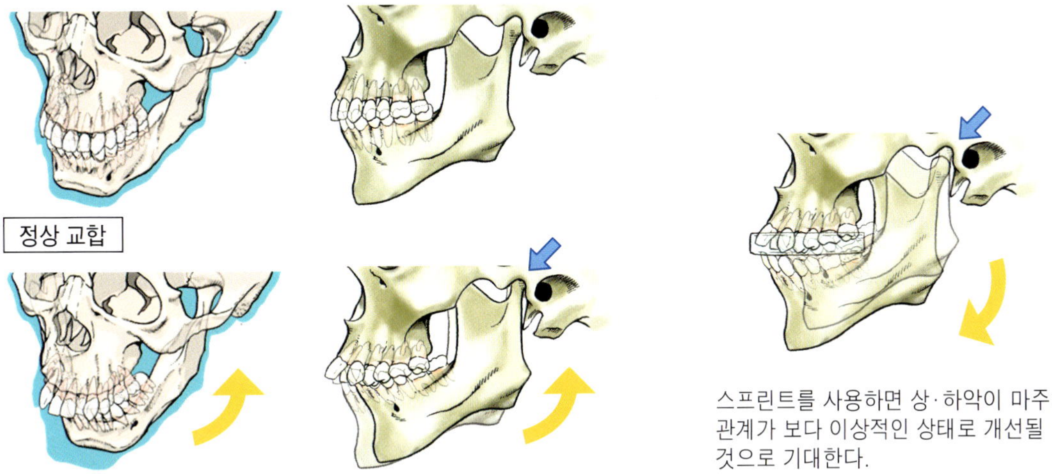

스프린트를 사용하면 상·하악이 마주하는 관계가 보다 이상적인 상태로 개선될 것으로 기대한다.

치열 때문에 하악위가 변화하면 하악 과두의 위치도 변화한다.

근육도 리셋한다

또한 환자의 교합위에 틀어짐이나 뒤틀림이 있으면, 그 환자의 교합관련근에는 좌·우 비대칭의 긴장이 생깁니다. 올바른 '최대 개구위'를 취하게 해 거기에서 좌·우로 뒤틀림이 없는 운동을 시키기 위해서는, 교합관련근의 긴장을 완화하든지 좌·우의 긴장도를 정돈(과긴장을 없앰)할 필요가 있습니다. 그러기 위해 근·근막 트리거 포인트 압박 스트레치법을 활용합니다. 또한 4대 저작근은 음식을 씹는 힘을 발휘하고, 그때 설골상근이 길항근으로 작용합니다. 근육의 이상은 주동근보다 길항근에 생기는 경우가 많은 경향이 있다고 여겨지므로, 스트레치의 표적은 주로 설골상근입니다.

비록 적절한 치료를 했다고 해도, 근육이 적절한 균형을 회복하기까지는 시간이 걸립니다. 하악위는 좌·우 근육의 평형으로 결정되므로, 그 긴장도의 변화에 따라서는 내원할 때마다 하악위가 바뀝니다. 내원할 때마다 좌·우의 대칭성이나 근육의 긴장도, 운동의 직선성 등, 환자의 안모 전체로부터 하악위가 적절한 위치에 수렴하고 있는지를 확인하고, 스플린트의 형태도 그때마다 조정해 갑니다.

하악 과두의 위치 변화에 동반해 교합관련근은 그 편위에 적응한다.

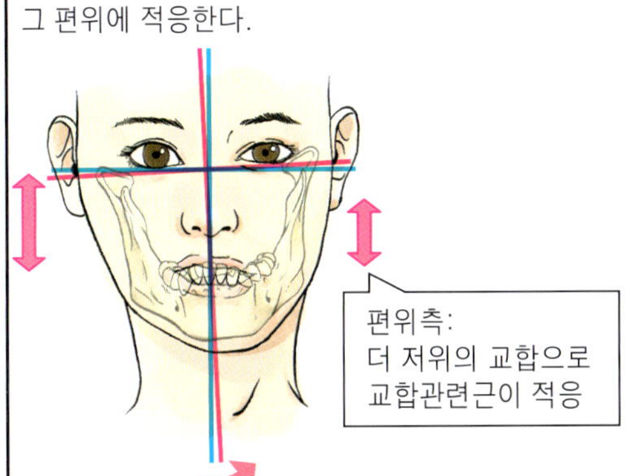

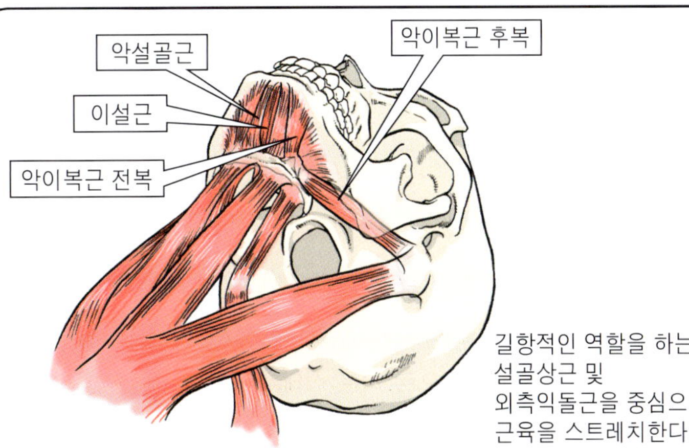

길항적인 역할을 하는 설골상근 및 외측익돌근을 중심으로 근육을 스트레치한다.

스플린트 요법에서는, 스플린트를 넣고 나서도 계속해서 교합 진단을 진행합니다.

스플린트를 넣었을 때, 어느 정도의 두께가 있으면 환자의 교합은 초진 때와는 다르게 변화하므로, 비록 그 형태가 적절하지 않아도 일단 주소가 개선되는 예가 있습니다. 그러나 환자 원래의 교합에 가까워져 가도록 조정할 수 없으면, 이윽고 증상은 재발하던지 다른 불쾌 증상들이 나타납니다. 스플린트를 넣는 것은 교합 진단의 시작에 불과하므로, 입이 제대로 벌어지는지, 운동은 똑바른지, 교합관련근에 긴장이 없는지를 항상 진단해 가는 눈을 기르는 것이 중요합니다.

서랍 속 칼럼 ②

진료 견학

세미나 수강 기간 7개월 동안은 평일에 Shimokawa 치과의원의 진료 견학을 허락합니다. 평상시의 Shimokawa 선생님의 진료를 있는 그대로 견학할 수 있는 귀중한 기회입니다. 그곳에서는 세미나에서 보여 주시는 증례가 세미나를 위한 특별한 것이 아니고, 모든 치료가 Shimokawa 선생님의 콘셉트에 따라 이루어지는 것을 볼 수 있습니다. 교합치료뿐만 아니라, 근관치료, 보철치료, 치주외과, 임플란트치료 등 모든 테크닉이 스마트하고 세련되어, 많은 감동을 받습니다.

(Saika Shinichi)

첫 번째 날의 진료 견학은 provisional denture였습니다

이날 진료에서 본 상악 provisional denture는, 유지가 되는 지대치가 좌측의 4개뿐이었습니다. 의치상의 형태는 말발굽 모양으로 의치상 변연은 짧고, 지대치 협측의 치은은 노출되어 있습니다. 잔존치에 의한 유지와 음압만으로는 절대 안정될 것 같지 않은 형태이지만, 실제로 구강 내를 봐도 빠지는 일은 없습니다. 혀 위치가 잘 조절되고, 혀가 provisional denture를 지지하고 있기 때문이라고 생각합니다. 의치상 변연의 길이나 인공치의 위치가 목적하는 것은, 세미나가 계속되면 알 수 있습니다.

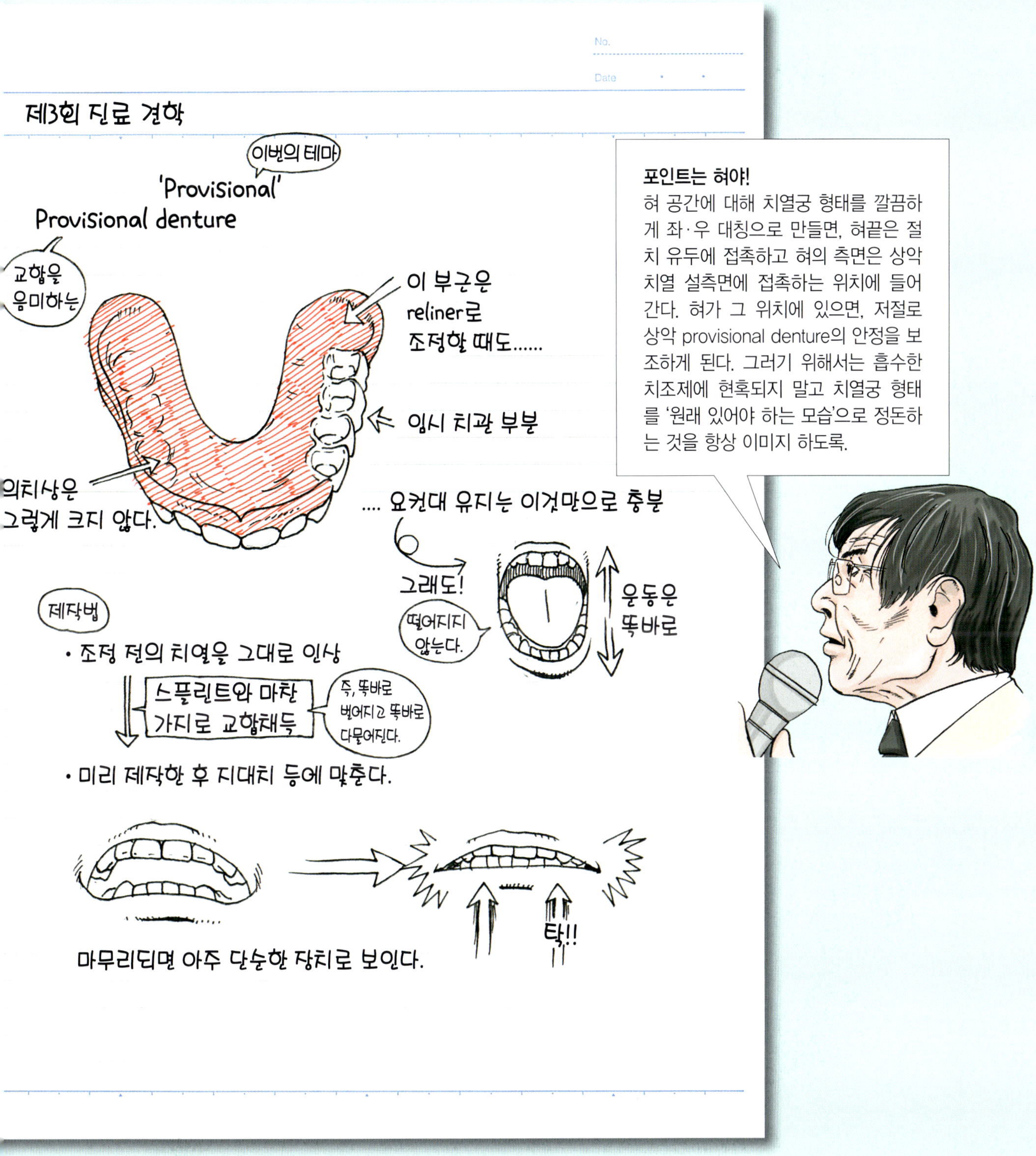

Provisional denture를 사용하는 환자의 구강 내는 단지 치아가 결손해 있을 뿐만 아니라, 잔존치의 상태, 결손부 치조제의 흡수 등, 상황이 매우 복잡합니다. 그러나 Shimokawa 선생님이 설계한 provisional denture가 들어간 구강 내를 보면, 그 모습은 정연하고 간소해 보입니다.

Shimokawa 선생님은 이상적인 완성 치열을 이미지 해 provisional을 제작합니다. 상·하 치열궁의 형태는 현재의 잔존 치근이나 치조제를 참고하는 게 아니라, '원래의 악골 치조궁과 혀의 형태에 조화를 이룬 모습'으로 설계합니다. 현재의 구강 내가 아니라 안면두개와 조화를 이룬 치열은, 단순해서 정합성이 있는 아치를 그리는 것처럼 보입니다.

동영상 촬영의 흐름

악운동의 동영상은, 최대 개구 → tapping → 전방·측방 운동의 순서대로 촬영합니다. 촬영 앵글의 순서는 안모 → 구강 내 확대(정면 → 좌·우)입니다.

가이던스가 양호한 치열의 환자라도, 익숙하지 않으면 지시대로 전방 가이드의 움직임을 재현하기 어려운 경우가 많습니다. 이날 Shimokawa 선생님은, 상악 전치 순측에 손가락을 대고 "아래 앞니가 손가락에 닿을 때까지 턱을 내밀어 주세요"라고 환자에게 이야기했습니다.

먼저 환자에게 연습하도록 하고 촬영에 들어갑니다. 가능하면 마지막에 스마일을 촬영합니다.

즉시 중합 레진용 붓: Shofu PILE1

비슷한 제품도 있지만, 이 붓을 추천합니다.

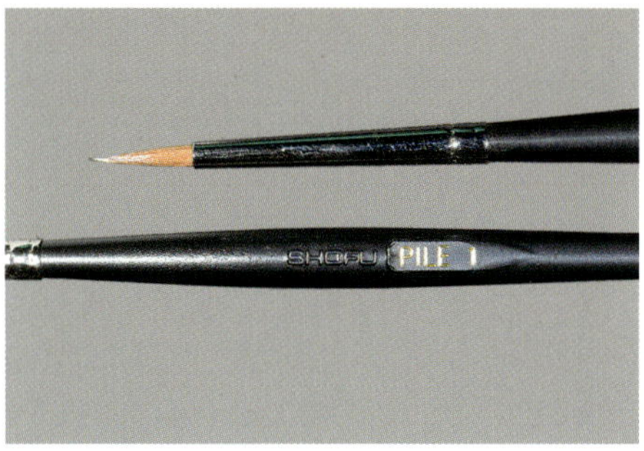

No.

즉시 중합 레진용 붓 ⇒ Shofu PILE1

비디오 촬영 말을 한다.

"크게 벌리세요." ⇒ "치아가 보이도록 해서 '딱딱' 씹으세요."

"치아가 보이도록 해서 양 옆으로 갈아보세요." ⇒ 일단 연습을 시킨다.

촬영은 얼굴 전체 ⇒ 구강 내 확대의 순서로

전방위를 취하도록 하는 방법

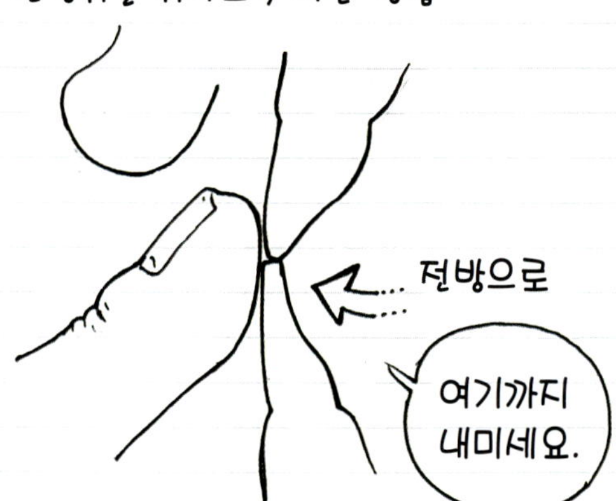

라고 이야기한다...

실제의 provisional denture 조정 순서에 대해서 Shimokawa 선생님에게 물어보았습니다!

수강생: 다수치 결손으로 잔존치의 수가 적을 때는, 원래 스플린트를 사용하지 않고 맨 처음부터 provisional denture를 만드는 경우가 있다고 생각합니다. 그러한 경우에는 선생님의 스플린트처럼 두꺼운 것은 넣을 수 없습니다. 그때는 어떻게 대응하십니까?

Shimokawa 선생님: 물론 다수치가 결손해 있을 때는 스플린트를 사용할 수 없다. 먼저 교합 채득 단계에서 충분한 근·근막 트리거 포인트 압박 스트레치법을 이용해 하악위를 가능하면 정상 상태로 가져가는 것이 필요하다고 생각한다. 그러고 나서 혀의 형태나 HIP 평면 등의 해부학적 지표를 참고하여 흡수 전의 치조제의 형태를 추측해, 거기에 교합제를 위치시키고 교합을 채득해 인공치를 배열하면 된다. 그때, 실제로는 최종 교합고경보다 1mm 정도 높은 provisional을 제작하고, 근·근막 트리거 포인트 압박 스트레치법을 이용하면서 조정을 반복해 높아진 1mm의 범위에서 조정해 간다. 만약 그 과정에서 교합이 맞지 않는다고 느끼면, 다음 단계의 provisional을 만들면 된다.

수강생: 하악위의 모색을 목적으로 한다면, 예를 들어 구치부 교합면이 평평한 provisional denture 같은 것을 사용하는 경우는 없습니까?

Shimokawa 선생님: 물론 그러한 대응도 나쁘지는 않다. 그러나 내 임상에서는 맨 처음부터 구치부에도 치아의 형태를 부여한 provisional을 넣는다. 왜냐하면, 다수치 결손의 경우는 치열이 하악위에 미치는 영향 자체가 적으므로, 턱관절과 교합의 문제에 비교적 쉽게 치료 개입할 수 있다고 생각하기 때문이다. 최대 개구로부터 직선적으로 최속 폐구해, 폐구 경로상에서 교합이 채득되고 거기에 상·하 치아의 교두감합위를 설정할 수 있으면, 그 후 조정할 때 거기에서 치열을 크게 변경하는 일은 없다. 오히려 치아끼리를 감합시키면 하악위 자체도 안정시키기 쉽다고 생각한다.

강의는 provisional에 대한 내용입니다

스플린트 요법 등으로 하악위가 어느 정도 정상 상태로 수렴했다면, 다음 단계에서는 provisional을 사용하면서 '그 하악위에 맞추어 각각의 치아를 어떻게 마무리해 가야 할지'를 provisional을 사용하면서 생각할 필요가 있습니다. 여기서 포인트는, 단지 '치아의 형태를 고집하는 것'뿐만 아니라 혀나 치열 주위의 근육, 치조골의 상태 등 '치열 주위조직과 조화를 이룬 치열로 조정하는 것'입니다.

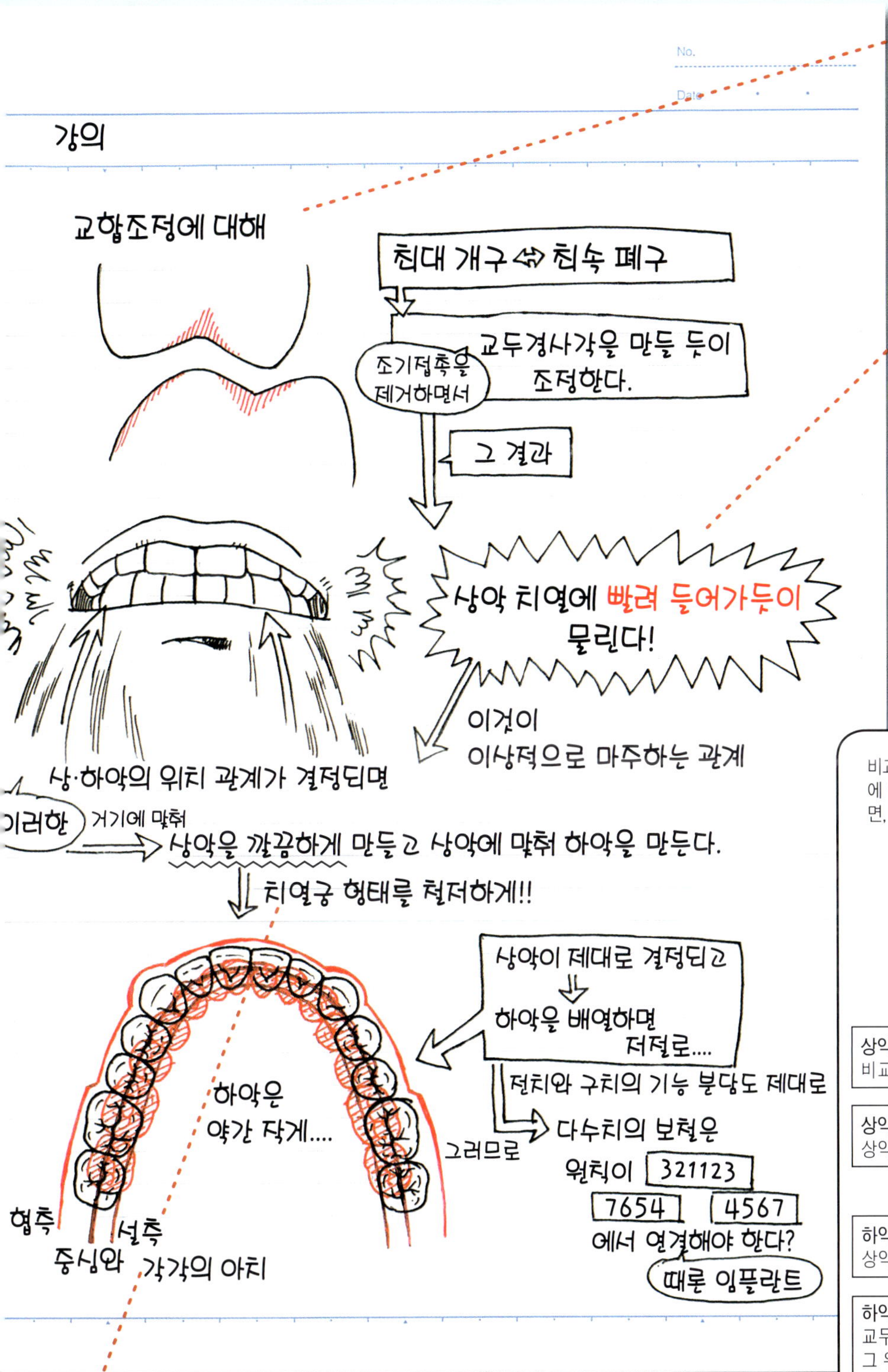

치아의 교합조정 = 교합면 형태의 수정·부여

교합조정이란, 단지 너무 높은 곳을 삭제하는 것만이 아닙니다. 삭제하거나 추가하면서 새로운 교합면 형태를 만들어 내는 것으로, 저작 효율을 올리는 것은 물론 교합이 수렴하는 포인트를 명확하게 해 갈 생각으로 조정합니다.

조정이 끝난 교합 상태

교합조정이 양호하게 진행되었을 때 악운동을 동영상으로 확인하면, 움직이지 않는 상악으로 빨려 들어가듯이 하악이 안정되어 물립니다.

비교적 안정된 상악골에 조화를 이룬 상악 치열과 거기에 정합하는 치열궁을 가지는 하악 치열이 서로 맞물리면, 하악위는 적절해진다.

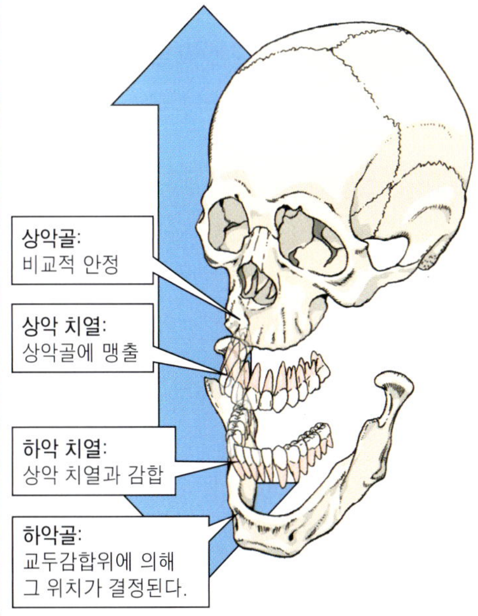

'치열궁 형태'에 대해서

'치열궁 형태'라는 말은, Shimokawa 선생님의 이야기 속에 여러 차례 등장합니다. 교합치료에서는, 각각의 치아 형태뿐만 아니라 '치열이 만드는 전체의 형태 = 치열궁 형태'에 대해서 충분히 유의할 필요가 있습니다. 상·하 모두 전치부에서는 완만한 커브를 그리면서 구치부는 비교적 직선으로 배치되는 모습이 이상적입니다.

상악골 치조궁의 이상적 아치 형태(골흡수가 없는 상태)와 닮은꼴의 상악 치열에 하악골 치조궁과 닮은꼴의 아치 형태를 가지는 하악 치열이 제대로 감합했을 때, 상·하악골은 이상적인 위치에서 마주하게 되어 하악위는 저절로 양호해진다고 생각합니다.

'치열과 교합이 갖추어진 상태'를 이미지 하자 – 치열과 교합이 정돈되면, 정돈된 스마일을 만들 수 있다

예를 들어, 하악이 후퇴해 있으면 스마일을 해도 아랫입술은 정돈된 반달 모양 커브를 그리지 못하고 사다리꼴이 됩니다. 스스로 후퇴위를 취하면서 스마일하려고 하면, 입꼬리는 턱 끝 방향으로 당겨질 뿐 잘 올라가지 않는 것을 알 수 있으리라고 생각합니다. Clenching을 하면서 스마일을 하려고 해도 같은 현상이 일어납니다.

'제대로 입꼬리가 올라가고 위아래 입술로 만든 반달 모양 공간의 중앙부근에 치열이 배치하는 스마일'은 여러 가지의 교합 조건을 만족하지 않으면 만들 수 없습니다.

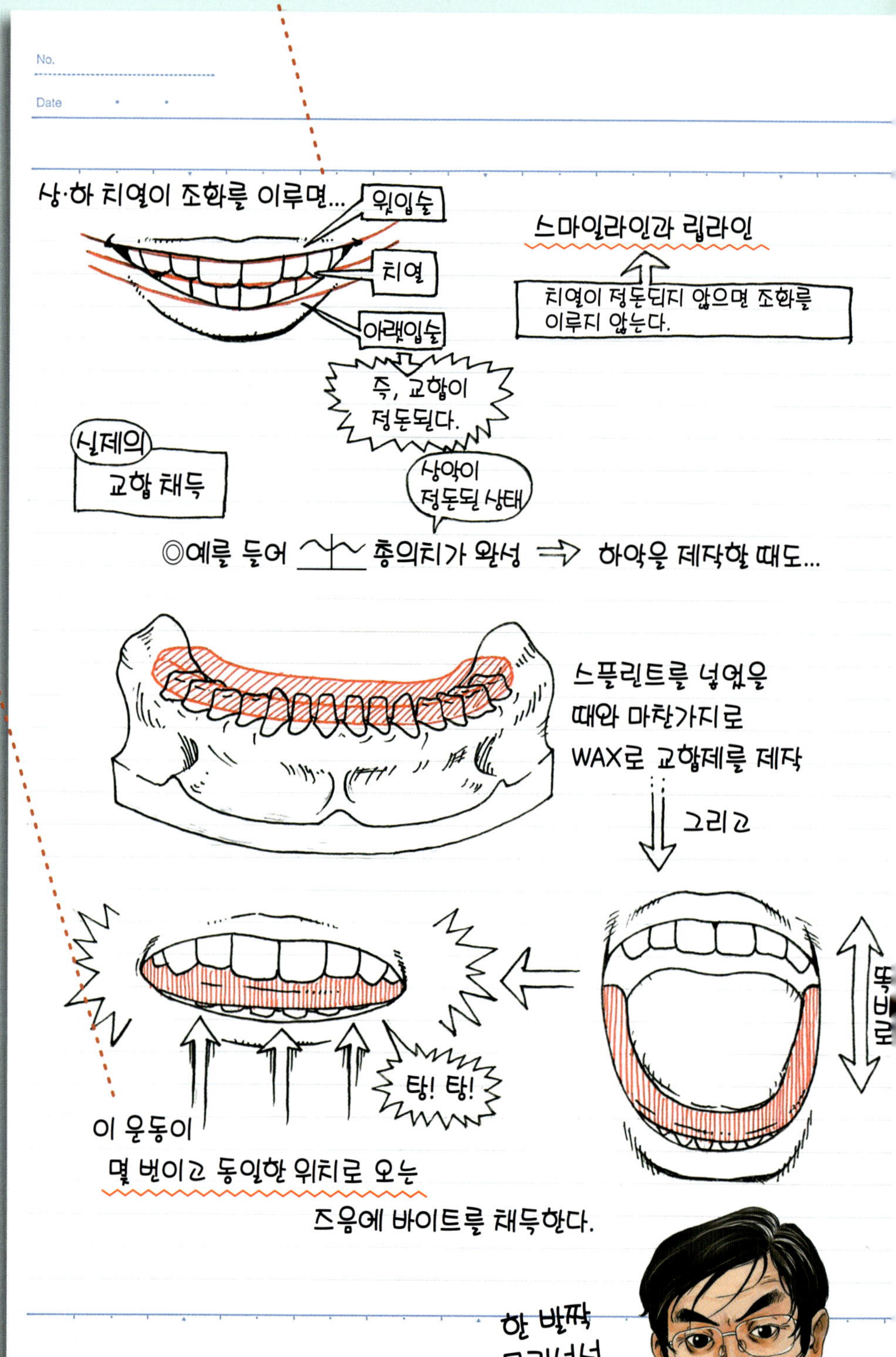

'최대 개구·최속 폐구'를 할 때, 하악 과두는 좌·우 동시에 움직인다

정면에서 본 움직임에서 하악이 직선적으로 개·폐구 할 때, 하악 과두는 좌·우 동시에 안정되어 움직입니다. 이때 운동 경로상에서 상·하악은 올바르게 마주한 상태가 됩니다.

Shimokawa 선생님은 겉모습으로 이 상태를 평가하는 간편한 방법으로서, **'최대 개구·최속 폐구'**라는 진단 방법을 고안했습니다.

직선적인 폐구 경로상에 적절한 교합고경을 설정할 수 있으면, 상·하악이 마주하는 위치 관계는 적절해질 것입니다.

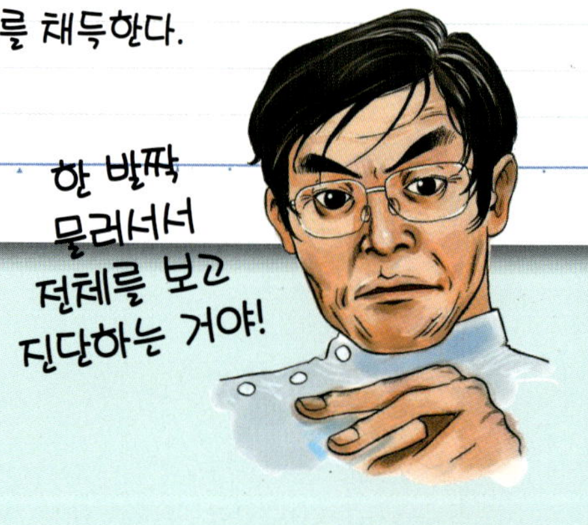

'최대 개구·최속 폐구'를 할 수 있으면, 상악 → 하악의 순서로 치열을 결정해 간다

안정된 악운동을 얻기 위해서는, 정면에서 보았을 때 **재현성이 있는** 하악의 직선적인 운동을 상악 치열이 받아들이는 것이 필요하다고 생각합니다. 그러기 위해서는 치아의 이동이나 골흡수 등 국소의 상황에 현혹되지 않는 진단이 필요합니다.

상악골의 해부학적 기준(HIP 평면 등)은 생애를 통해 비교적 안정적인 형태에 있다고 합니다. 따라서 상악은 그와 같은 기준을 바탕으로 안면두개 자체와 조화를 이루는 이상적이라고 생각되는 치열의 형태를 대략 결정하기 쉽다고 할 수 있습니다. 하악을 보철하는 경우에는, 이렇게 결정된 상악에 대응하는 모습으로 치열의 형태가 정해져, 지대치의 삭제량과 임플란트 식립 위치 그리고 보철물의 형태 등이 결정되어 갑니다.

교합위는 혀의 위치가 중요!

교합위가 양호하면, 혀는 틀어진 교합에 적응할 필요가 없어 지나친 긴장을 강요받지 않습니다. 이때 혀는 양호한 형태가 됩니다. 둥글게 이완해 지나친 긴장이 없는 혀가, 하악안정위에서 가볍게 상·하 치열에 끼어 있는 상태에 있는 것을 확실히 이미지 합시다.

혀가 상·하 치아 사이에 가볍게 끼어 있으면, 입꼬리가 올라간 예쁜 스마일을 비교적 쉽게 만들 수 있습니다. 이른바 '하악안정위'의 상태에서 스마일을 만들어 구강주위근의 긴장은 완화되고, 그 결과 natural relax smile이 만들어집니다. 그러기 위해서는 혀가 무리 없이 치열 사이에 들어가기 쉬운 환경에 있는 것이 필요합니다. 다시 말해서 치열은 혀와 조화를 이룬 치열궁 형태인 것이 중요합니다.

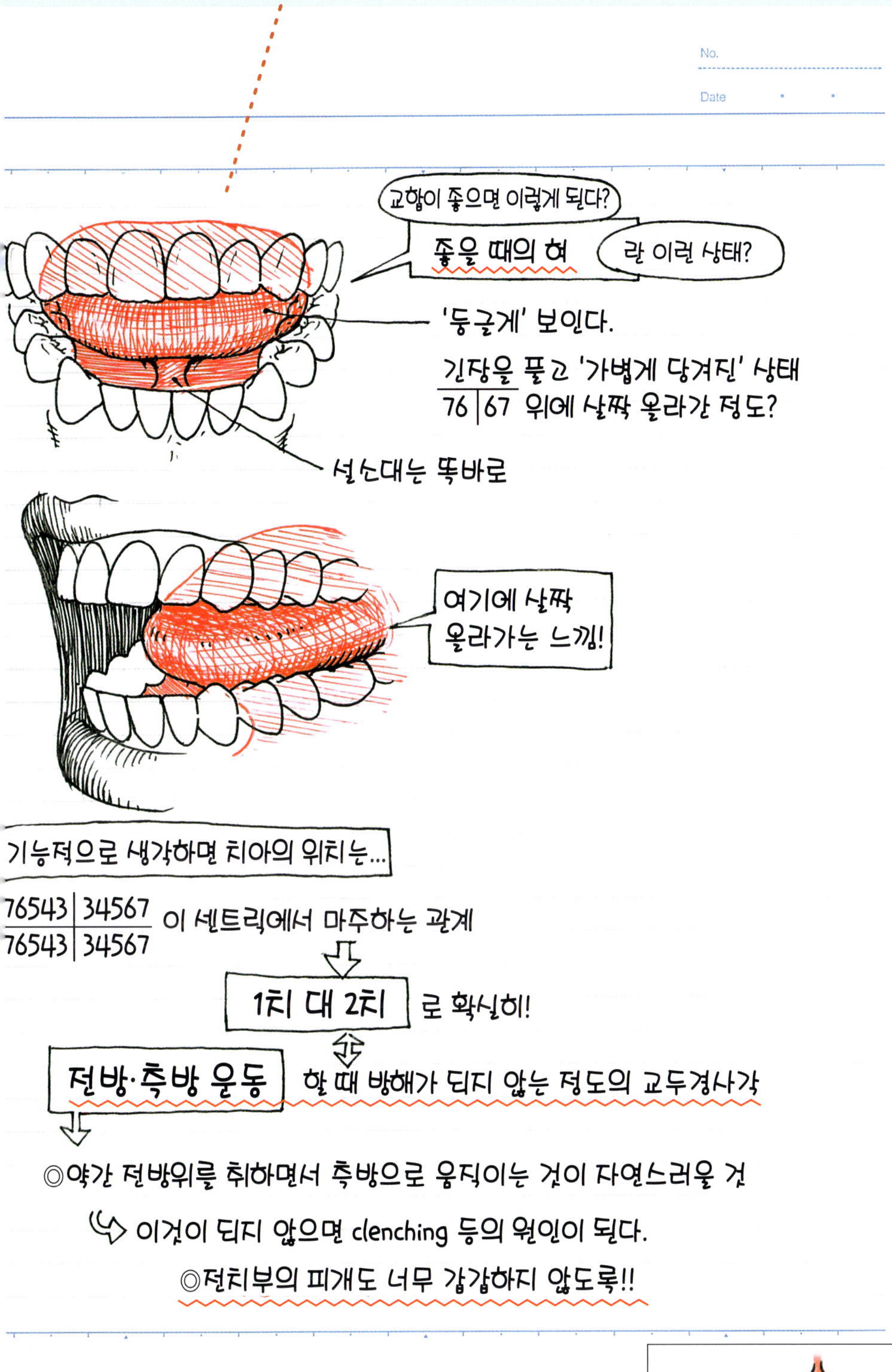

수강생: 전방 가이드의 목적은, 이개교합으로 구치의 과도한 부담을 줄이는 것뿐만 아니라, 전방 치아의 활주와 하악 과두 운동의 연동에 의한 하악 운동의 통합에 있다고 하셨습니다. 저의 임상에서는, 전방 가이드를 만들 때 '편하게 움직일 수 있다', '좌·우의 구치의 이개량이 같은 정도이다'와 같은 조정밖에 할 수 없습니다. Shimokawa 선생님은 어떻게 진단하고 이미지 해서 가이드량을 조정하십니까?

Shimokawa 선생님: 기본적으로는, 악운동을 동영상으로 확인했을 때 운동이 부드럽고, 표정근 등에 긴장이 없으며, 좌·우의 이개량이 같다면 문제는 없다고 생각한다.

전방 운동을 할 때의 하악 과두 움직임에는 그다지 신경 쓰지 않는다. 하악 과두가 좌·우에서 연동하고 전방에서 접촉하는 치아도 많아서, 측방 운동보다는 안정성이 높다고 생각하기 때문이다. 구체적으로는, 전치부 치열의 형태를 교합면에서 보아 상악은 설측면이 보이고 하악은 절연이 중심에 오는 치열이면 된다.

측방 운동의 경우는 이른바 '견치 근심 가이드'에 의해 하악 견치가 상악 견치의 근심 변연 융선을 활주할 수 있는지, 그리고 가이드의 양이나 하악이 유도되어 가는 방향, 견치에 가해지는 부담 등에 따라 상황은 상당히 달라진다. 원칙은 견치 근심 가이드가 될 수 있도록, 자연치이면 교정치료를 해야 한다. 보철해야 하는 치아인데 견치 근심 가이드를 얻을 수 없으면, 견치에 가해지는 지나친 부담을 고려하여 후방의 제1·2소구치와 연결하는 등의 대응을 취해야 할 것이다.

1치 대 2치

Shimokawa 선생님은 교합을 볼 때 특히 견치·소구치의 I급 관계와 1치 대 2치의 교합을 중시합니다. 이는 '해부학적인 심오한 고찰'로부터 다다른 결론인데, 그 점에 대해서는 이날의 맨 마지막에 설명하셨습니다.

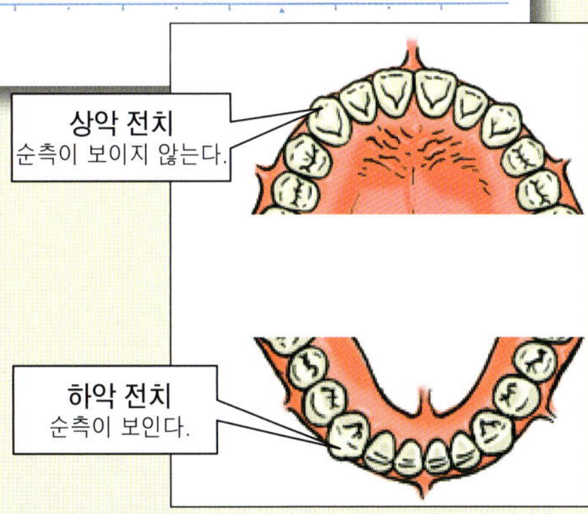

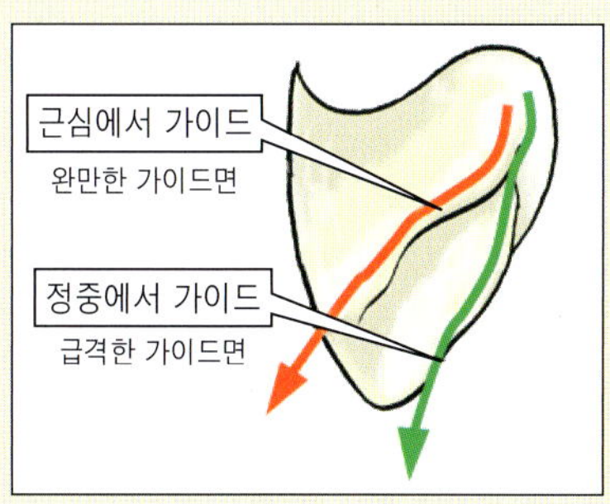

견치의 부하 차이와 경로 차이에 주의

스플린트와 provisional의 교합은 같은 이미지로 취급한다

형태의 정밀함과 각각의 치아에서 조정의 엄격함은 전혀 다르지만, 스플린트와 provisional의 교합은 같은 이미지로 접근합니다.

치열의 형성과 조정의 순서는 '상악골(안면두개)에 맞춘 상악 치열궁 형태의 조정 → 거기에 맞춘 하악 치열궁 형태의 조정'입니다. 그와 동시에 '하악위의 적절화 → 혀 위치의 적절화 → 혀 주도에 의한 하악안정위의 성숙 → 하악의 전방 이동에 동반한 교합의 안정화'가 진행될 것이므로, 각 과정은 서로에게 영향을 줍니다.

하악골의 전방 이동과 상악 전치 설면의 조정

교합이 안 좋은 경우의 대부분은 '하악이 후상방으로 밀려들어 간 상태'라고 생각합니다. 교합치료가 진행되어 하악을 억제하고 있던 요소가 사라지면, 하악골은 후퇴하지 않고 조금씩 전방위를 취하려고 합니다. 그 결과 교합조정의 마지막 단계에서는, 스플린트와 provisional은 모두 간섭이 생기는 전치부를 조정하게 될 것입니다.

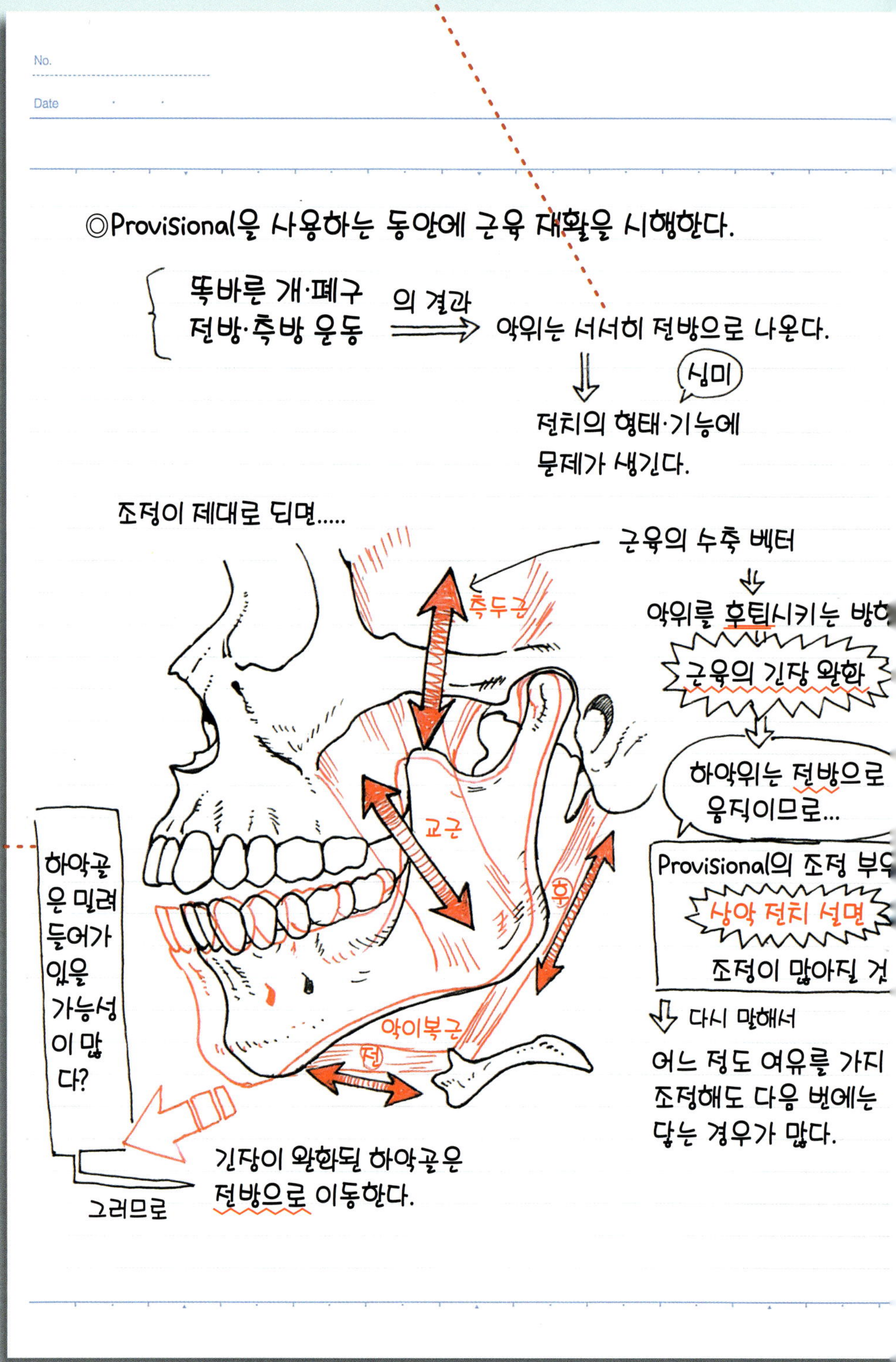

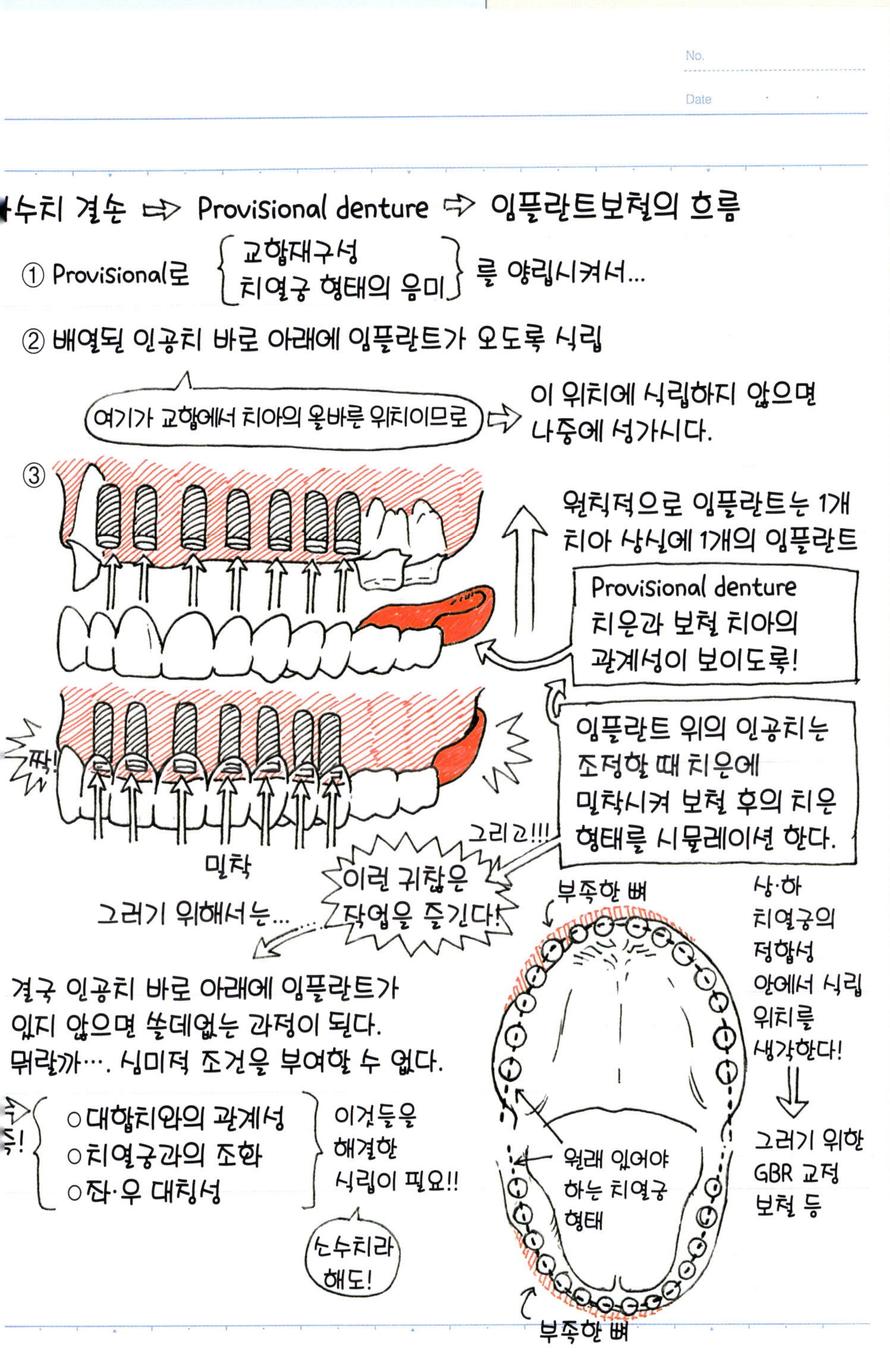

수강생: 스플린트 요법이나 provisional 조정으로 하악위가 극적으로 변화하는 예가 있는 한편, 분명히 하악 편위가 의심되는 상태임에도 불구하고 치료 전후에 하악위가 그다지 변화하지 않는 예도 있으리라고 생각합니다. 현재 저의 임상에서 하악위가 분명히 틀어져 있다고 생각되는 경우는, 일부러 제가 의도한 보철적 교합위를 설정해 하악이 더 이동하기 쉬운 환경을 만들어 대응하고 있습니다. 예를 들면, HIP 평면으로부터 대략 유추되는 교합면을 가진 스플린트를 장착하는 것입니다. 그처럼 교합위에 대해 작위적으로 개입해야 할지 하지 말아야 할지를 언제나 고민합니다. 교합의 변화에 대한 접근 방식에 대한 선생님의 견해를 말씀해 주십시오.

Shimokawa 선생님: 교합과 근육, 골격에 대한 이미지가 명확하면, 가역적인 범위에서 치료 효과를 올리기 위한 여러 가지 궁리에 관해서는 부정하지 않는다. 여러 가지를 시도해 보면 자기 나름의 식견을 기를 수 있을 것이다. 그러나 하악위는 어디까지나 근육(혀를 포함함)의 평형으로 구성된다는 사실을 잊어서는 안 된다. 만약 그 자리에서 모든 교합관련근(때에 따라 경부 후방의 사각근이나 승모근까지를 포함함)을 완벽하게 스트레치해 근육의 긴장을 해소할 수 있으면, 그것만으로 안전한 상·하악의 위치 관계를 기록할 수 있을 것이다. '최대 개구·최속 폐구'를 항상 염두에 두고, 치열이나 치조제의 국소적인 소견에 사로잡히지 않고 뒤틀린 곳을 찾아내, 각각의 상황에 맞춘 조정을 하는 것에 유의하는 것이 중요할 것이다.

교합을 'top'으로 한 top down treatment

'치료 목표로 하는 교합을 달성하기 위해서는, 이런 치아의 모양이 필요하다'라는 top down treatment의 개념으로 provisional의 치관 형태를 조정해 갑니다.

임플란트를 전제로 했을 때, 제작해야 하는 치관(보철물)과 치조제·치은의 관계성 등에 대해서 엄격하게 파고들 필요가 있습니다. 그것을 직접 확인하면서 진단하기 위해, 순측에 의치상이 없는(그래도 떨어지지 않음) 오버레이 타입의 의치를 사용합니다. 진료 견학에서는 치경부에 약간의 즉시 중합 레진을 올리거나 깎거나 해서, 조정에 상당한 시간을 들이는 것을 볼 수 있었습니다. 그리고 하악위와 치아의 형태를 '집요하다'라고 표현해도 좋을 만큼 충분히 음미한 결과, 치열의 이상적인 치열궁 형태를 실현하는 데 필요한 치조제의 모습이 역산으로 결정됩니다. 나아가 필요한 치조제 형성을 위한 GBR 등 재생 요법의 계획이 결정됩니다.

임플란트의 provisional

자연치 치근과는 형태와 굵기가 다른 임플란트에 '자연치라고 착각하게 만드는 보철'을 설계하려 할 때는, 지대주 접합부에서 연조직 관통부의 설계와 거기에 동반한 주위 연조직의 조정이 매우 중요합니다.

Shimokawa 선생님의 임상에서는, 하악위와 치조제에서 추측되는 '그 치아가 원래 있어야 하는 위치'의 재현이 중요합니다. 이상적인 위치에 임플란트를 식립하기 위해, 교합으로부터 역산해 필요한 재생 요법과 식립 등 사전의 조건을 만들기 위해 큰 수고가 필요합니다. 그러나 임플란트에 '자연치라고 착각하게 만드는 보철'을 만들어 이른바 '심미와 기능의 통합'을 실현하려면, 이 순서를 밟는 것이 지름길이라고 생각합니다.

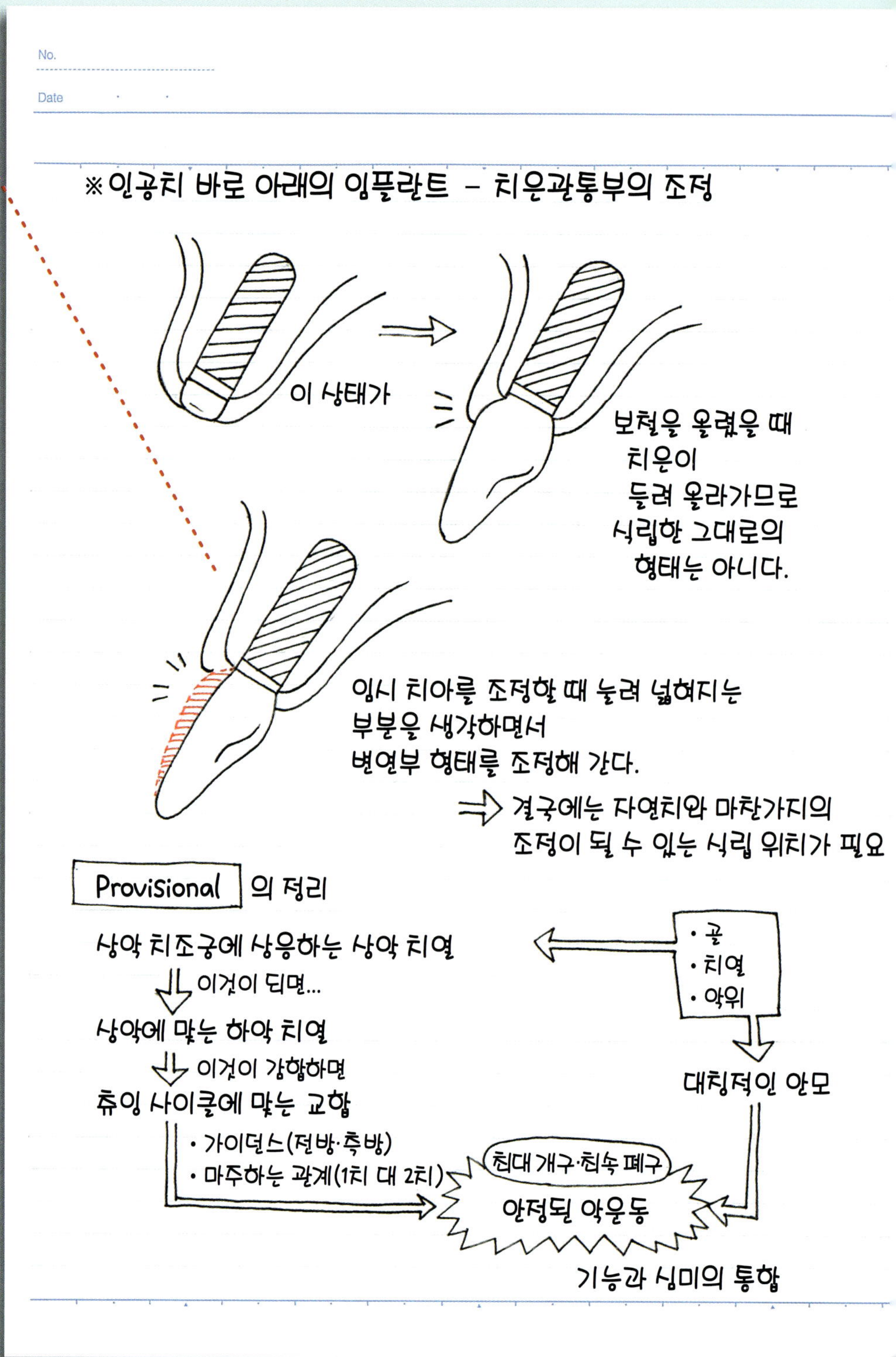

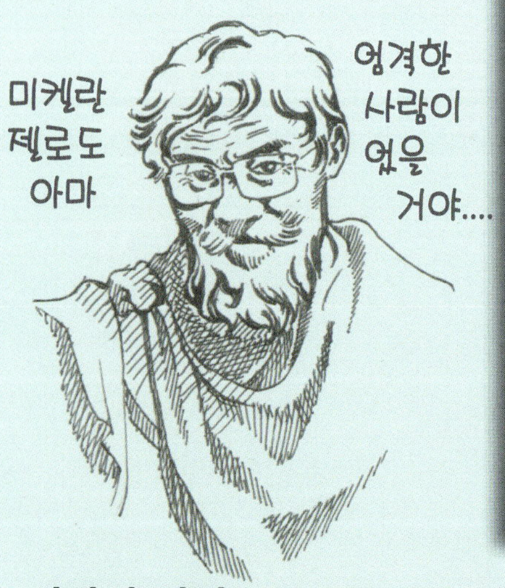

거장의 시점

'이미 한 덩어리의 대리석 안에 이미지가 들어있다. 조각가의 일은 그것을 발견하는 것'

'대리석 안에 천사가 보인다. 그리고 그를 자유롭게 해 줄 때까지 조각하는 것이다.'

미켈란젤로는 이렇게 말했다고 합니다.

'Shimokawa 선생님은 환자 속에 잠들어 있는 원래 올바른 교합의 모습을 깨우는 일을 하고 계신다.'라고 우리는 농담과는 거리가 먼 생각을 합니다.

언젠가는 그런 일을 해 보고 싶습니다.

여기서부터는 해부학적 구조에 대한 설명입니다

놀라운 증례에 압도되어 접형골의 이야기까지는 머리가 따라가지 않았으나, 우리는 상당히 나중에서야 이 접형골에 관한 이야기의 중요성을 눈치챘습니다…….

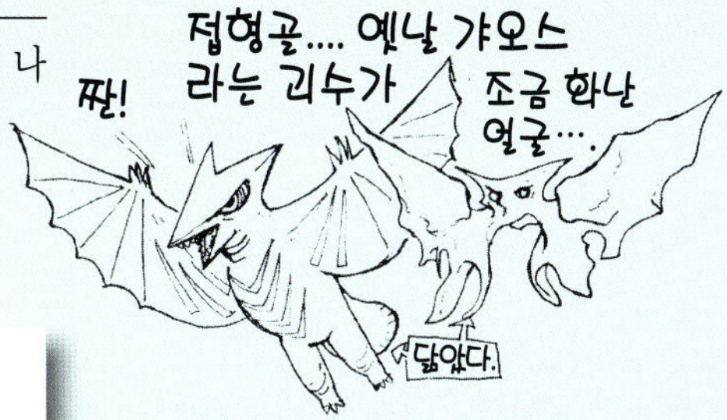

짠!
접형골.... 옛날 갸오스
라는 괴수가
조금 확난
얼굴….
닮았다.

접형골

두개저의 중심에 있어 두개 대부분의 뼈와 골봉합을 통해 연결되고, 안와저의 일부를 형성하는 뼈이다. 많은 뇌 신경의 경로로 정원공은 삼차신경 제2가지가 통과하고, 난원공은 삼차신경 제3가지가 통과한다.

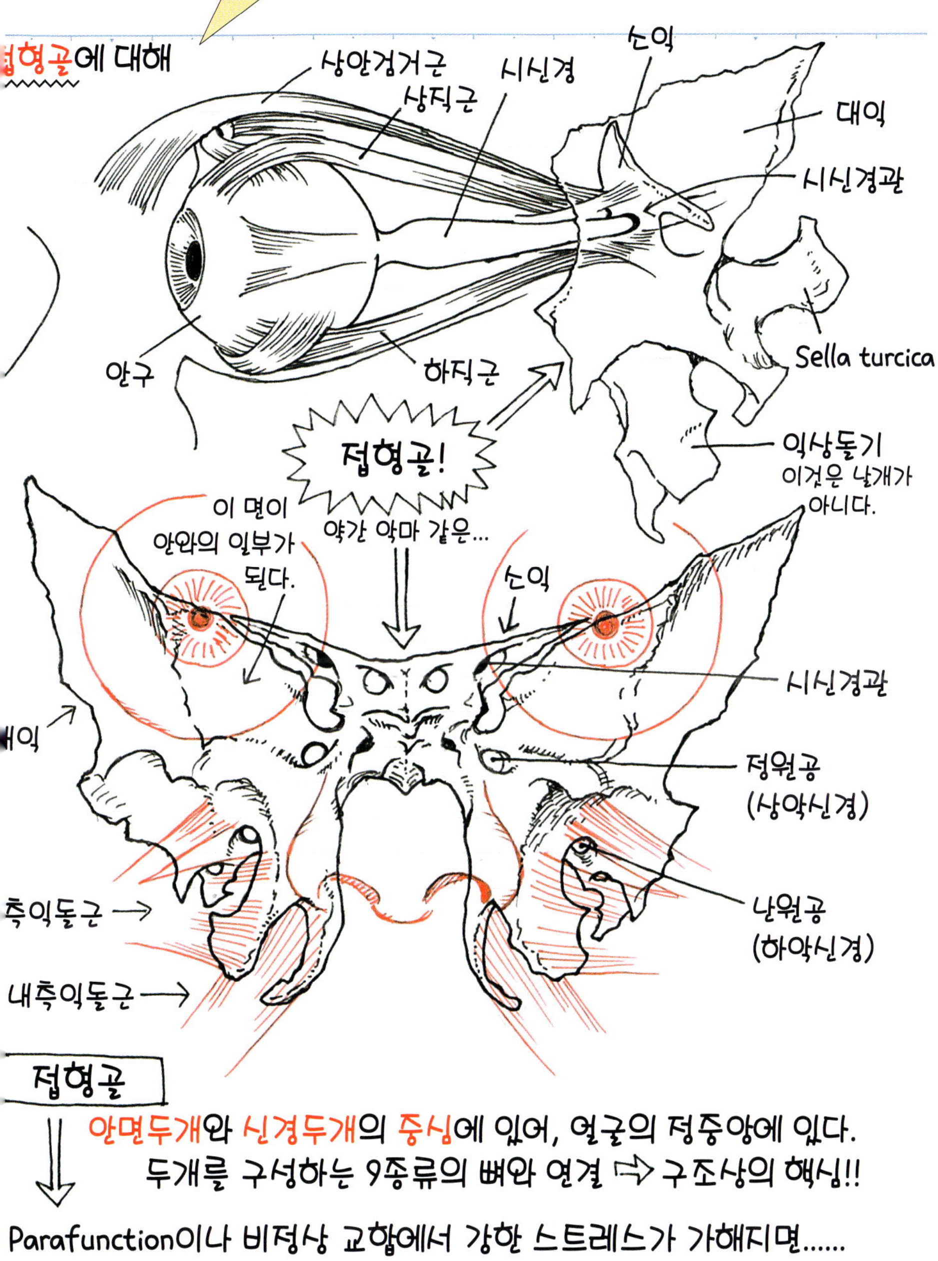

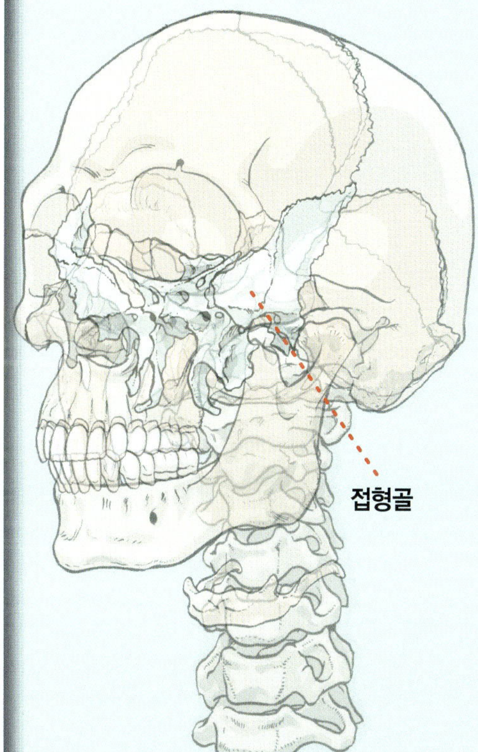

하악골과 설골은 설골상근에 의해 단단하게 연결되어 있습니다. 하악위의 변화는 설골위의 변화로서도 나타나는데, 측방 세팔로에서 확인할 수 있습니다. 한편 하악골과 접형골도 측두근, 내·외측익돌근에 의해 강하게 연결되어 있습니다. 이처럼 설골상근보다 훨씬 큰 근육으로 연결되므로, 하악골과 접형골의 위치는 서로 강한 영향을 주고받습니다. 다시 말해서 **하악위의 변화는 설골의 위치에 영향을 주는 것과 마찬가지로 접형골을 뒤틀리게 할 가능성도 있다**고 생각합니다.

Shimokawa 선생님의 강의에서는 치료 후에 안모의 좌·우 대칭성이 극적으로 개선된 증례를 볼 수 있습니다. 여기에는 접형골의 형태·위치의 개선이 크게 관여하고 있다는 것이 Shimokawa 선생님의 생각입니다. 해부학 이야기의 맨 처음에 접형골에 관한 설명이 있는 것을 봐도, 선생님의 눈높이를 가늠할 수 있습니다.

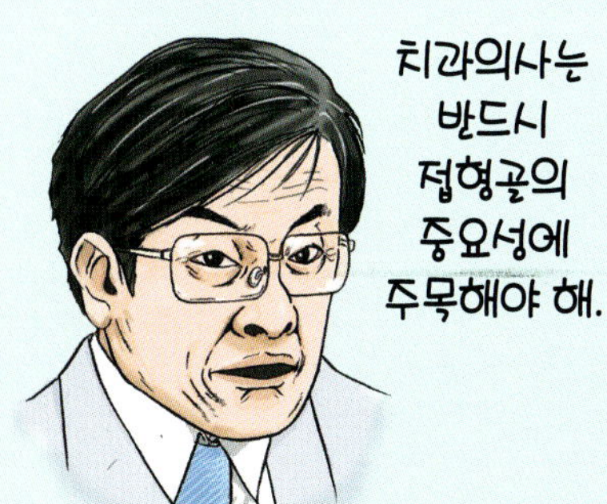

치과의사는
반드시
접형골의
중요성에
주목해야 해.

'교합관련근'에 대해

치열은 하악위 중에서 시작점·종말점을 결정하는 한 요소에 불과합니다. 악운동 전체를 포함한 하악위는 4대 저작근이나 설골근, 경부의 근육 등 하악위에 직·간접적으로 작용하는 교합관련근 활동의 균형으로 성립합니다. 치아끼리의 최대 접촉점이자 교합의 시작점·종말점인 교두감합위라고 해도, 그 위치에 수렴시키는 근육의 활동 없으면 성립되지 않습니다. 따라서 이 교합관련근들의 형태와 위치, 활동에 대해서는 정리할 필요가 있습니다.

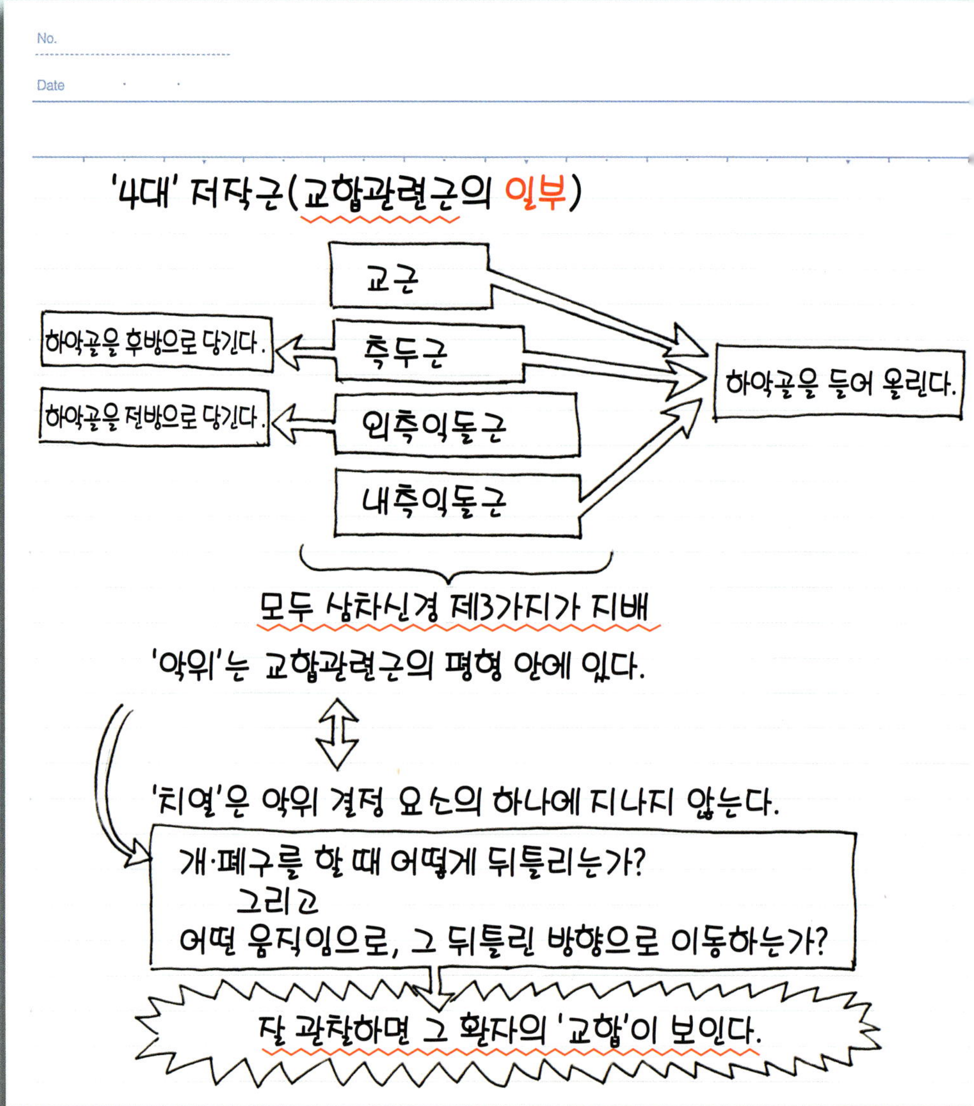

주요 교합관련근의 종류와 기능 – 교합에 관여하는 근육은 4대 저작근만이 아니다

하악에 직접 부착하는 근육

교근: 삼차신경 제3가지의 지배를 받는다. 하악골을 위로 올린다.

측두근: 삼차신경 제3가지의 지배를 받는다. 하악골을 위로 올리는 것 외에, 하악골을 후방으로 이동시킬 수 있다.

외측익돌근: 삼차신경 제3가지의 지배를 받는다. 하악을 전방 혹은 측방으로 움직이는 기능을 담당한다. 상부의 작은 상두와 하부의 큰 하두로 나뉘어 있다.

내측익돌근: 삼차신경 제3가지의 지배를 받는다. 하악골을 위로 올린다.

악이복근: 전복은 설골을 전상방으로 거상하고 후복은 후상방으로 거상하는데, 설골이 고정되어 있을 때는 하악골을 후하방으로 당기는 작용을 한다. 전복은 삼차신경의 지배를 받고, 후복은 안면신경의 지배를 받는다.

이설골근: 설골을 전방으로 거상하는데, 설골이 고정되어 있을 때는 하악골을 후하방으로 당기는 작용을 한다. 설하신경의 지배를 받는다.

악설골근: 설골을 약간 전방으로 거상하는데, 설골이 고정되어 있을 때는 하악골을 후방으로 당기는 작용을 한다. 삼차신경 제3가지(악설골근신경)의 지배를 받는다.

폐구근: 교근, 측두근, 외측익돌근(상두), 내측익돌근
개구근: 악설골근, 이설골근, 악이복근, 외측익돌근(하두)

하악에 직접 부착하지 않지만, 악운동에 관여한다고 생각되는 근육

설골하근(견갑설골근, 흉골설골근 등), 전·중·후 사각근, 흉쇄유돌근, 승모근 등

하악골에 직접 부착해 하악골의 움직임을 제어하는 주요 근육

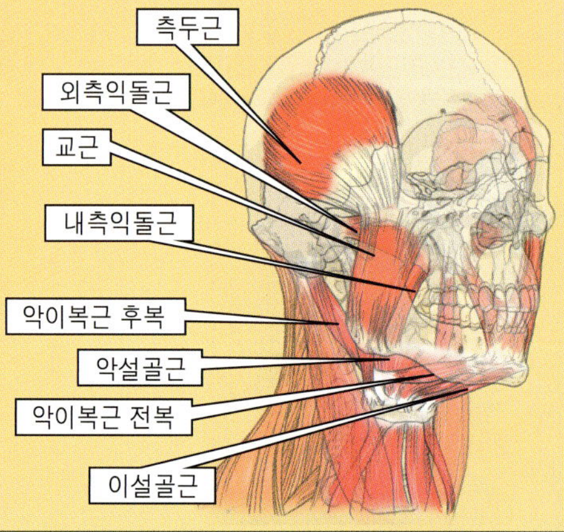

주동근과 길항근

근육에 의한 조직의 움직임은, 목적하는 움직임을 하는 근육(주동근)과 그 반대 작용을 하는 근육(길항근)이 한 쌍이 되어, 둘 사이의 평형으로 이루어집니다.

보통은 주동근이 수축할 때 길항근은 이완합니다. 이것과는 반대로 '동시 수축'이라고 해서, 주동근의 운동의 속도나 힘에 따라 그것들을 조정하기 위해 길항근이 동시에 수축할 때도 있습니다.

길항근은 주동근의 움직임에 추종해, 상황에 맞추어 임기응변의 조정 밸브로서의 역할을 완수합니다.

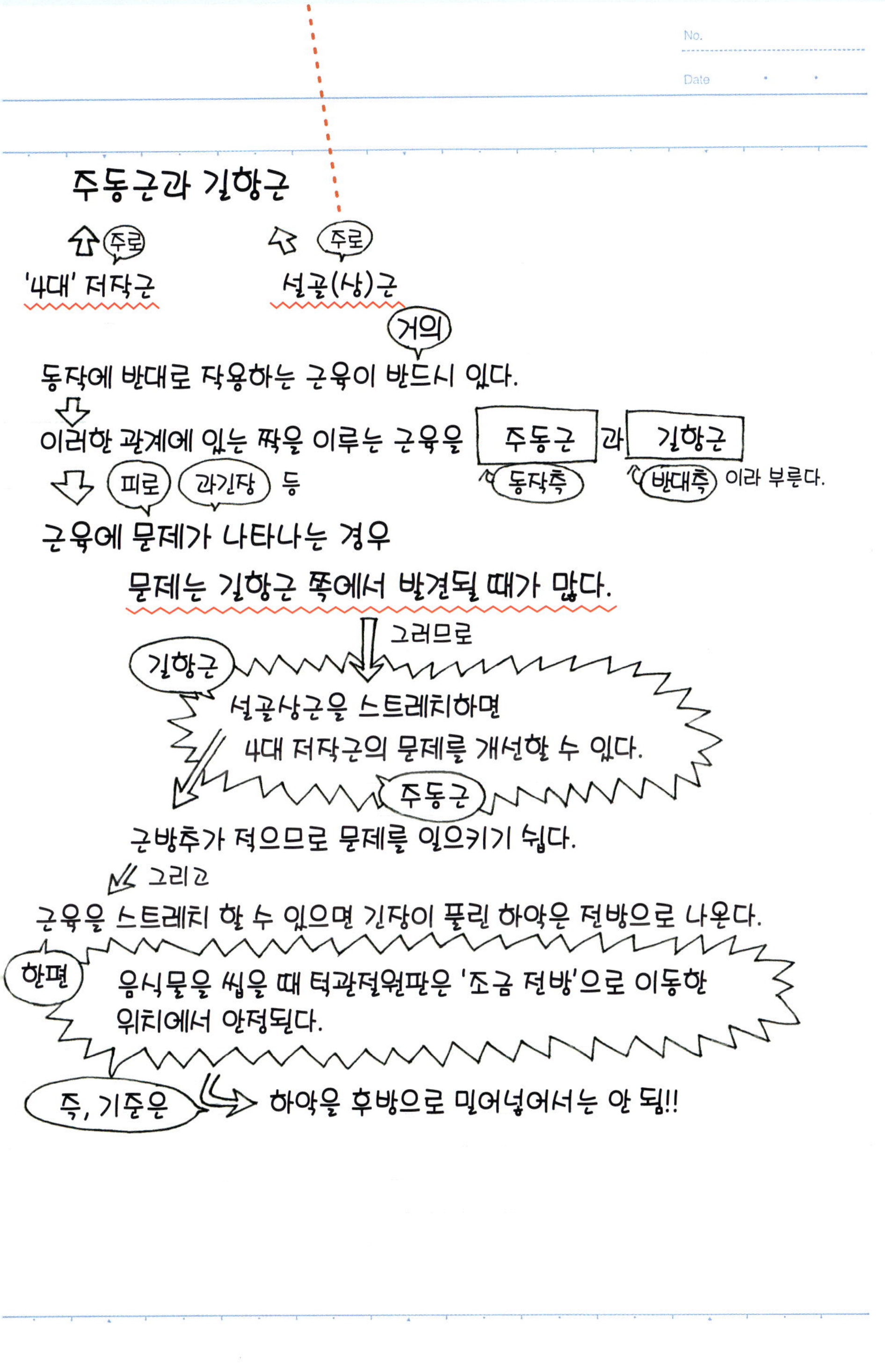

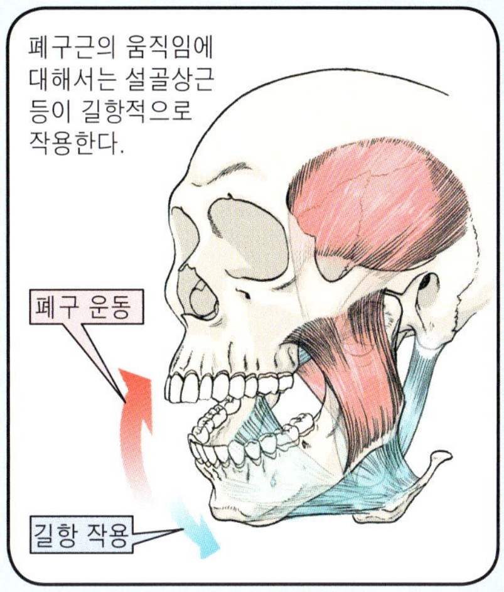

악이복근 후복의 근·근막 트리거 포인트 압박 스트레치법에 대해

하악골의 이동 방향은 각 근육의 운동 벡터 총합으로 정해집니다. 그 중에서 하악위를 후상방으로 움직이는 근육이 악이복근 후복입니다. 하악이 후상방으로 밀어 넣어지면 하악 과두와 관절와의 거리가 줄어들어, 관절 원판 등 관절와 내 연조직의 압박이나 변형, 전위가 일어납니다.

턱관절 구조 내의 이런 문제는 턱관절의 기능 부전으로 이어져 개구 장애 등의 운동 장애를 일으킵니다. 적절한 하악위를 구할 때 전제가 되는 것이 턱관절 구조의 건전화입니다. 개구 운동을 할 때 적어도 하악과두가 관절와로부터 정상적으로 움직일 수 있는 상태로 만들 필요가 있습니다.

근·근막 트리거 포인트 압박 스트레치법을 할 때, 악운동의 주동근인 4대 저작근이 아니라 악이복근 후복의 스트레치를 먼저 시행하는 경우가 많은데, 이유는 ① 작은 근육이므로, 긴장하기 쉬워서(뭉치기 쉬움) 그 긴장을 푸는 것, ② 하악에 대한 후상방의 견인력을 직접 줄여, 하악의 위치를 전하방으로 해방하기 쉽게 하는 것, ③ 주로 폐구 운동인 저작근의 움직임에 대한 길항근의 긴장을 완화해, 운동 전체의 조화를 도모하기 쉽게 하는 것의 세 가지 목적이 있다고 생각합니다.

예: 팔을 굽힐 때

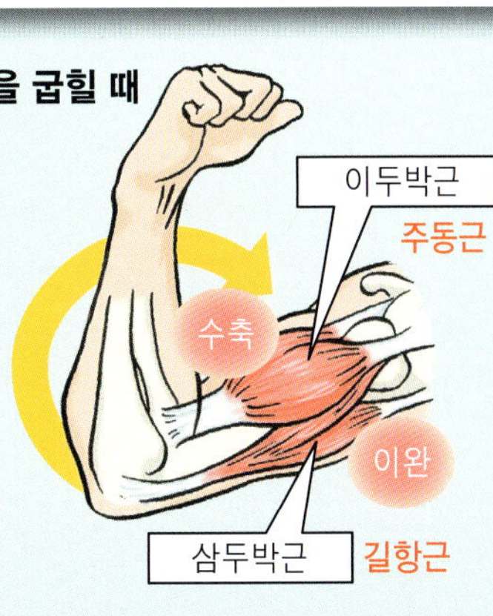

교합을 '혀를 중심으로 한 기구'로서 파악하는 관점을 가진다

하악안정위에서 혀의 위치에 대해서는 앞에서 설명했습니다. 혀는 상·하 치열의 위치 관계, 다시 말해서 상·하악골의 위치 관계를 결정하는 중요한 요소입니다.

혀 위쪽의 구조를 보면, 하악안정위를 취할 때에 혀가 접촉하는 상악골은 안면두개의 최전방에 위치하고, 안면두개는 접형골을 사이에 두고 신경두개의 구조에 크게 영향을 미칩니다. 신경두개 아래에는 경추가 연이어 있습니다.

아래쪽 구조를 보면, 혀 위치는 하악위뿐만 아니라 설골위의 결정 요소가 됩니다. 설골은 설골하근에 의해 흉골, 쇄골과 연결될 뿐만 아니라, 위치 관계에서도 경추와 깊은 관련성을 가지고 있습니다. 경추의 형태는 두위의 최대 결정 요소입니다.

다시 말해서 혀 위치·하악위·두위는 밀접하게 서로 관계하는 일련의 기구라고 생각할 수 있고, 결과적으로 '좋은 혀'를 끌어낼 수 있으면 더 좋은 하악위, 더 좋은 두위를 실현할 수 있는 진단 재료가 될 수 있습니다.

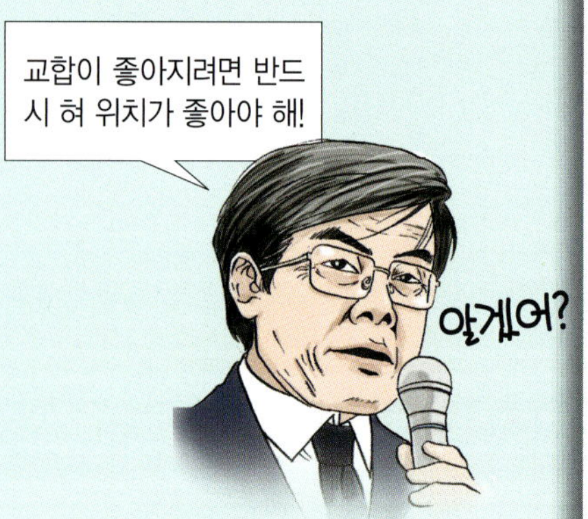
교합이 좋아지려면 반드시 혀 위치가 좋아야 해!
알겠어?

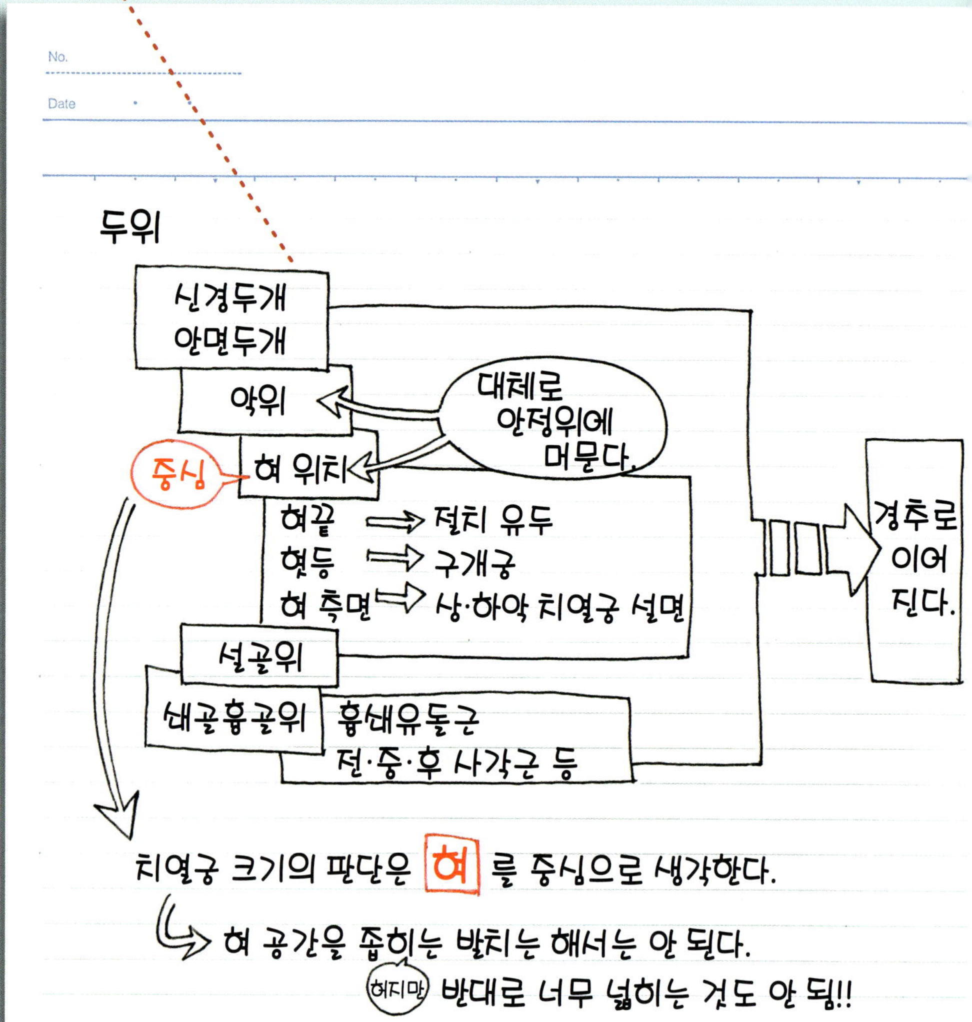

하악안정위에서 혀 위치와 두위의 상관관계

근접하는 조직끼리는 형태적 상관관계에 있다.

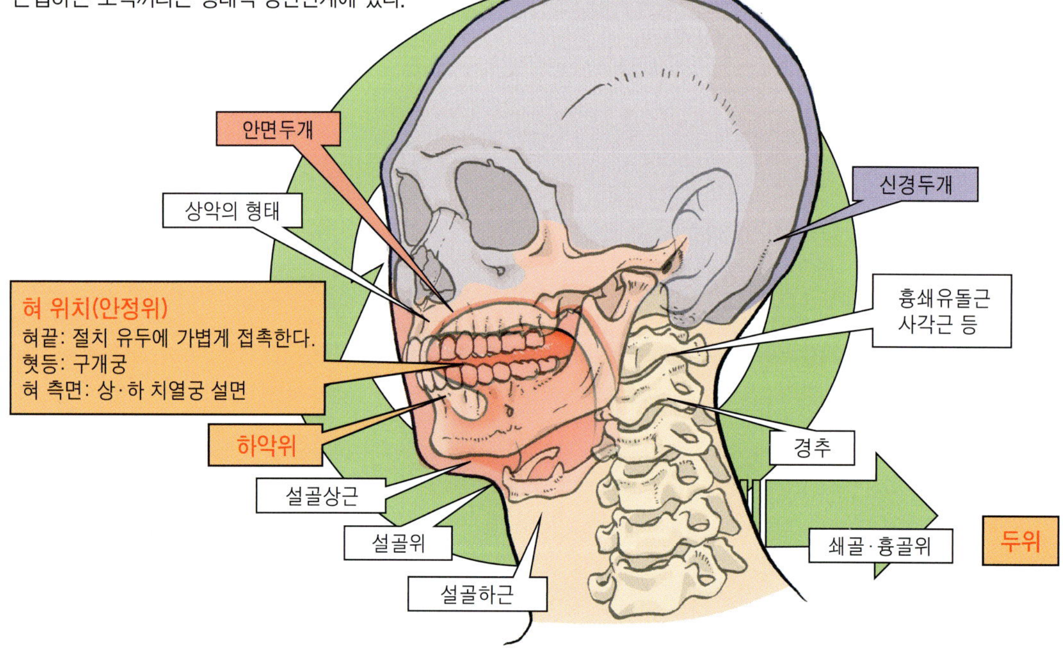

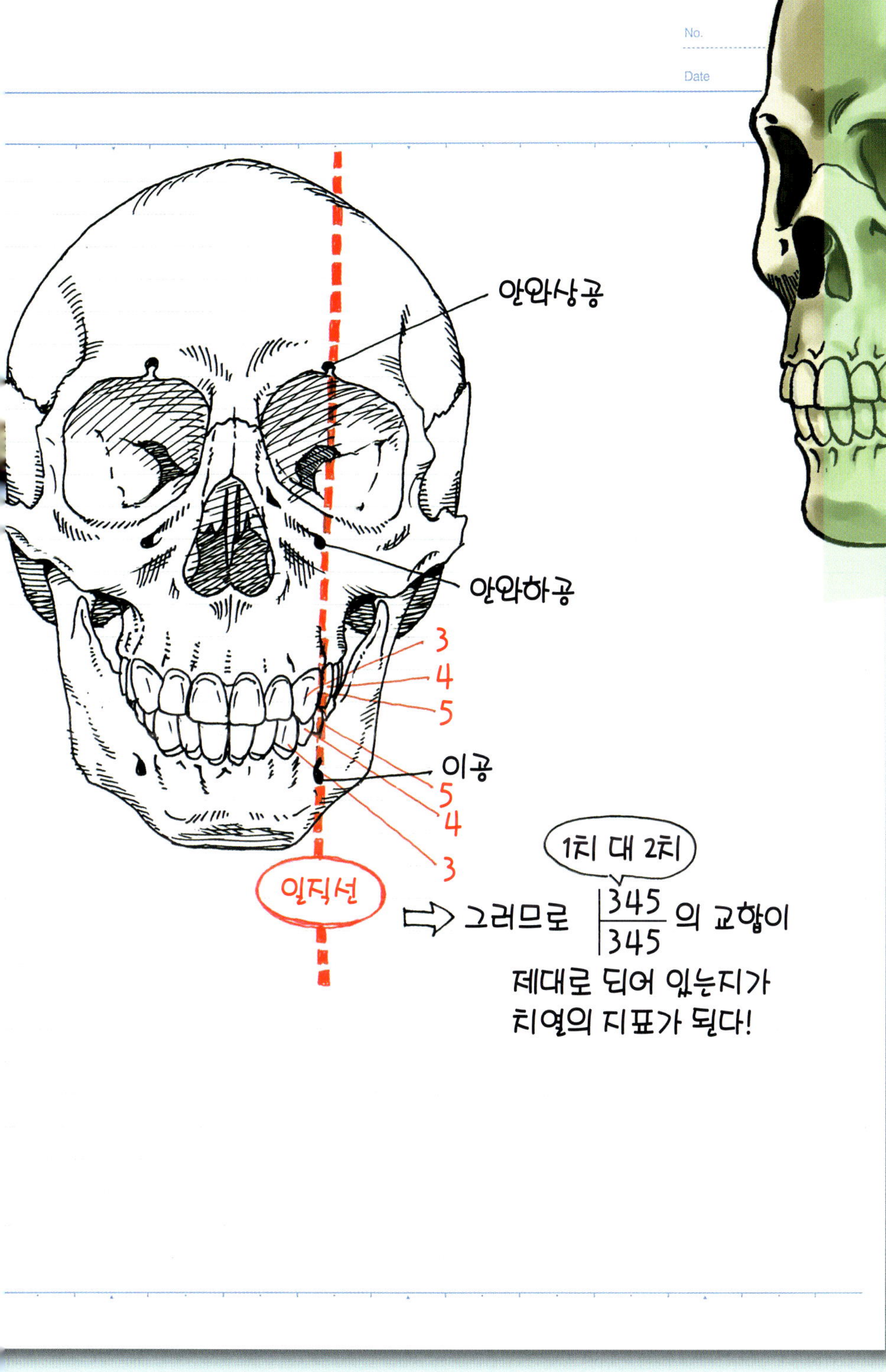

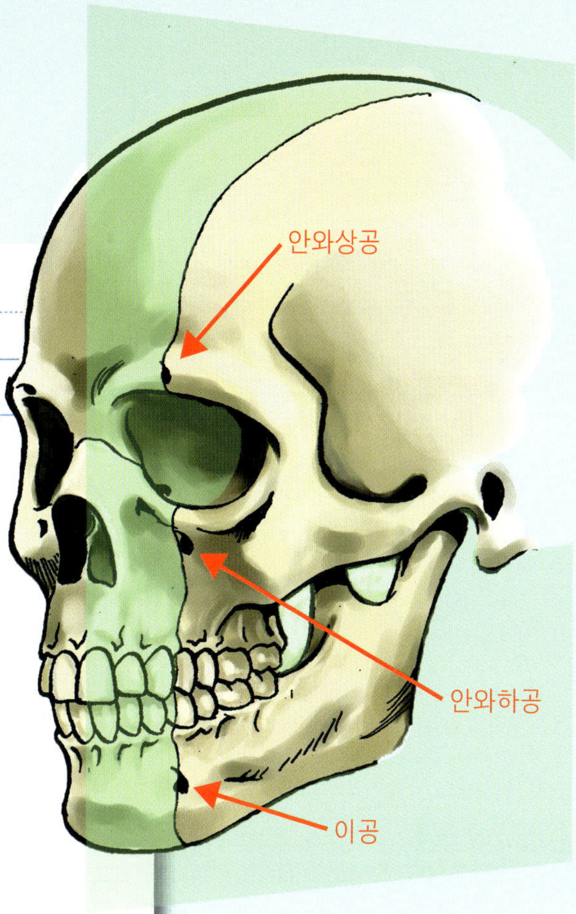

견치·소구치 부위가 I급 관계인 이유

지금까지 서술한 것처럼 Shimokawa 선생님이 말씀하시는 '교합이 좋다'라는 상태는, 단지 상·하 치아가 깔끔하게 물리는 것뿐만 아니라 혀 위치, 하악위, 두위(안면두개위, 신경두개위) 자체가 양호한 상태를 가리킵니다.

그런데 삼차신경의 출구인 안와상공·안와하공은 신경두개에 있고, 이공은 안면두개에 있습니다. 신경두개와 안면두개 전체의 구조가 정상이면 하악위도 정상이 됩니다. 이때 해부학적으로 안와상공·안와하공과 이공은 동일 평면·일직선상에 있다고 합니다. 또한 안와상공·안와하공은 상악 견치·제1소구치의 바로 위에 있고, 이공은 하악 제1·2소구치의 바로 아래에 있습니다. 다시 말해서 상·하악골이 올바르게 마주하고 치아가 골격에 대해 제대로 반듯하게 식립되어 있으면, 상악 견치·소구치와 하악 견치·소구치가 마주하는 관계는 I급 관계가 되고, 1치 대 2치 관계가 됩니다. 그리고 여기에서 측방 운동을 하면, 작업측 치아끼리는 견치 근심을 가이드로 하는 모습으로 활주하게 됩니다.

1치 대 2치의 '견치 근심 가이드'란 교합이 전체적으로 적절한 악위를 달성한 증거입니다.

해부의 정리

두개를 구성하는 골격

두개골: 사람 성인의 두개골은 보통 28개의 뼈로 구성된다. 하악을 제외한 두개의 골격은 모두 봉합으로 연결되어 있다. 신경두개와 안면두개로 크게 나뉘어, 신경두개는 뇌와 연수를 둘러싸는 뼈의 뇌활(fornix)을 형성하고, 안면두개는 얼굴을 지지하는 골격을 형성한다. 후두를 지지하는 설골은 다른 뼈와 연결되지 않으므로, 안면두개의 일부를 형성하지만 보통 두개골의 일부로서는 간주하지 않는다.

신경두개: 전두골, 두정골, 측두골, 후두골, 사골

안면두개: 하악골, 상악골, 구개골, 협골, 비골, 누골, 서골, 하비갑개, 설골, 이소골, 추골, 침골, 등골

※ Shimokawa 선생님의 임상에서는, **접형골은 신경두개와 안면두개 모두에 걸치는 뼈**라고 해석합니다.

교합을 생각할 때, 전방에서는 상악골과 하악골에 맹출한 치아가 감합하지만, 후방에서는 **접형골·하악골·설골**이 저작근에 의해 강하게 연결되어 있습니다. 하악위의 결정에는, 치아의 교두감합위뿐만 아니라 혀를 포함한 교합관련근의 평형도 큰 영향을 미칩니다.

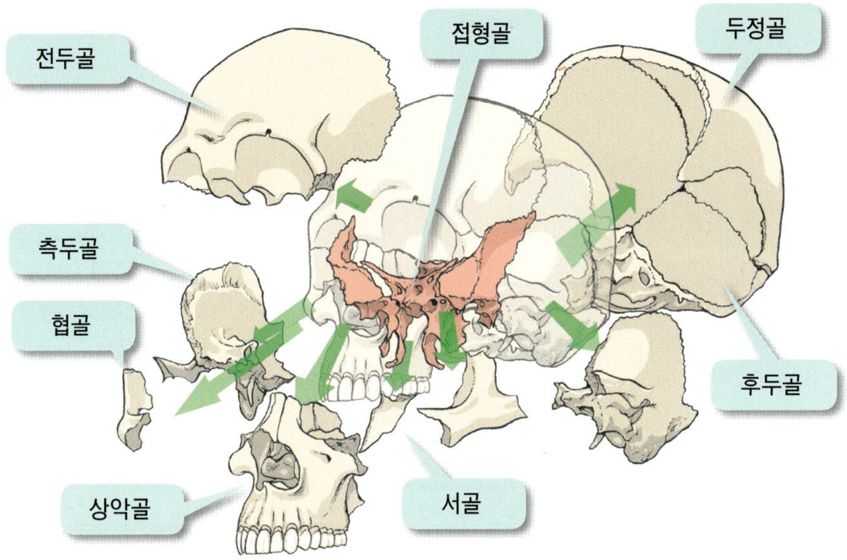

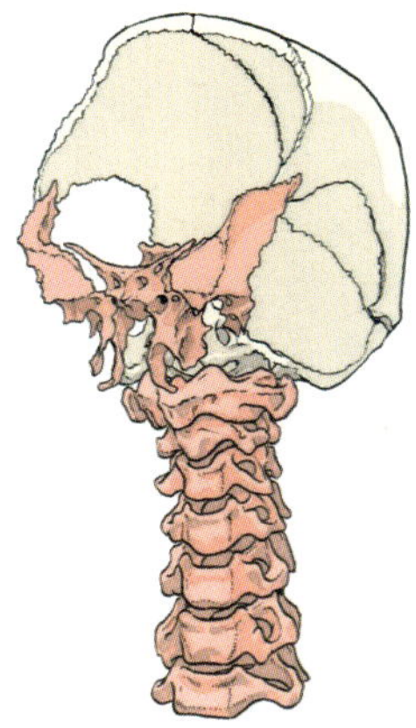

신경두개저의 일부를 이루고 신경계의 경로이기 때문에, 경추와 어느 정도의 연속성을 가진 형태를 이룬다.

접형골은 하나의 몸체와 3개의 쌍을 이룬 돌기(대익, 소익, 익상돌기)로 이루어집니다. 후방은 후두골 기저부의 전방에 있고, 전방은 비강으로 이어집니다. 내부는 부비강의 하나인 접형골동이 차지하고 있습니다. 두개골을 구성하는 뼈 중 9종류 14개의 뼈와 연결해, 두개골의 물리 구조상의 중심적인 위치를 차지할 뿐만 아니라 정원공, 난원공 등은 신경 섬유의 경로이고, 위에서 설명한 바와 같이 많은 근육에 의해 하악골과 연결되어 저작근의 기시로서 악운동에서도 중요한 역할을 담당합니다.

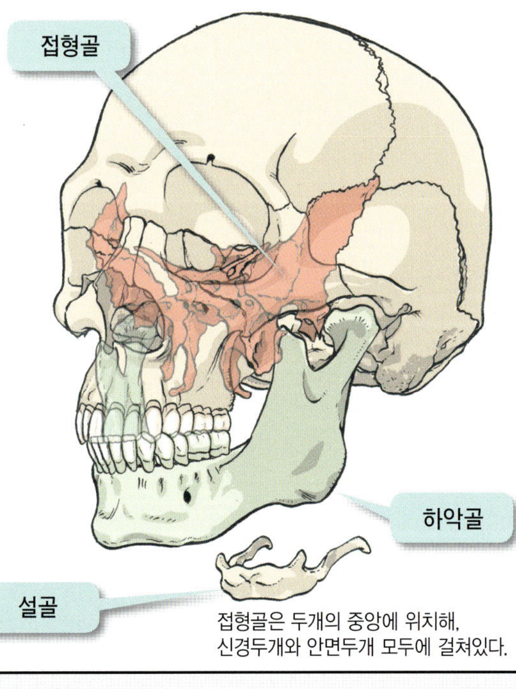

접형골은 두개의 중앙에 위치해, 신경두개와 안면두개 모두에 걸쳐있다.

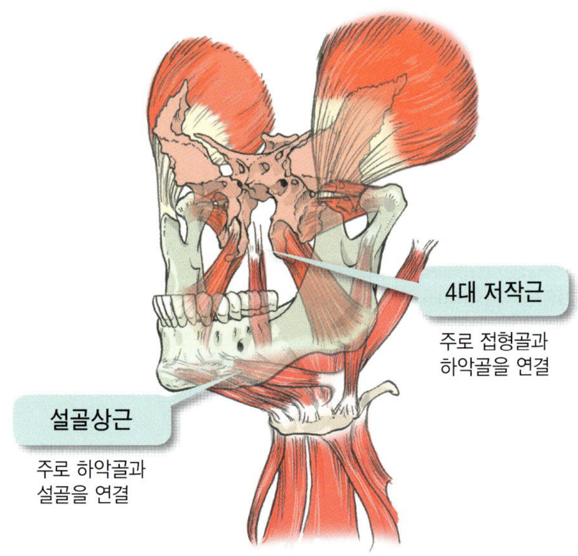

교합관련근은 접형골·하악골·설골을 강하게 연결한다.

안모 주위 근육의 주행과 지배 신경

저작근: 하악골의 운동(주로 저작운동)에 관련하는 근육의 총칭. 4대 저작근으로 교근, 측두근, 외측익돌근, 내측익돌근의 4종류를 들 수 있지만, 저작 기능을 중심으로 분류하면 개구 운동에 관련된 근육으로 악이복근, 이설골근, 악설골근이 있으므로 이 3종류의 근육 포함하여 저작근이라 부르는 일도 있다.
폐구근: 교근, 측두근, 외측익돌근(상두), 내측익돌근
개구근: 악설골근, 이설골근, 악이복근, 외측익돌근(하두)

하악 운동에 관계되는 주요 근육과 신경 지배

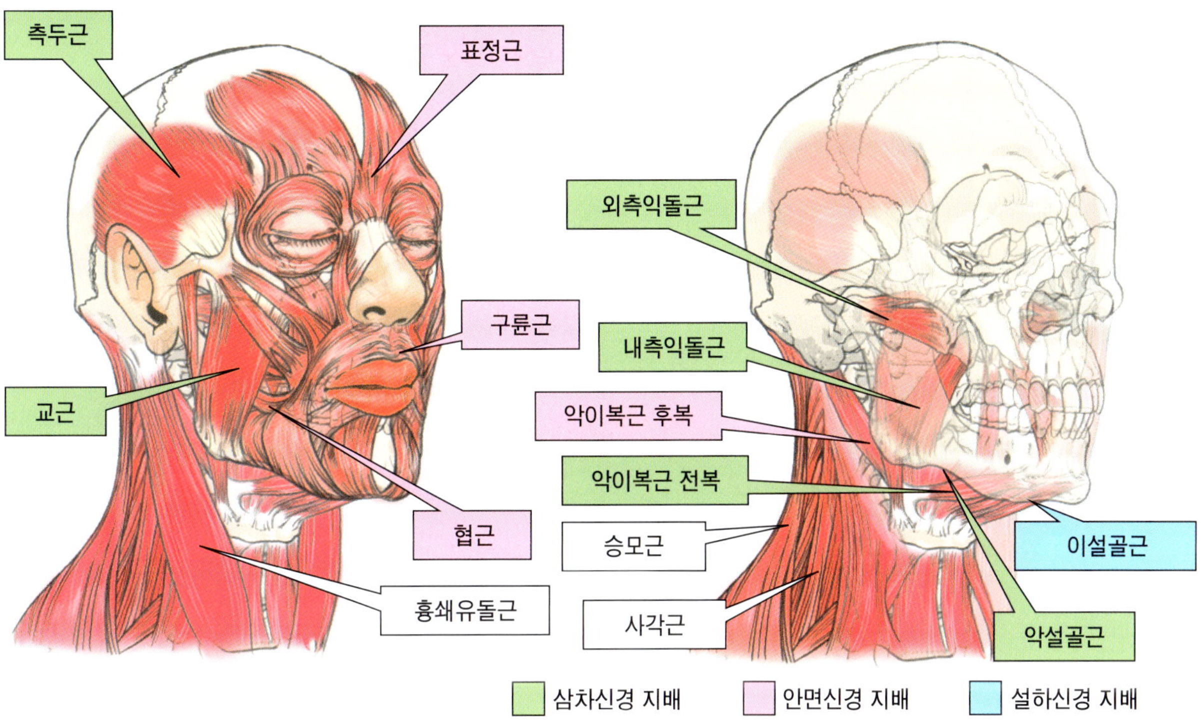

하악골을 움직이는 하악 운동은 **삼차신경**이 지배하는 근육에 의한 것이지만, 저작 운동을 할 때는 구강 내에 있는 음식물 덩어리를 이동시키기 위해 혀나 뺨 점막도 연동해 움직입니다. 이 때문에 **설하신경**(혀의 운동신경)이나 **안면신경**의 작용도 악운동과는 떼려야 뗄 수 없습니다. 또한 저작은 반드시 연하와 연동한 운동이 되는데, 그때에는 **미주신경**이 주요 운동신경으로서 작용한다는 사실도 기억하는 것이 좋습니다. 다시 말해서, 악운동은 삼차신경을 중심으로 한 다양한 신경계의 복잡한 연계로 조성되는 것이고, 각 신경의 지배 영역에 형태적·구조적 문제가 있으면 그것을 서로 보상하려는 작용이 운동의 원활하지 못한 움직임으로서 나타난다고 생각합니다.

교합에서 접형골의 중요성

여기까지의 이야기를 종합하면, 악운동은 복수의 근육과 그것을 지배하는 신경계의 연계로 조성되는데, 두개 내에서 연계의 요점 역할을 완수하는 것이 접형골이라고 할 수 있습니다.

접형골은 내측익돌근과 외측익돌근에 의해 하악이 있는 쪽으로 견인됩니다. 하악위가 변화하면, 하악이 가하는 견인력이 접형골에 영향을 미치는 것으로 예상할 수 있습니다.

Shimokawa 선생님의 임상에서 '교합치료의 목표로서 안모의 변화'를 언급하는 것은, 교합치료를 통해 접형골을 중심으로 하는 두개 자체의 구조가 적절해질 가능성(그리고 실제의 결과)에 대한 것입니다.

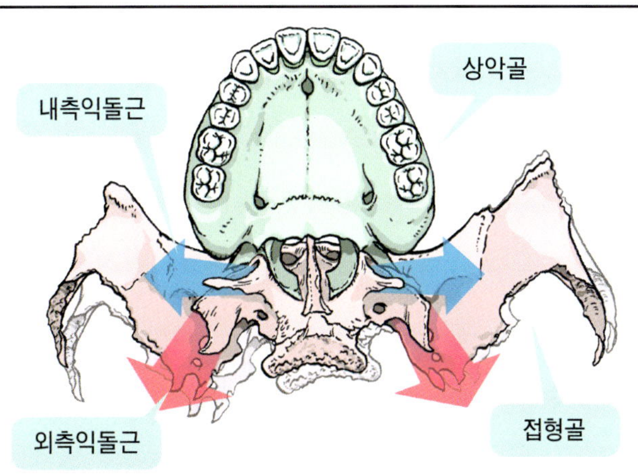

하악 편위에 의한 견인력으로 접형골은 뒤틀릴 가능성이 있다.

'돌아가면 자신의 증례 사진을 보고 복습(반성)하자'
(제4회에 계속)

후반전–보철편 시작!

이제부터 세미나는 후반전에 들어갑니다.

제3회까지는 교합을 적절한 상태로 이끌기 위한 스플린트와 provisional의 조정에 대한 설명이었습니다. 이제부터는 '국소의치', '자석 의치', '총의치', '임플란트 보철'에 대한 강의입니다.

결손이 있는 교합은, 전치부터 구치까지 모두 갖추어진 치열보다 한층 더 복잡한 문제를 안고 있습니다. 각 결손 보철의 설명에 더해, 교합론에 대해서도 한층 더 깊은 논리적이고 이론적인 뒷받침에 관해 설명합니다.

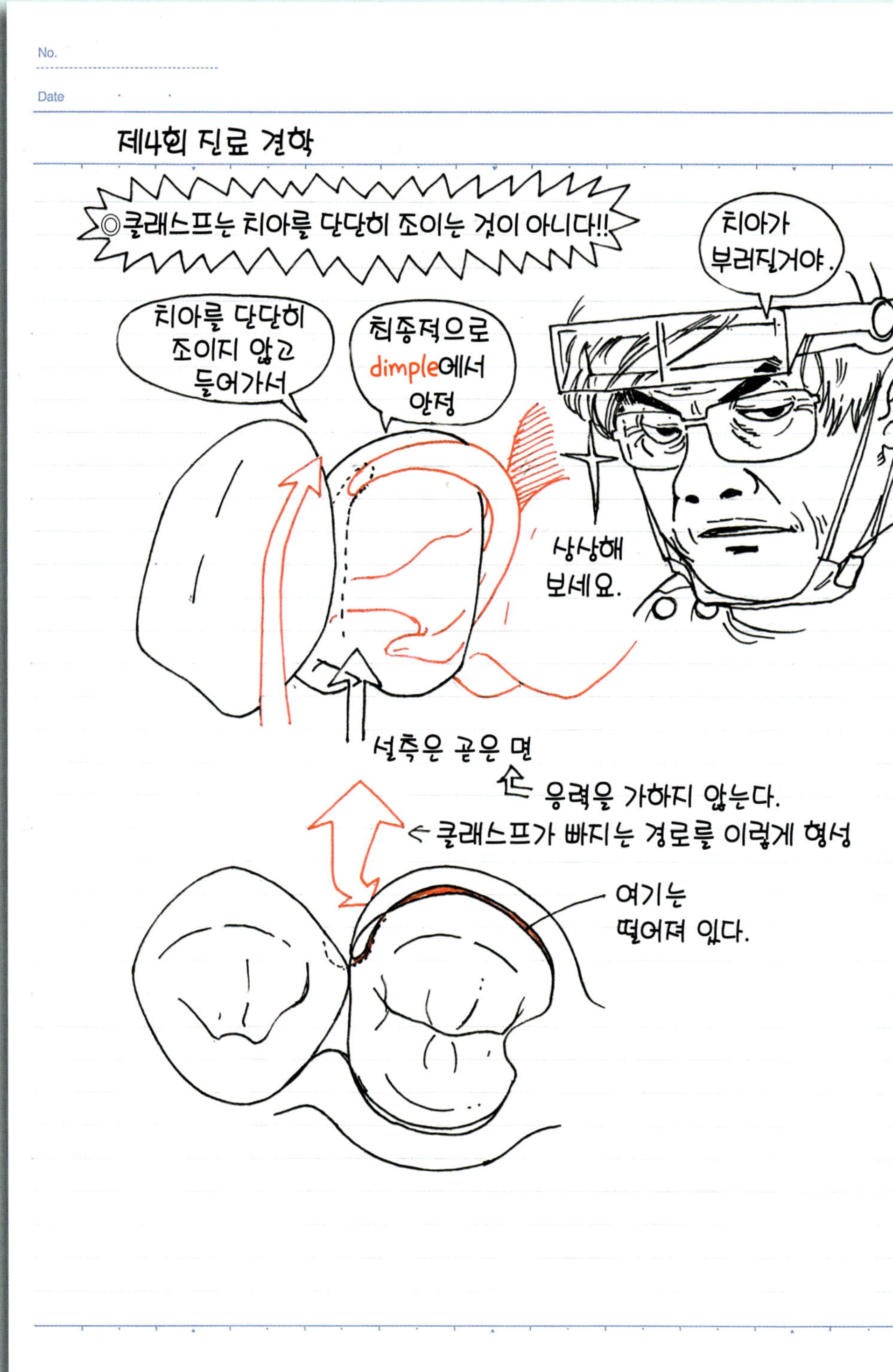

클래스프의 설계에 대해

일반적으로 클래스프의 구비 조건은 다음의 세 가지로 알려져 있습니다.

지지 기능: 의치를 침하시키는 교합력에 저항하는 작용

파지 기능: 의치가 좌·우로 흔들리는 수평력에 저항하는 작용

유지 기능: 의치를 떠오르게 하는 이탈력에 저항하는 작용

이러한 기능을 실현하기 위해 clasped tooth의 언더컷량에 맞추어 '치아에 대해 가능하면 적합이 좋은 클래스프'를 설계하는 것이, 국소의치에서 중요한 사항입니다. 의치의 정밀도를 올리려면, 유도면(guide plane)의 형성, 보철물의 해부학적 groove 구조와 cingulum rest, 각종 어태치먼트 장치의 제작 등 '의치의 유지장치가 얼마나 치아와 확실히 고정될 것인지'에 눈이 가기 쉽습니다.

이번 강의에서는 그 생각에 함정이 있다는 것을 배웠습니다.

Shimokawa 선생님 추천 클래스프의 설계 ①: 협측 retentive arm

클래스프의 주요 요건은 '탈락하지 않는 것'.

Shimokawa 선생님의 국소의치에 관한 생각에서, 클래스프 설계의 요점은 하나입니다.

간단하게 말하면 clasped tooth의 협측에 dimple이 있어서 거기에 retentive arm 끝이 들어가는 것으로, 기본적으로는 '이탈하는 방향에 저항하는 만큼' 다시 말해서 '유지력'에만 특화된 클래스프를 설계합니다.

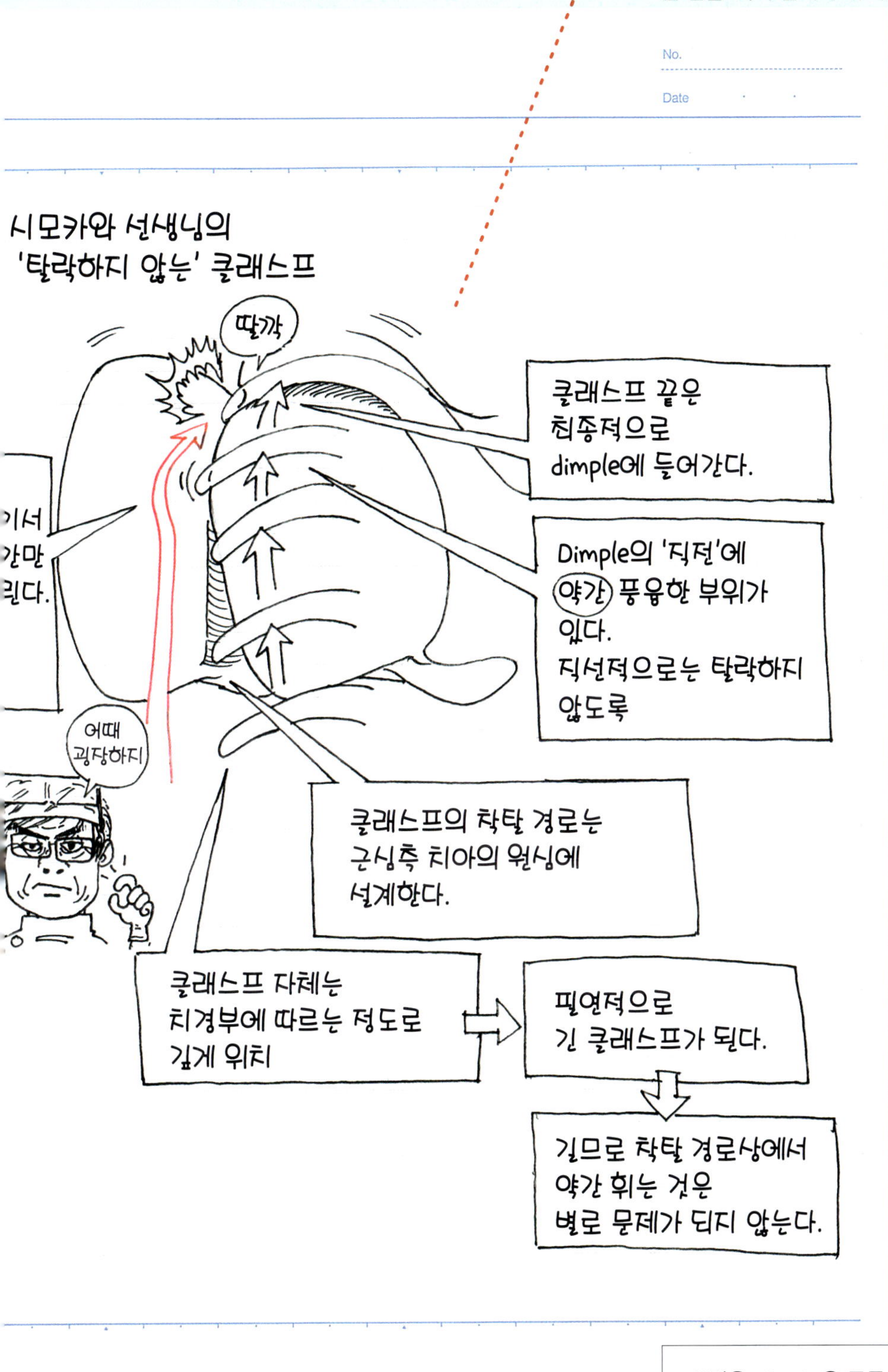

협측의 retentive arm은 clasped tooth의 협측 풍융을 넘어가도록 느슨하게 설계합니다. 그리고 clasped tooth에 설정된 언더컷에 retentive arm 끝만 접촉합니다(그 때문에 보통의 디자인보다 약간 길어짐). Retentive arm의 내면은 치아에 접촉하지 않습니다. 또한 clasped tooth 협측의 인접치 사이에는 곡선적인 groove를 설정합니다. 클래스프의 끝은 이 groove를 따라 dimple에 들어가도록 설계합니다. 그렇게 하면 의치의 착탈 방향은 곡선을 그리게 되어, 간단하게는 이탈하지 않습니다.

요점은, dimple은 물론 착탈 경로의 곡선도 너무 극단적으로 형성하지 않는 것. 깊은 언더컷으로 유지를 얻으려고 생각하지 말도록.

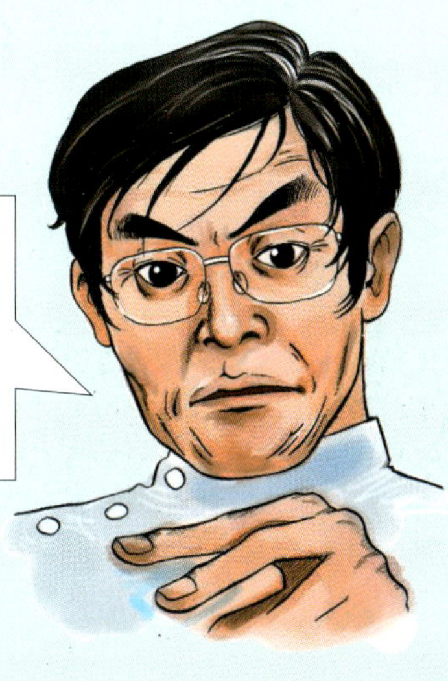

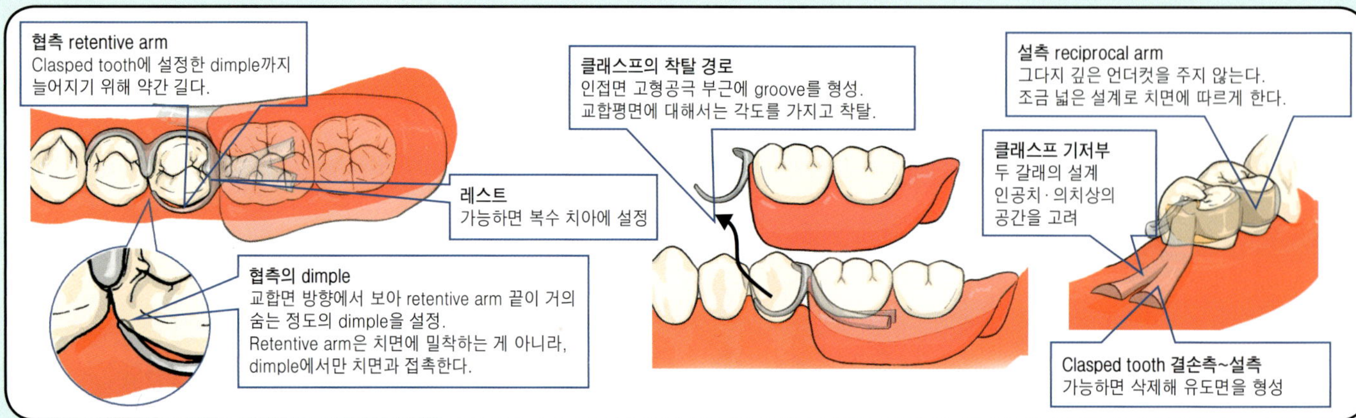

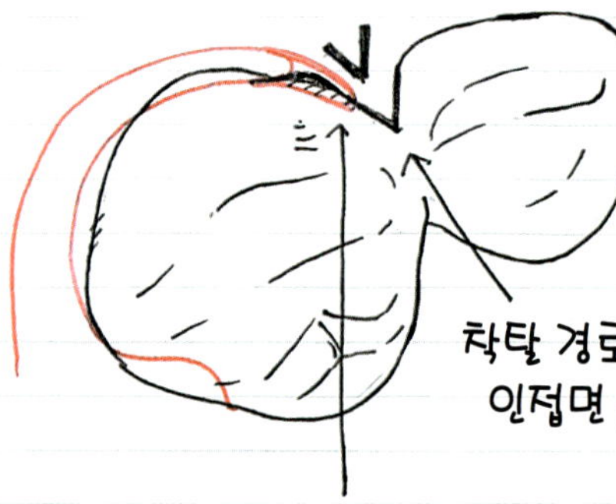

모형에서 보면 형태는 그렇게 극단적이지 않다.

착탈 경로가 되는 인접면 groove는 약간 깊어 보이는 정도

Dimple 직전의 풍융한 부위도 그렇게까지 튀어나와 있지 않다.

◎적절한 교합을 부여하면 하악은 생각한 것보다 앞으로 나온다.

⇨ 악운동이 최종적으로 수렴하는 위치를 찾아서 거기에서 교합이 될 때까지는

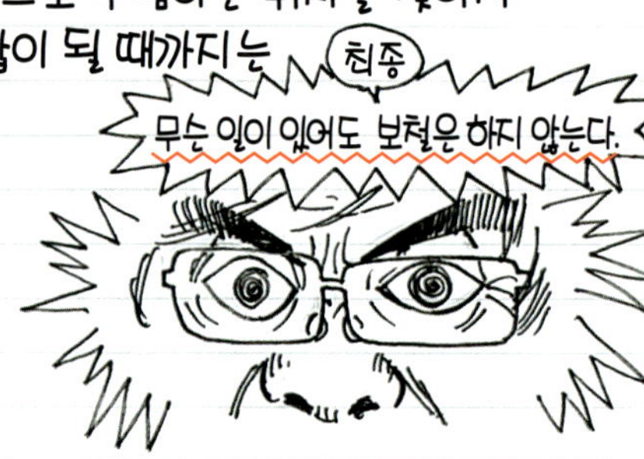

스마일라인 립라인은 근육의 상태에 따라 변화한다.

⇩

치아 형태나 각도·길이는 치과의사 센스의 문제
얼마나 끈기 있게 조정하느냐에 있다!?

⇩

최종 보철물을 어떻게 이미지 할 것인가?

'씹을 수 있고', '예쁘고', '오래 가는지'를 어떻게 고려하는가?

결국은 교합이야!

보철물은 교합이라는 환자의 동적인 기능 속에서 비로소 그 진가를 발휘하는 것이지, 미술품이 아니다. 보철물의 겉모습이나 기구의 정밀도에만 눈이 가서는 안 된다. 보철물의 성공 여부는 **'씹을 수 있고'**, **'예쁘고'**, **'오래 가는지'**에 따라 평가한다.

교합력은 일상적으로 치아에 걸리는 부하이지만, 진료실에서는 평가할 수 없다. 보철물을 만들 때는 이러한 보이지 않는 힘에 대해 얼마나 안정적인 장치를 만드는지가 중요하다. 특히 의치의 경우, 교합의 기능력에 의해 반드시 의치상 하부 점막은 피압 변위가 일어나므로 교합력과 함께 보철물은 변위한다. 이 변위가 잔존치에 지나친 부담을 주어서는 좋지 않다. 실제로 기능하는 환자의 구강 내에서 자신이 설계한 보철물이 어떤 기능력을 받고 있는지, 다시 말해서 어떻게 교합하고 있는지를 상상하고, 생각하고, 진단하는 관점이 필요하다. 그리고 항상 그렇게 진단하는 노력을 게을리해서는 안 된다.

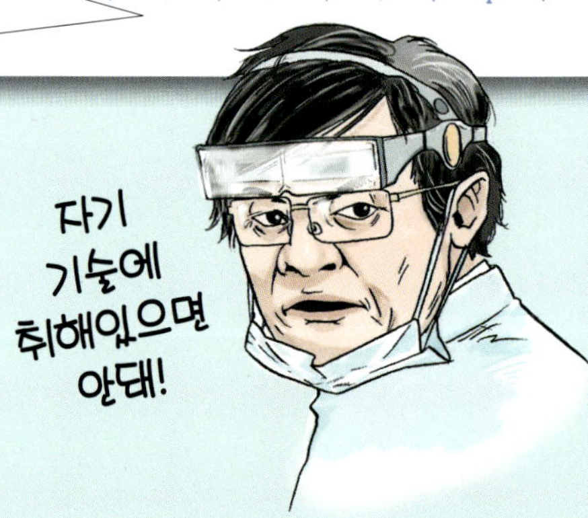

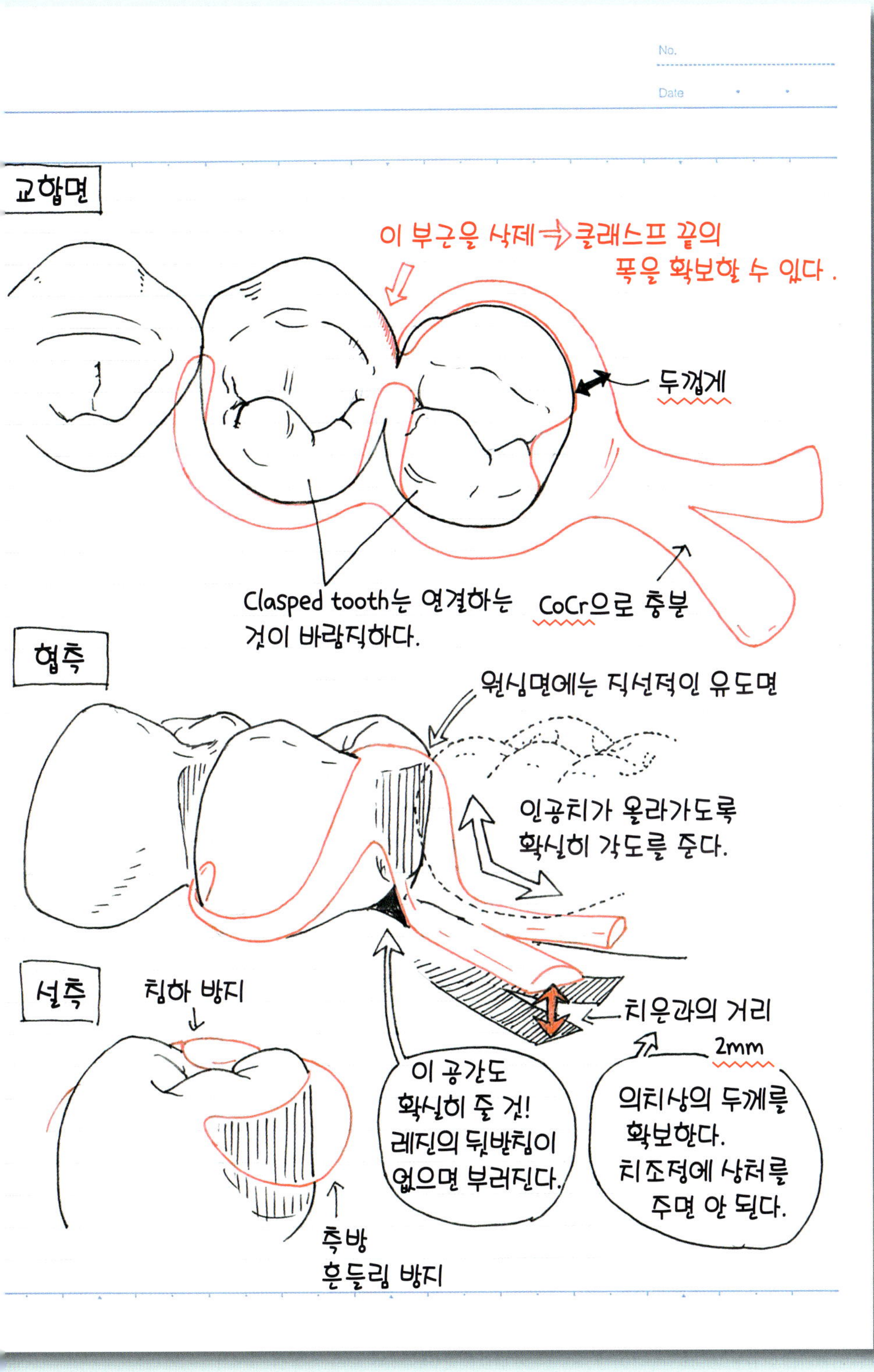

Shimokawa 선생님 추천 클래스프의 설계 ②: 설측 reciprocal arm·레스트·기저부

설측의 reciprocal arm은 치아에 딱 맞도록 설계합니다. 레스트는 가능하면 여러 곳에 걸쳐 설계합니다. Clasped tooth 결손측의 인접면에는 유도면을 설계합니다. 이 구조들은 교합력에 의해 의치가 변위하려는 것에 대한 '파지'·'지지' 기구라고 할 수 있습니다. 그리고 Shimokawa 선생님 설계의 요점은, 그것들이 적극적으로 clasped tooth를 고정하는 것은 아니라는 데 있습니다.

기저부는 인공치의 배열 공간이나 의치 점막부의 레진 공간을 확보할 수 있는 위치에, 치은으로부터 2mm 정도 띄우도록 설정합니다.

유지력 중심의 클래스프가 효과적인 이유

일반적인 총의치의 임상에서도, 오래 사용해 그 환자의 교합에 조화를 이룬 의치가 그다지 흡착하고 있지 않음에도 불구하고 일정 이상의 교합 기능을 발휘하는 장면과 만나는 일이 있습니다. 그런 의치가 교과서에서 이야기하는 이상적인 의치상의 형태를 가지고 있냐면, 그렇지도 않은 것을 경험한 분도 많겠지요.

제3회에서 소개한 provisional denture에 '고정원이 적다'라는 문제에 대해서도, 몇 번인가 화제에 올랐습니다.

Shimokawa 선생님의 임상에서도, 언뜻 보면 안정되지 않아 보이는 provisional이 떨어지지 않고 안정되어 교합 기능을 발휘할 때가 자주 있습니다. 혀의 지지와 안정된 저작 운동이 있으면, 의치는 고정되지 않아도 일정 이상의 기능을 발휘합니다. 다시 말해서 '환자가 잘 다뤄 교합과 조화를 이룬 의치는, 씹으면 씹을수록 원래의 위치에 안정된다. 어떤 의미로는, 자립적인 파지력·지지력을 갖는다고 할 수 있다'라는 의미가 아닐까요.

교합과 조화를 이룬 의치로 조정할 수 있으면, 빠지지 않으면 좋을 정도의 유지력만 가지는 클래스프를 설계하는 것으로 충분합니다.

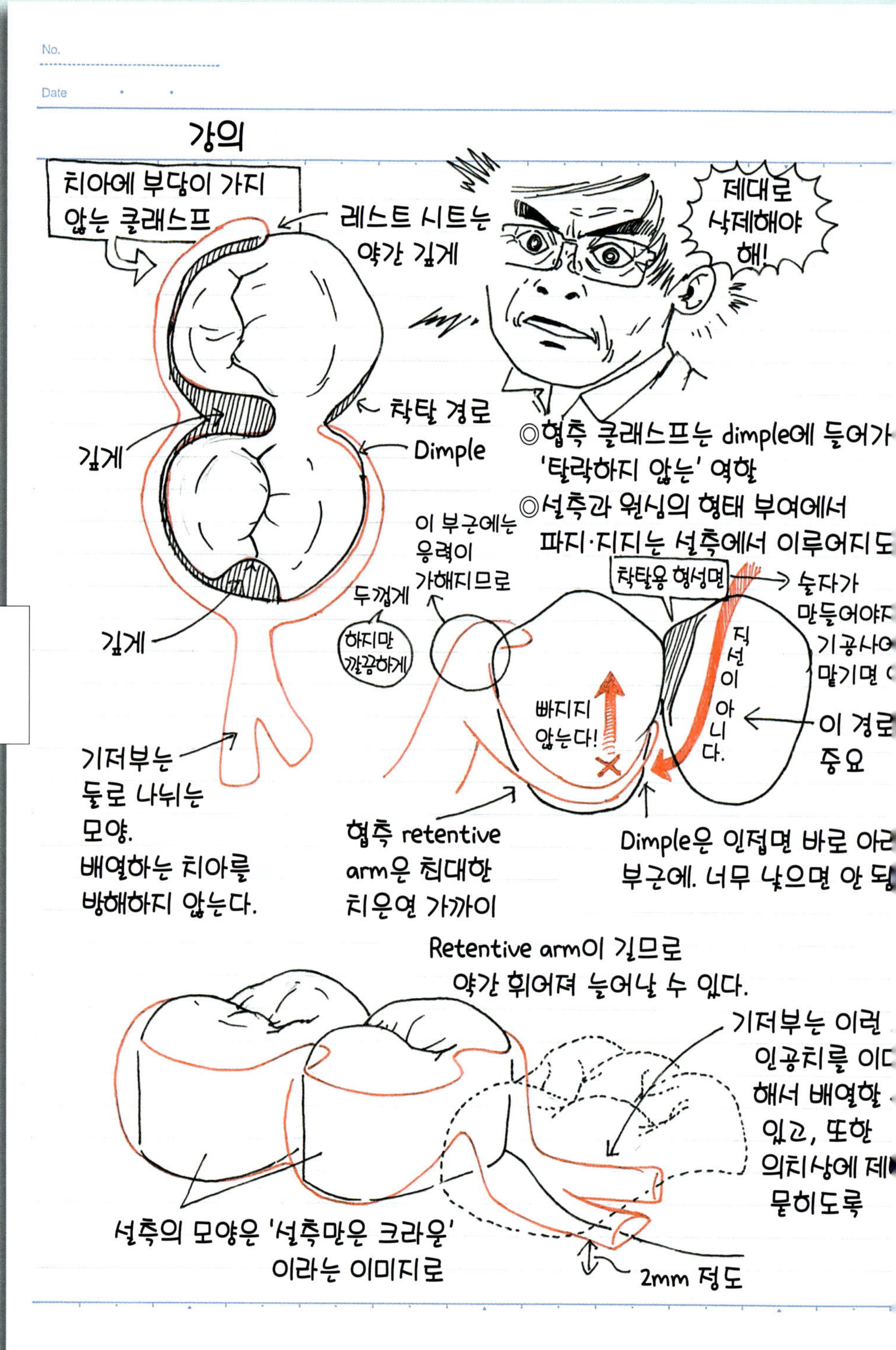

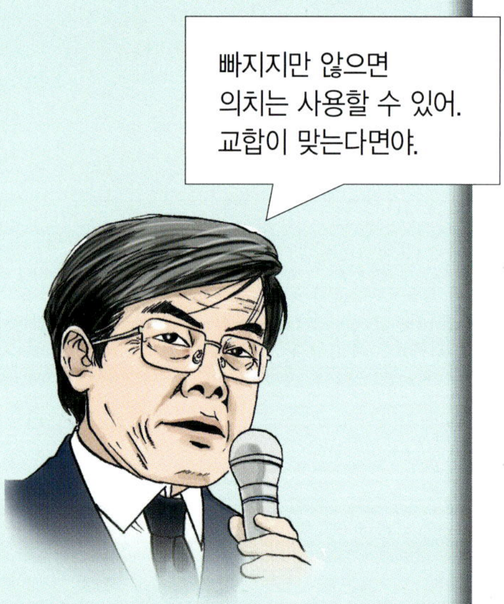

파지력과 지지력의 위험성

위와 같은 이유로, Shimokawa 선생님이 추천하는 클래스프는 '유지력'을 중심으로 설계됩니다.

예를 들어 장착된 보철물이 양호하다면, 교합관련근은 활성화되어 교합력이 강해집니다. 또한 보철 전후의 하악위 변화에 적응하면, 교합관련근의 힘의 균형도 술전과는 달라질 것입니다. 이러한 교합력의 변화 때문에, 최종 보철 후에도 근육, 골격, 연조직 등의 변경은 계속해서 일어납니다. 이로 인해 교합 자체가 한층 더 변화해 간다고 생각합니다.

파지력과 지지력을 생각할 때, 클래스프의 파지력이 강하면 교합력이 가해지는 방향에 따라서는 clasped tooth에 비틀리는 힘이나 회전력이 가해집니다. 그리고 이렇게 변화해 가는 교합력이 작용하면 clasped tooth에 가해지는 부담이 맨 처음의 설계 목적을 넘어 증가해서, 이윽고 치근 파절 등의 치명적 문제로 이어질 수도 있습니다.

Shimokawa 선생님이 제창하는 클래스프가 유지력 중심의 구조인 것은, 변화해 가는 교합 때문에 clasped tooth에 가해지는 예측하지 못한 과중한 부담을 가능하면 줄이도록 배려하기 위해서라고 할 수 있습니다. 다시 말해서 제작한 보철물의 설계를 가능하면 오래 가도록 하기 위한 임상적 판단이 바탕에 있는 것입니다.

실제로 의치가 기능했을 때 힘이 가해지는 양상을 상상한다

의치가 기능할 때, 거기에는 반드시 음식물 덩어리가 있으므로 음식물에 밀리는 모습으로 의치는 결손 방향으로 침하한다. 이러한 의치 자체의 변위에 대응해 clasped tooth에도 다양한 힘이 가해진다. 회전을 포함해 삼차원의 다양한 방향으로 의치가 변위하는 것을 생각할 수 있다. 그 변위량은 진료실의 정적인 모습을 크게 웃돌 수 있다는 사실을 상상하기 바란다. 장치가 'rigid' 할수록 clasped tooth에 걸리는 힘의 위험성은 커진다.

이것이 바로 **'더 정밀한 의치를 만들려고 할 때 나타나는 함정'**이야.

진료실의 교합지를 사용한 교합조정뿐만 아니라, 그 의치가 섭식 기능을 할 때 어떤 움직임을 하는지를 상상해 보면 좋다. 내가 알려주지 않아도 clasped tooth를 지키려고 하면, 클래스프의 설계는 저절로 알 수 있을 것이다.

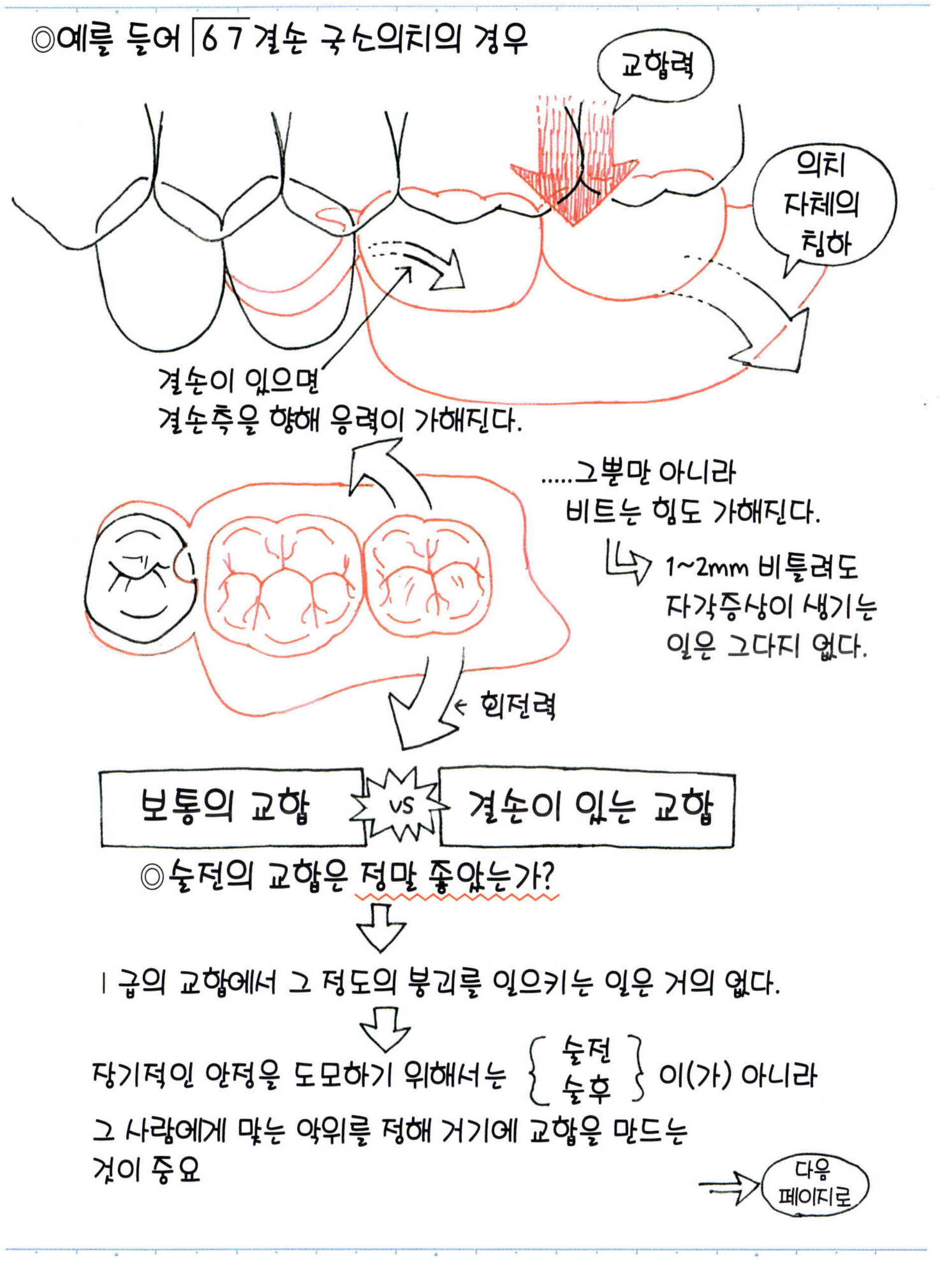

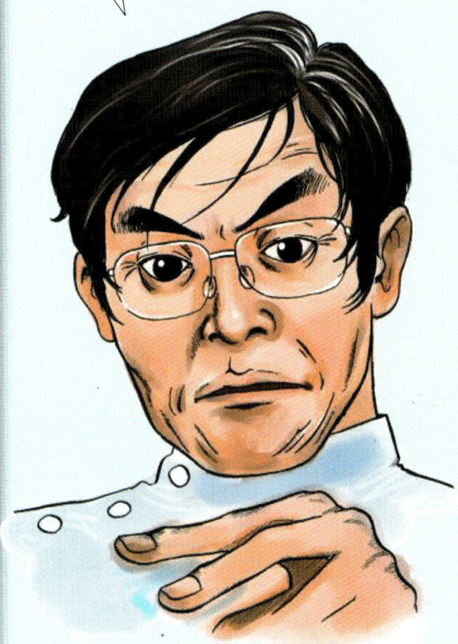

결손 치열의 교합치료

① 현 상태에서는, '원래 나빴던 교합이 더 나빠져 버렸을 가능성'이 있다는 점을 염두에 둔다

이른바 '이상적 치열'의 1급 교합 패턴에서 다수치 결손의 결과에 이르는 문제가 발생하는 예는 보기 드물다고 생각합니다. 결손을 만드는 우식이나 치주질환의 원인은 청소 불량이나 과도한 교합 부담입니다. 이는 '치열 부정'에서 발생하는 경우가 대부분이라고 생각합니다.

다시 말해서 결손이 발생한 경우, 그 근본 원인에는 '치열 부정'이 있을 가능성이 큽니다. 그리고 지금까지 배운 것처럼, '치열 부정'이 있으면 상·하악골이 원래 마주하고 싶은 위치 관계에서는 치아끼리가 감합하지 않고, 하악위는 어긋날 가능성이 큽니다. 또한 결손이 오랜 기간에 걸치면, 결손 부위를 향한 하악위 자체의 뒤틀림도 발생합니다.

따라서 **결손 치료를 주소로 환자가 내원했을 때, '원래 부정한 경향이 더 진행한 상태에 있다'**라고 상정하고 교합 진단에 들어갈 필요가 있습니다.

현 상태의 '다양한 문제가 축적한 교합'을 치료하기 위해서는, 치아끼리의 교두감합위에서만 진단하는 게 아니라 '원래, 상·하악골이 어떻게 마주하고 교합해야 하는지'를 진단하는 것이 중요합니다. 우선, 치열에 영향을 받지 않고 골격과 근육이 평형을 이루는 위치에서 교합하려고 하는지를 진단할 필요가 있다는 말입니다.

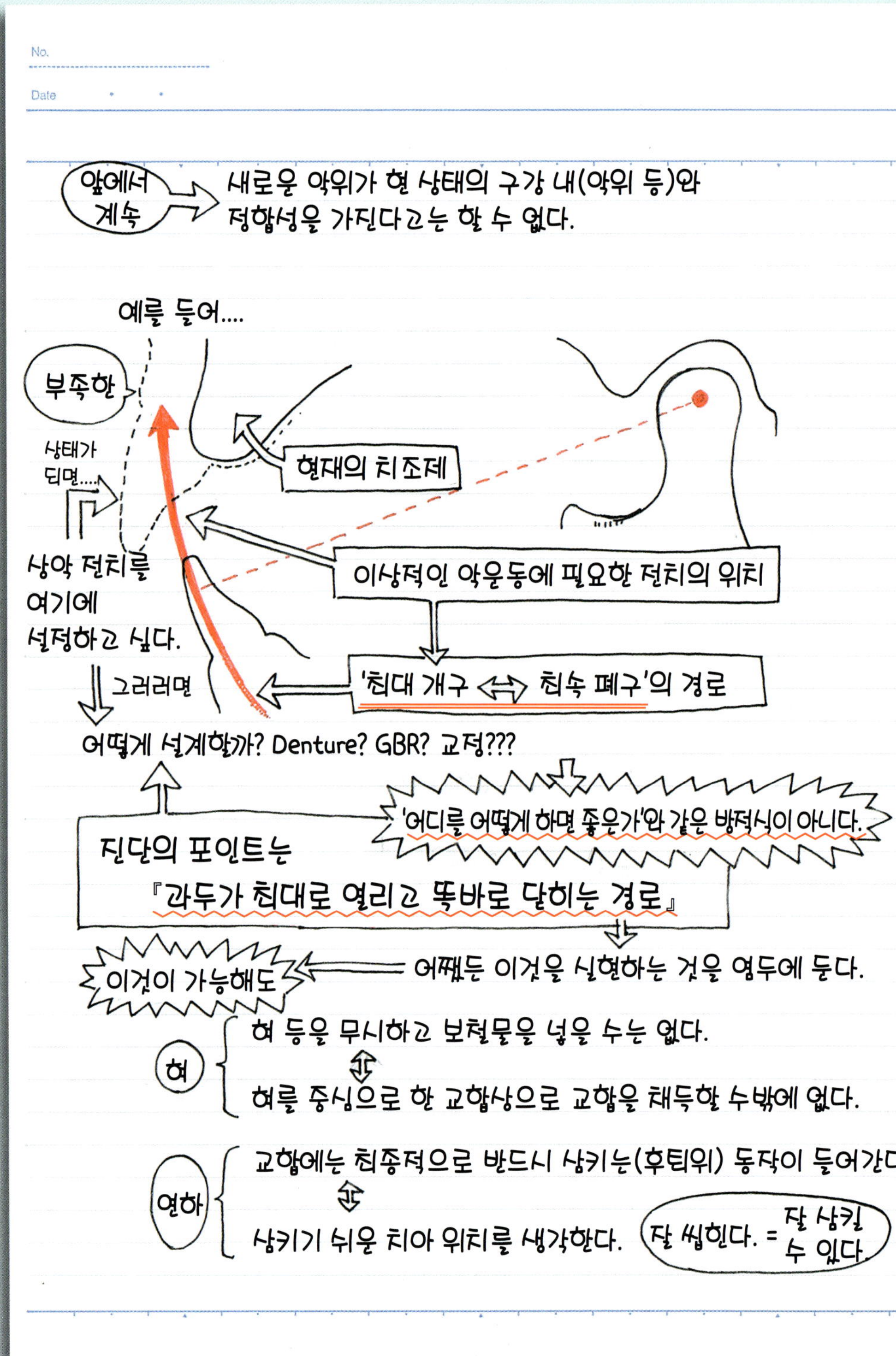

② 교합을 진단한 결과로서 보철 처치 등을 시행한다

결손에 이른 현 상태의 치열과 치조제는 부정한 상태에 적응해 더 변화하고 변형한 상태에 있습니다. 스플린트 요법, 근육 스트레치, provisional 등의 교합치료 과정을 거쳐 얻어진 교합위는 '상·하악골이 올바르게 마주해야 하는 위치 관계'에 가까워져, 초진 때의 교합위에서 적절한 교합위로 변화해 올 것입니다.

이 적절한 교합위에 맞추어 주위 조직과 해부학적으로 조화를 이룬 치열을 설계하는 것이, Shimokawa 선생님 임상의 보철 처치 개념이라고 생각합니다('보철 처치 후에도 교합은 계속 변화한다'라는 점도 중요함).

이러한 처치를 위해서는, 교정이나 재생 요법 등 다양한 치료 옵션도 필요하겠지요.

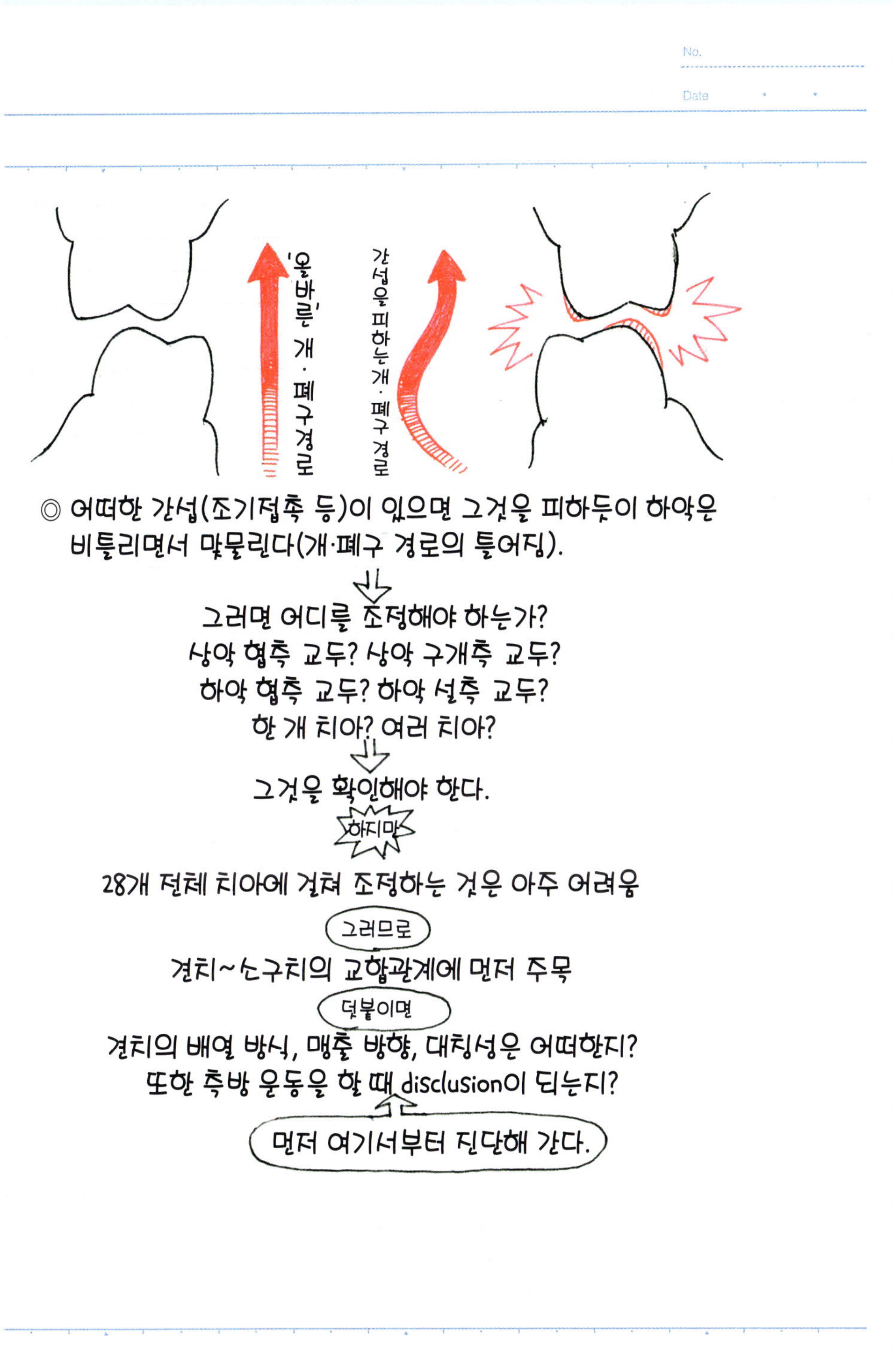

한편 내원한 환자의 치료에 임할 때, 환자의 상황이나 치과의사의 기량에 따라 선택할 수 있는 술식은 다양하므로, 그로 인해 치료 계획은 크게 바뀝니다. '어느 술식과 치료 계획이 정답인가라는 명확한 대답은 없다'라고 Shimokawa 선생님은 말씀하십니다. '교합이라는 구강 기능의 근본적인 요소의 진단이 바탕에 있으면, 선택한 치료 방침이나 술식은 문제가 되지 않는다. 반대로 교합 진단 없이 이루어진 치료라면, 그것이 아무리 고도의 기술을 이용한 것이어도, 근본적인 위험성을 안을 가능성이 있다'라는 말입니다.

③ 치열은 악운동과 동적으로 조화시키는 것이 중요. 교두감합위의 교합접촉점에 지나치게 얽매이지 않는다

제1회에서 'Buccinator mechanism'에 대해 배웠는데, 치열은 협점막과 혀 운동의 중립대에 있습니다. 교합이나 치열을 진단해 가는 과정에서는 혀의 위치와 형태도 중요한 요소로서 참고하므로, 반대로 말하면 혀의 모양을 무시한 치열을 설계해서는 안 됩니다.

또한 저작운동은 연하운동과 연동해 일어납니다. 연하할 때 혀는 구개에 강하게 흡착해, 음압을 형성해서 음식물 덩어리를 인두로 보냅니다. 이때 하악골은 후상방으로 들어 올려져, 최후퇴위 혹은 거기에 가까운 위치를 취하려고 합니다.

예를 들면, Shimokawa 선생님과 임상적으로 가까운 개념으로 치료하시는 가와하라 히데오 선생님의 총의치 임상에서는, 최후퇴위로 교합을 채득해 거기에서 전방을 향한 교합 간섭을 제거하는 교합조정을 합니다. 이것은 '저작 ⇔ 연하라는 일련의 운동기구'가 원활하게 이루어질 수 있기 위한 조정이라고 생각합니다. 음식물 덩어리를 깨물어 부술 때의 치아 접촉위와 연하할 때 하악이 취하는 후퇴위 사이의 운동 경로가 원활하지 않으면, 환자는 '씹기 어렵다'라는 느낌을 가집니다.

다시 말해 '잘 씹을 수 있는 교합'에서는, 혀의 모양으로 치아의 위치가 어느 정도 규정되고 게다가 저작할 때의 교합위로부터 연하할 때 하악이 취하는 후퇴위까지의 경로에 간섭이 없는 '동적으로 조화를 이룬' 치아 형태가 필요합니다. 이러한 복잡한 조건을 해결하면서 악운동의 다양한 국면에서 모든 치아에 ABC 접촉을 부여하는 치료는, 현실적으로는 거의 불가능하다고 생각합니다.

그렇다면, 먼저 **'최대 개구·최속 폐구'로 달성되는 교두감합위**에서 **Ⅰ급으로 안정된 맞물림**을 확립하고, '전방·측방 운동을 할 때는 전치·견치 가이던스가 된다'라는 비교적 단순한 기준을 교합 진단의 시작점으로 삼아, 다음은 세세한 것에 너무 구애받지 않고 각 환자의 연하에 이르기까지의 턱의 기능 운동에 대해 임기응변으로 대응해 가는 것이, 교합치료에서 할 수 있는 현실적이고 '임상적' 대응입니다.

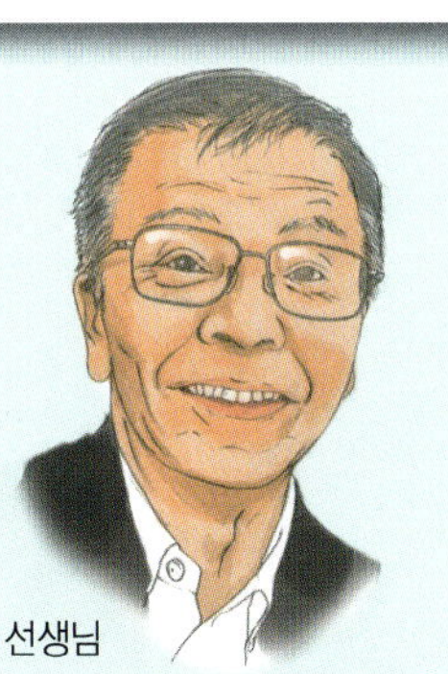
Kawahara Hideo 선생님

다시 이상적인 구강 내를 이미지 한다

'최대 개구·최속 폐구'를 할 수 있을 때, 상·하악골은 이상적인 상태로 마주합니다. 이 관계가 실현된 상태에서 치아가 악골을 따라 똑바로 서서 정렬해 I급 관계로 상·하 치아가 감합하면, 안정적인 교두감합위를 얻을 수 있습니다. 이러한 치열이면 저절로 전치·견치에 의한 전방 가이던스가 확립해, 전방·측방 운동을 할 때 구치부는 이개(disclusion)될 수 있을 것입니다.

또한 이러한 교합 관계가 되었을 때, 구강주위근의 긴장 완화를 도모할 수 있고 동시에 혀도 긴장을 풀고 둥근 형태가 되어, 치열궁과 혀는 조화를 이룬 형태가 됩니다. 이러한 이미지로 환자의 치열을 관찰해 무엇이 이상적인 상태와 다른지를 생각하면, 치료의 방향성은 정해집니다. 자기 환자의 보철 후 치열도 이 시점으로 관찰하면…….

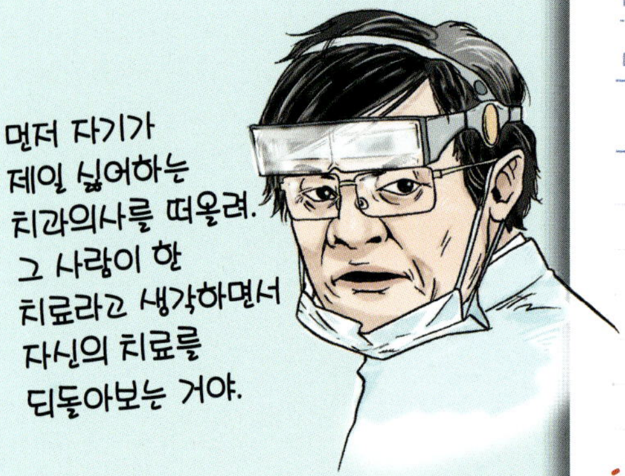

먼저 자기가
제일 싫어하는
치과의사를 떠올려.
그 사람이 한
치료라고 생각하면서
자신의 치료를
되돌아보는 거야.

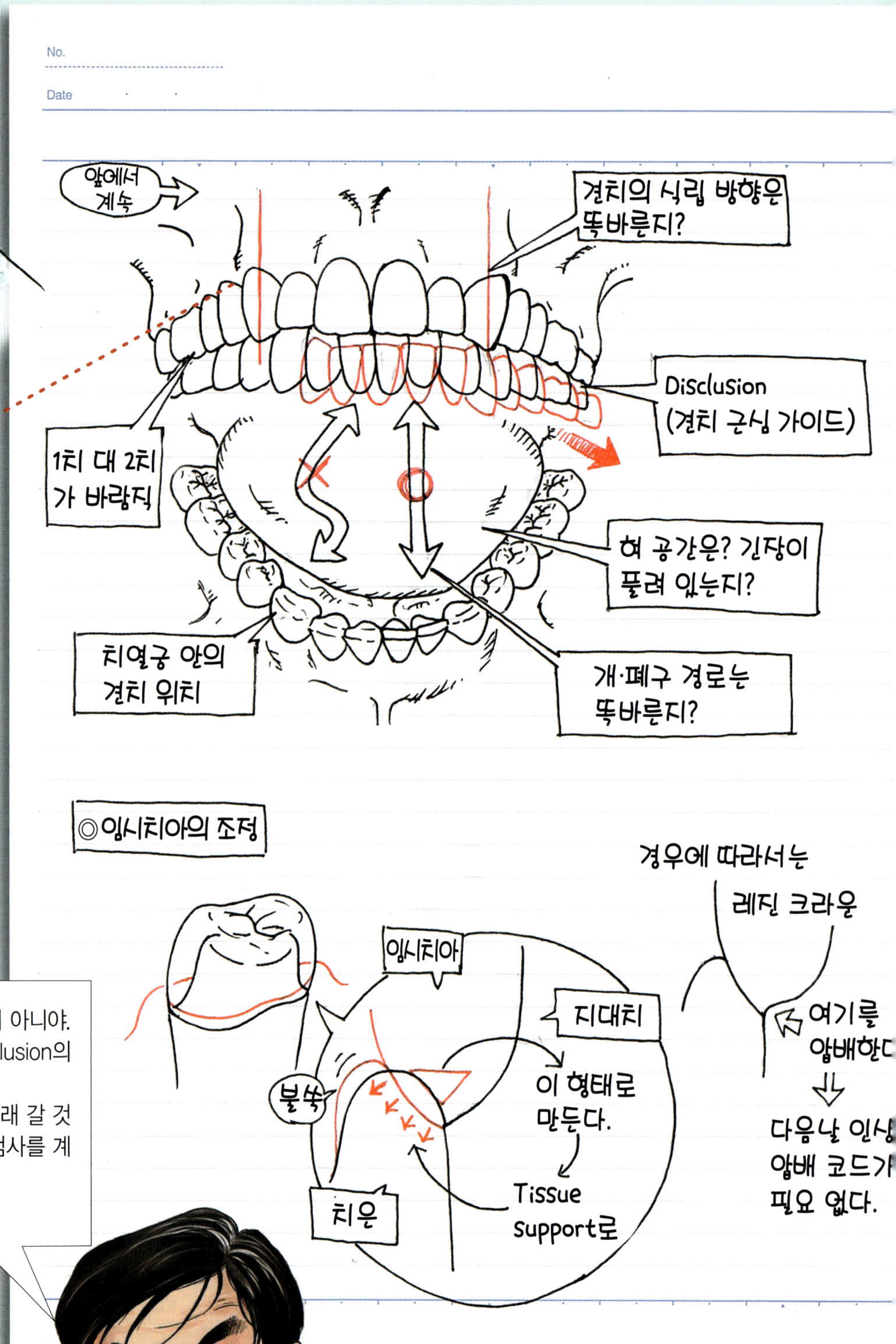

전치 설측은 가이드 면

구치부 다수치 결손의 경우, 가이드하는 치아를 보철할 때도 많습니다. 이때는 순면에서 본 치아의 형태에만 사로잡히는 게 아니라 설면의 전개각에 대해서도 충분히 유의해, 무리가 없고 좌·우에서 정합성이 있는 구치 disclusion이 되도록 형태를 부여합시다.

보철물은 모습이나 색만을 검사하는 것이 아니야. 기능 운동을 할 때의 개·폐구 경로, disclusion의 상태, 게다가 혀까지 꼼꼼히 검사해야 해.
이러한 조건을 채울 수 있으면, 보철은 오래 갈 것이야. 물론, 장착 후에도 같은 관점으로 검사를 계속하도록.
환자의 교합은 일정하지 않아.

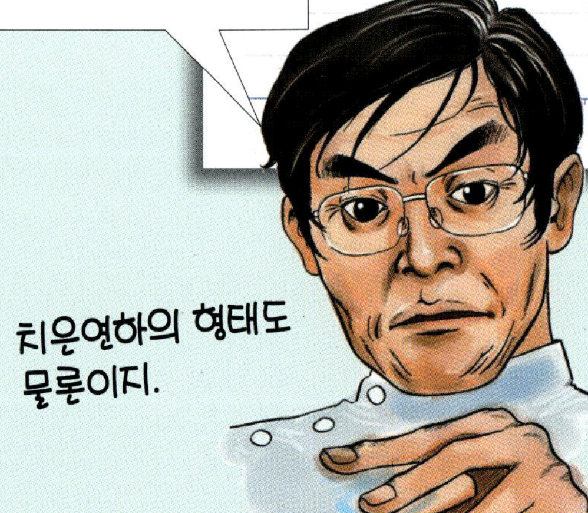

치은연하의 형태도
물론이지.

치은연하 형태(contour)의 조정

여기서부터는 '국소의치의 clasped tooth가 되는 치아를 포함한 보철물의 제작'에 대한 설명입니다. 먼저, provisional의 조정에 관해 이야기합니다.

지대치의 형성 한계에서부터 치은 관통부 안의 보철물 emergence profile 형태의 조정에 대해서는, 이 세미나의 기초 과정에서 배웠습니다. 보철물 치은연하 치경부를 '부풀리는' 것으로, 치은 섬유에 필요한 긴장감을 주고 치은에 탄력과 아름다움을 줍니다. 이를 위한 적절한 볼륨을 provisional로 음미해 갑니다.

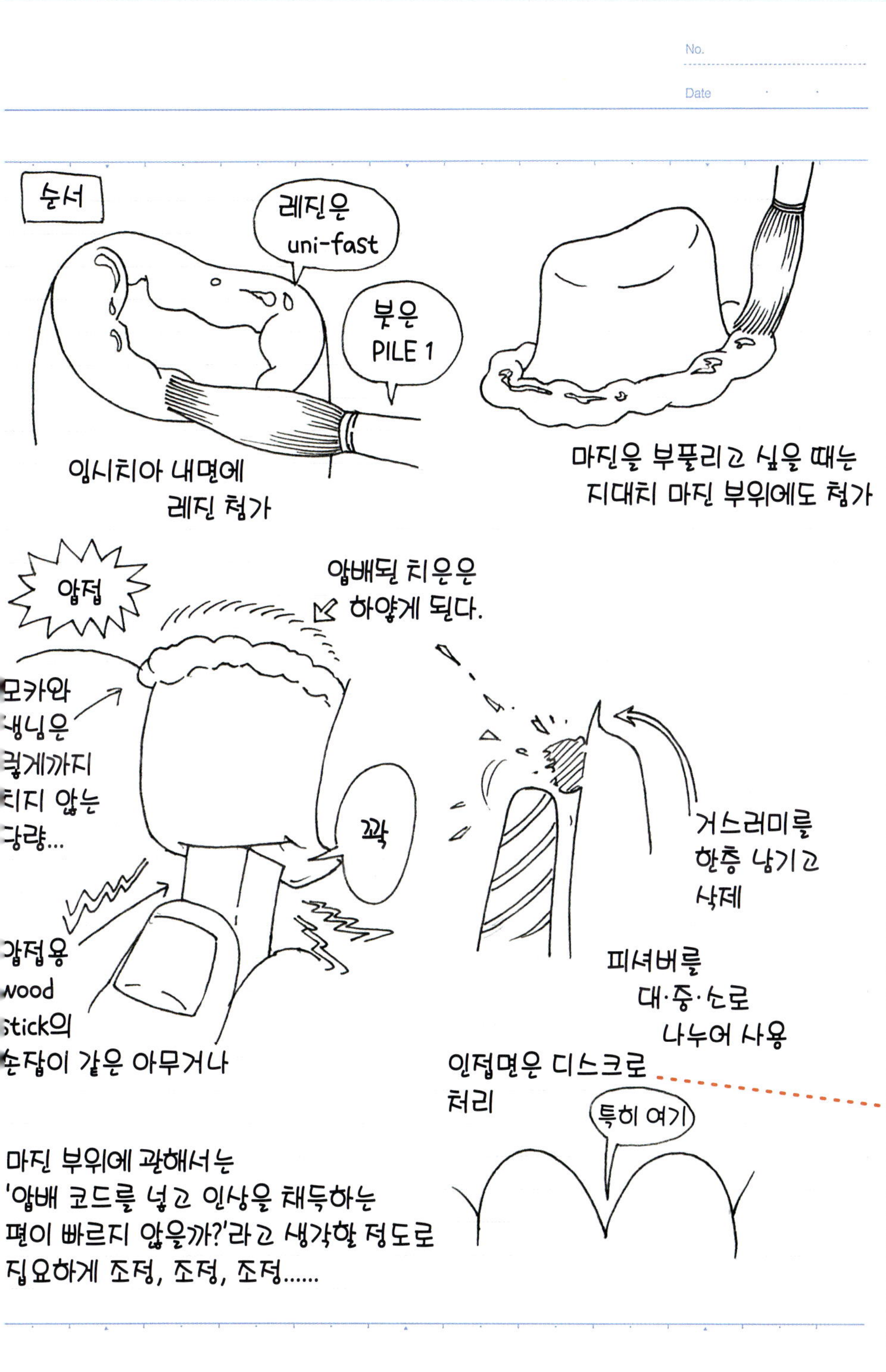

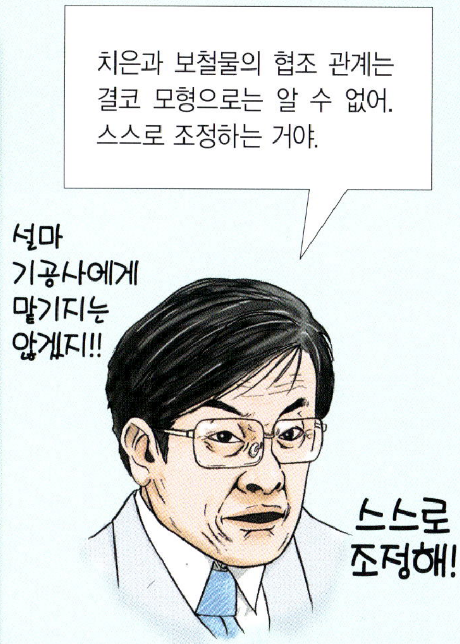

치은과 보철물의 협조 관계는
결코 모형으로는 알 수 없어.
스스로 조정하는 거야.
설마
기공사에게
맡기지는
않겠지!!
스스로
조정해!

인접면은 디스크로 수정

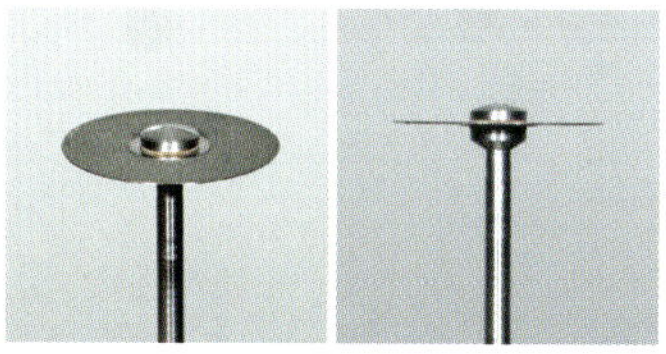

연결한 보철물에서 치간 유두 바로 위쪽에 있는 인접면 형태는 특히 배려해야 하는 부위입니다.

치은에 지나친 긴장감을 주지 않고 게다가 creeping을 유도하기 위해서는 인접면의 샤프한 형태가 필수이고, 그 때문에 이러한 디스크로 형태를 추구합니다.

Provisional 조정과 보철물에 의한 tissue support

치은연하에 미치는 형성이 필요한 치아는, 법랑질의 치은연상 emergence profile 부분의 풍융을 이미 상실한 경우가 대부분입니다. 그리고 치은은 '원래 거기에 주어져야 하는 긴장감을 상실한 상태'입니다. 따라서 치은 내부 섬유는 느슨해지고 혈류 불량이 생겨, 이른바 'red band' 등을 만들기도 합니다. 여기에 이대로 치근으로부터 곧바로 올라오는 emergence profile의 보철물이 장착되면, 보철물 주위 치은의 염증 소견이 언제까지나 남아 버리는 결과로 이어지고 맙니다. 치은의 건전한 상태를 회복·유지하기 위해서, 치근으로부터의 연속성을 유지하면서 적절한 emergence profile을 가진 보철물을 설계해 치은에 적절한 긴장감을 줍니다. 이것이 '보철물에 의한 tissue support'입니다.

Komazawa의 증례

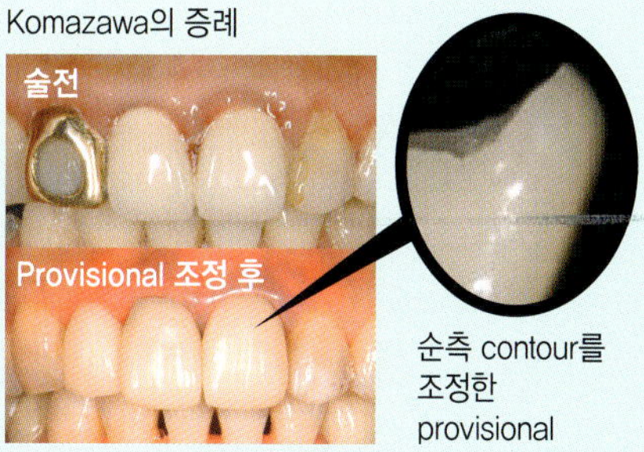

순측 contour를 조정한 provisional

브리지 적합의 '임상적 현실'을 인식한다

치아는 치조골 안에서 치근막을 사이에 두고 식립되어 있습니다. 교합 기능에 동반하는 역학적 힘에 대해, 골조직은 자체의 구조가 계속 변경되어 치근막에서는 피압 변위 등으로 형태의 변화가 일어납니다. 다시 말해서 치아는 뼈 안에 떠 있는 상태로, 그 위치는 매우 불안정하다고 할 수 있습니다.

인상 정밀도가 향상하면, 지대치 자체의 형태는 정밀하게 기공물에 반영되겠지요. 그러나 교합압 등에 의한 지대치의 변위와 같은 유동적 조건을 기공용 모형에 반영할 수는 없습니다. 그런 조건에서 여러 치아를 연결해야만 하는 보철물을 만들 때, 교합력에 대해 각 치아에 발생하는 응력을 균등하게 조절하는 것은 불가능합니다.

특히, 의치에 의해 모멘트가 강하게 가해지는 clasped tooth를 포함하는 브리지의 경우에는, 크라운 내면과 지대치 사이에 약간의 '유격'을 갖게 해, **교합력에 의한 응력이 특정 치아에만 집중하지 않고, 다소 뒤틀려도 괜찮은 설계**를 하도록 유의할 필요가 있습니다.

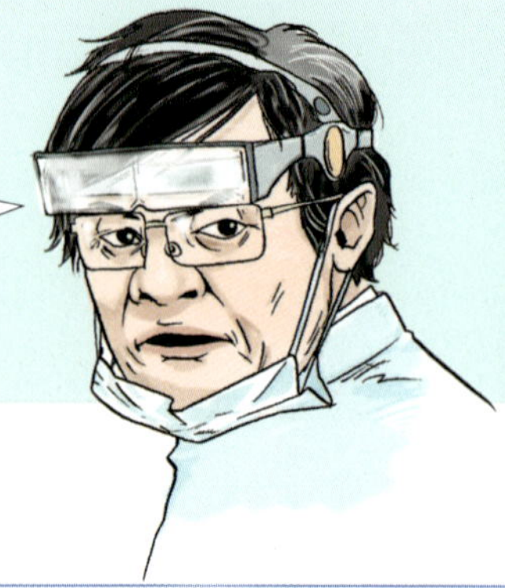

기공물을 과신하지 말아라
모형은 구강 내 한순간의 모습을 재현한 것에 불과하다. 예측하지 못한 힘에 대해서는 항상 '보장·보상·보증'의 세 가지를 잊지 말 것.

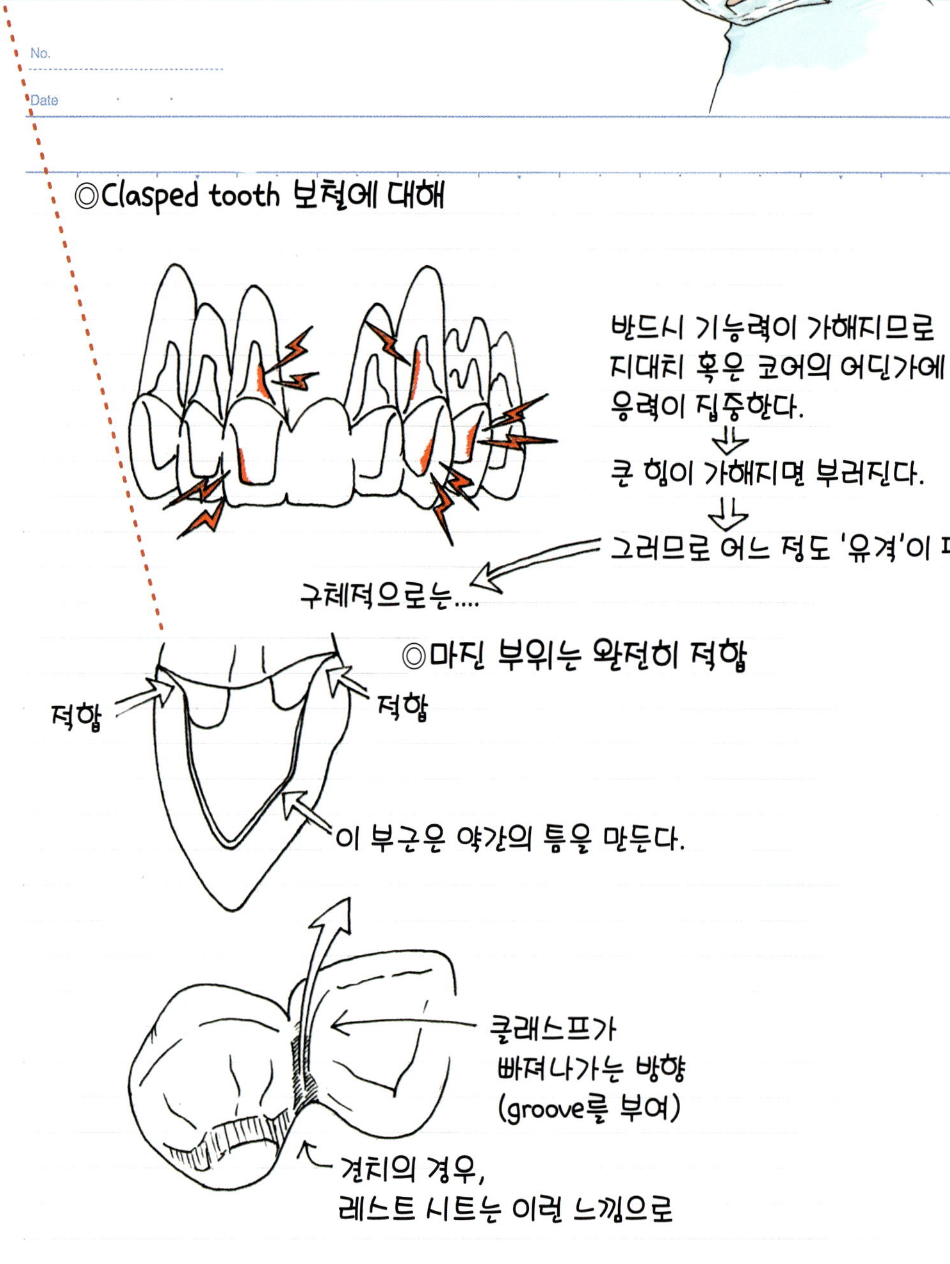

전방 치아의 보철 설계(보철을 이용한 연결)에 대해서

수강생: 견치보다 전방의 치아만 남아 있는 결손 형태일 때 전치부에는 경사 방향의 힘이 걸리기 때문에, 때에 따라서는 치근 파절 등의 돌이킬 수 없는 문제를 일으킬 가능성이 있습니다. '보철할 수 있는 치아라면 반대측까지 연결해, 단독 치아의 부담을 가능하면 회피한다'라는 이야기를 하셨는데, 구치가 모두 결손해 있음에도 불구하고, 전방 치아는 대부분 손상이 없어 삭제가 망설여지는 경우도 상당한 빈도로 있는 것 같습니다. 그때의 진단에 관한 생각을 말씀해 주세요.

Shimokawa 선생님: 예를 들어 제2소구치 치근 파절로, ④5⑥의 브리지를 만든다고 가정해보자. 소구치가 파절하는 이유는, 견치 가이드가 충분하지 않아 소구치에 측방력이 가해지는 경우가 많다. 브리지를 제작하려고 할 때 전방에 있는 견치의 가이드를 확인하지 않으면, 이번에는 그 브리지의 지대치가 망가질 가능성이 있다. 교합을 개선하지 않고 그런 식으로 더 결손이 진행한 상태로 의치를 만들면, 단독 치아로는 문제가 되지 않았을 것인 clasped tooth가 망가지게 된다. 다시 말해서 결손을 수복할 때는 그 결손에 다다른 이유를 진단해야만 한다. 치주질환에 의한 것인지, 구치 가이드 등의 문제로 치아에 과도한 부담이 있었는지 혹은 그 복합인지……. *(계속)*

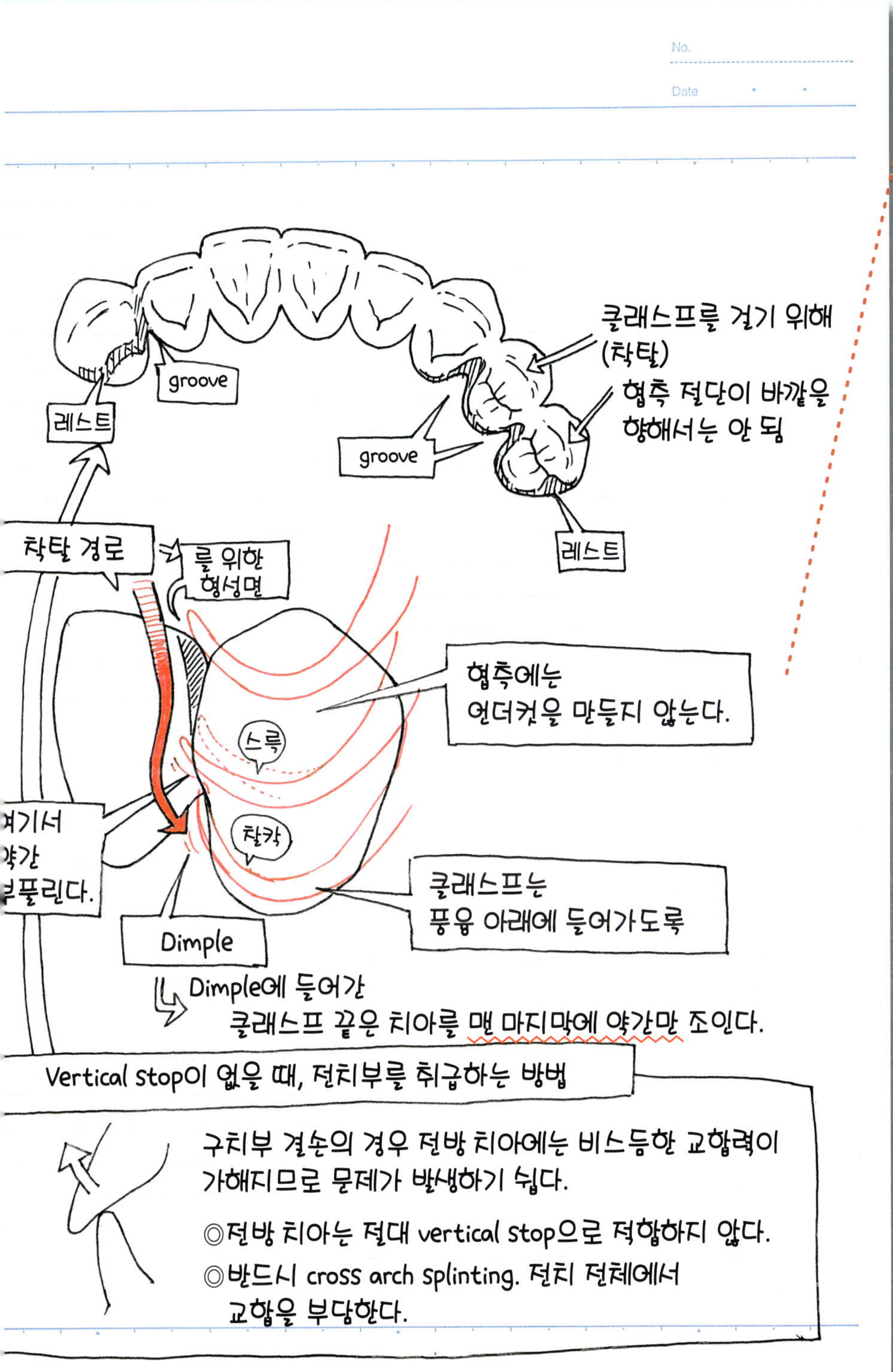

클래스프를 착탈할 때 clasped tooth에 가해지는 부담을 최소한으로 한다

클래스프를 설계할 때는 '치아에 적합이 좋아 빠지지 않는' 것을 의도합니다. 구체적으로는, 설측에서는 언더컷이 거의 없는 모습으로 치아에 적합하고, 순측에서는 교합 운동에 간섭하지 않는 각도의 착탈 경로로 들어가서, 설정한 dimple에 클래스프 끝이 들어가도록 설계합니다.

하나 더 중요한 점이 클래스프 자체는 단독으로 사용되는 일은 거의 없고, 복수 장치의 협조 관계로 그 역할을 완수한다는 사실입니다. 복수의 클래스프가 '장치 전체'로서 치아에 대해 지나친 힘을 가하지 않는 종합적인 진단과 설계가 필요합니다.

(계속) 구치 결손의 이유는 구치 가이드에 의한 과도한 부담인 경우가 많다. 그렇지 않으면 전치부에도 동요가 생겼을 것이다.
위와 같이 교합을 진단하고, 견치가 적절한 가이드를 완수하는 보철을 설계해 간다. 그때, 견치가 손상이 없는 자연치인지, 실활치인지, 실활치이면 코어의 상태가 어떤지를 확인해 정리·정돈할 것. 보철한 후에 가해지는 교합력에 대해 견치가 어느 정도의 역할을 완수할 수 있는지를 진단하면, 저절로 보철 방침은 결정될 것이다.
구치부에 국소의치를 넣어야 하는 다수치 결손의 경우는 견치를 비롯하여 잔존치에도 나름대로 문제가 있는 경우가 많다. 견치 가이드에 의해 견치에 가해지는 힘의 집중을 회피하기 위해서는, 결과적으로 cross arch splinting으로 고정할 필요가 있다.

생체 역학(biomechanics) – 교합치료에 중요한 3대 법칙

교합 이론의 뒷받침으로서 3개의 법칙이 제시됩니다. 생체 역학이란 생물의 구조나 운동을 역학적으로 탐구하거나 그 결과를 응용하는 것을 목적으로 하는 학문으로 알려져 있습니다. '생물 역학'이라고 말하기도 합니다.

Shimokawa 선생님 주재의 스터디 그룹이 '경영' '기초' '임상'의 머리말을 딴 '경기임숙'인데, 여기는 '기초'에 해당하는 부분의 이야기입니다.

Arndt Schultz의 법칙

'약한 자극은 생리 작용을 일으키고, 적당한 자극은 촉진하고, 강한 자극은 억제하고, 항상 강한 자극은 정체시킨다'

교합 운동의 여러 국면에서, 각 조직에 가해지는 힘은 그 정도에 따라 조직 활성에 깊은 영향을 미칩니다. 간단히 말하면, 좋은 교합은 생체 환경을 더욱 좋게 하고, 불량한 교합은 환경의 악화를 부른다는 의미입니다.

Wolff의 법칙

'골조직은 거기에 가해지는 외력에 대항하기 위해서 가장 적합한 구조를 취하도록 성장 또는 변경(modification)된다'

교합력을 비롯해 악운동에 관계하는 기능력이 골조직에 가해지면, 뼈의 구조는 변경됩니다. 한 개 치아 단위에서는 치축의 변화 등을 일으킵니다. 좌·우 불균등한 교합력이 하악골에 가해지면 골조직은 좌·우 불균등에 반응해 변경되고, 그 결과 안모는 좌·우 비대칭이 됩니다.

Hilton의 법칙

'관절에 분포하는 신경은, 그 관절을 움직이는 근육 및 그러한 근육의 부착점을 덮는 피부에도 분포한다'

하악 운동은 삼차신경의 운동 가지에 의해 지배되는 운동입니다. 근육의 감각은 지각 가지에 의해 중추로 전해집니다. 악운동은 삼차신경의 지각 가지와 운동 가지의 상호 관련으로 그 환자의 교합에 적응합니다.

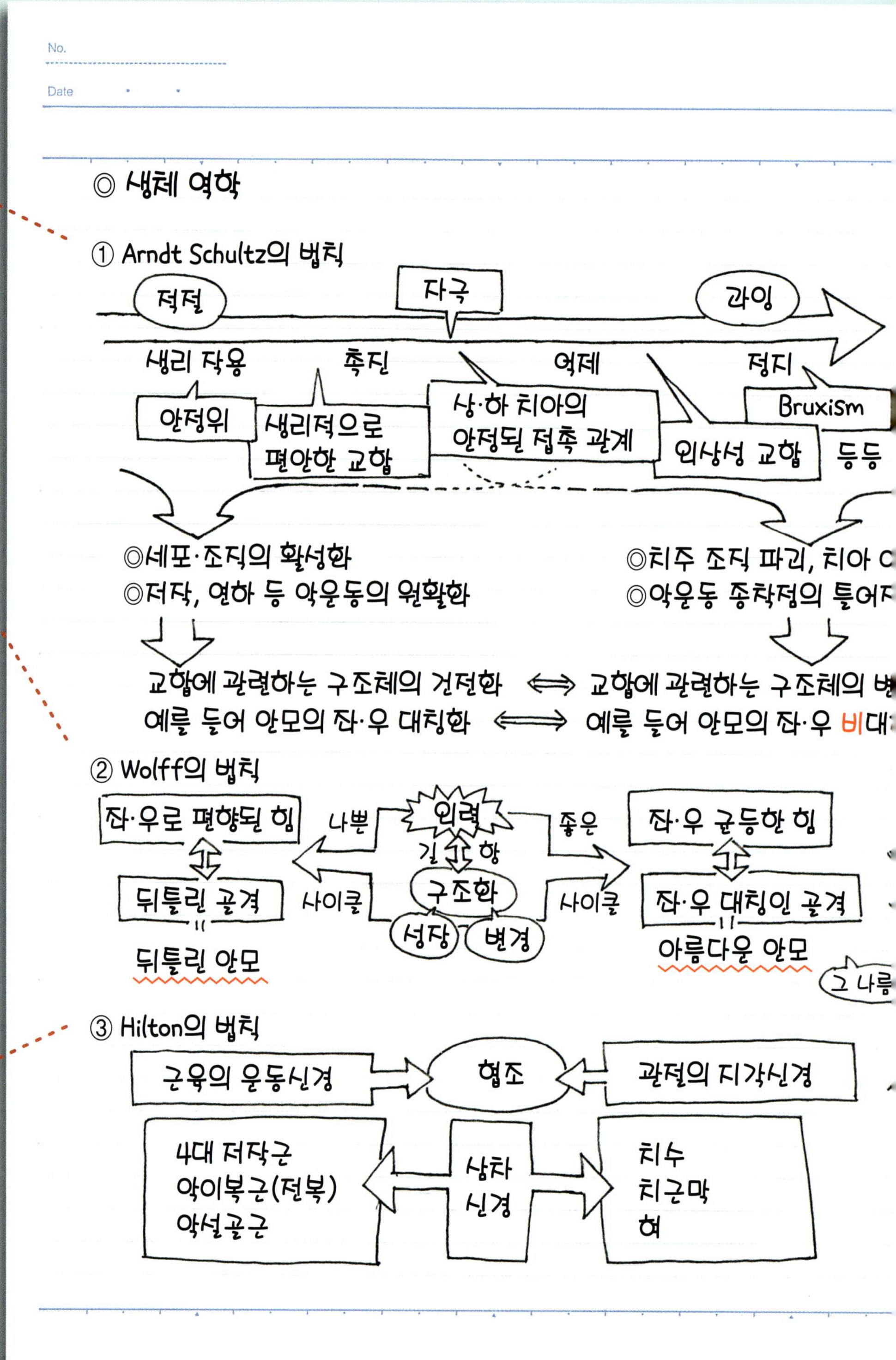

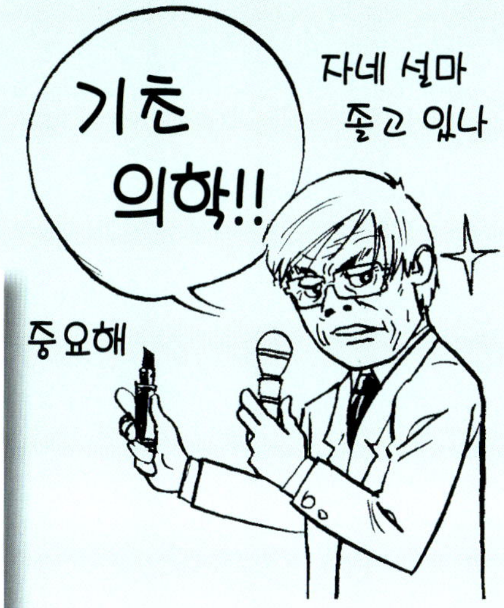

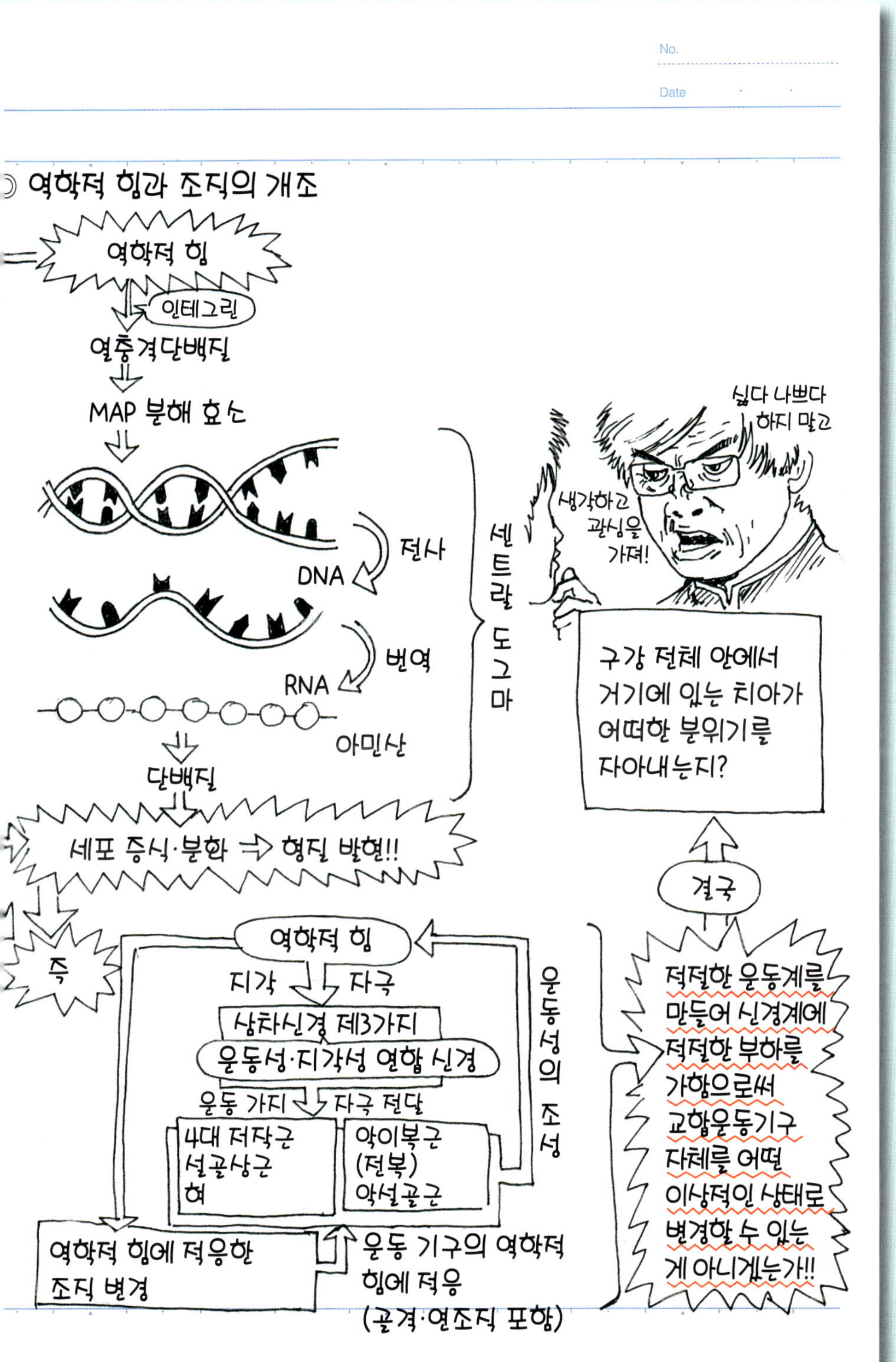

여기서는, 기능력인 역학적 힘이 조직·기관의 형태도 결정해 간다고 설명했습니다.

'몸통의 방향에 대해 정합성이 있는 악운동 경로 안에서, 골격 구조에 따른 좌·우 대칭의 아치 형태를 가지는 치열이 균등한 교합력으로 감합할 때, 악안면계에 가해지는 기능력은 적절해지고 그 구조는 보다 안정적으로 된다. 반대로, 이러한 조건으로부터 벗어난 치열 부정과 같은 요소가 있으면, 생체는 그 요소에 적응하려고 하므로 단지 치아뿐만 아니라 교합계, 나아가서는 악안면계의 구조 전체에 뒤틀림이 발생할 가능성이 있다.'

조금 어려운 표현이 되었는데, 여기에서는 '좋은 교합은 더 좋은 생체의 평형을 낳고, 안 좋은 교합은 생체의 평형을 점점 더 나쁘게 한다'라고 정리합니다.

구강과 치열의 조화

앞에서도 다루었듯이, 더 좋은(생체에 조화를 이룬 대칭의) 치열궁은 더 안정된 교합으로 이끌고, 그렇지 않은 치열궁은 예측하지 못한 부담 과중을 일으켜 악안면계 전체를 뒤틀리게 할 가능성이 있습니다. 임상적 표현이지만, '안면두개와 어울리는 좌·우 균등한 치열궁을 어떻게 만들지'가 핵심입니다.

특히 치근에 해당하는 부분을 결손 치조제에 식립하는 임플란트 치료에서는, '그 생체가 원래 가져야 하는 치열궁'을 어떻게 진단해 모방할지가 치료 성공의 열쇠입니다. 그러기 위해서는 치료용 의치를 통한 악운동과 치조제의 진단을 바탕으로 구강 재활을 철저하게 시행해야 합니다.

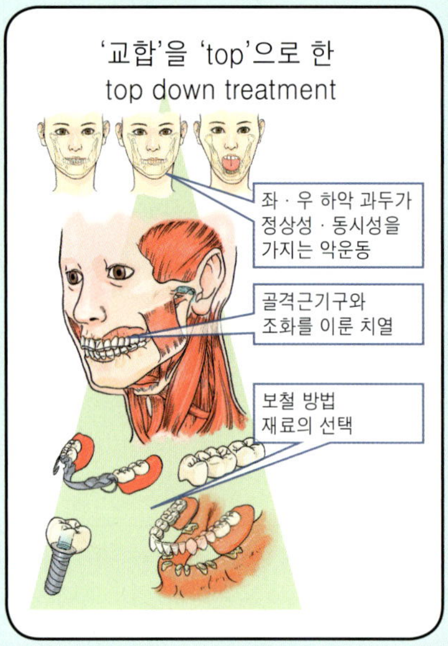

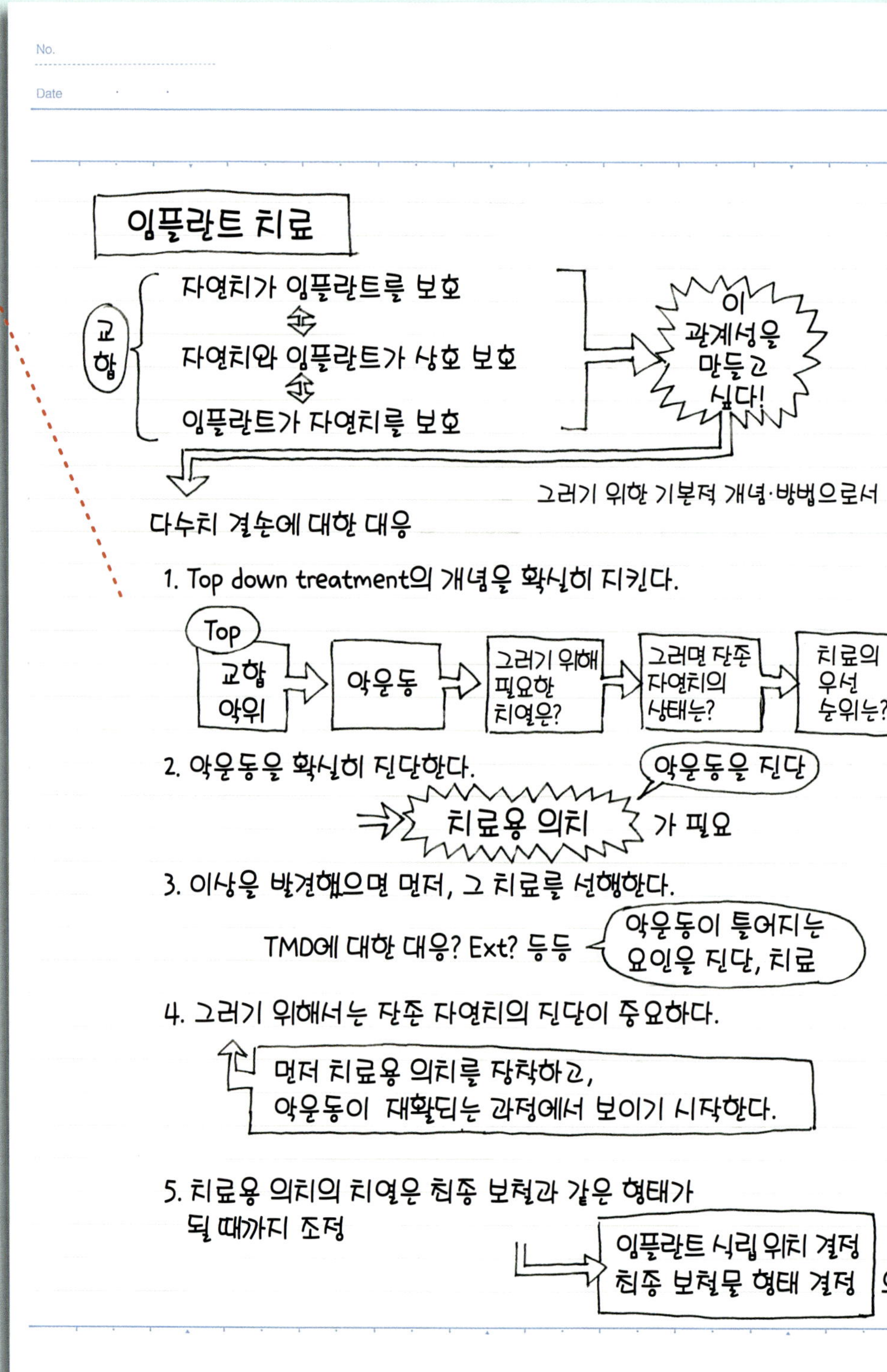

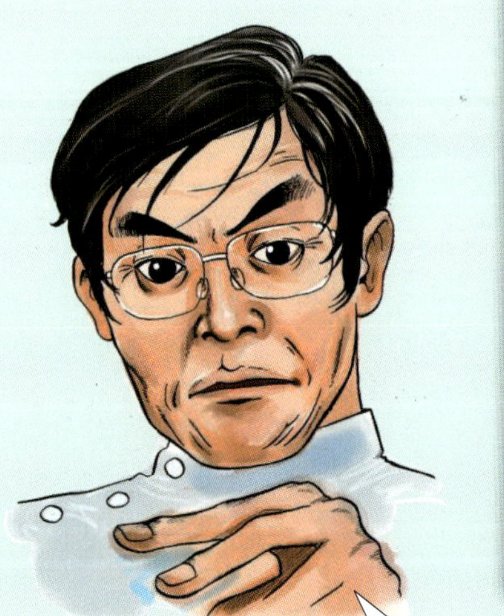

Top down treatment의 'top'은 교합이야!

'Top down treatment'의 'top'에 와야 하는 것은 교합이다. 올바른 악운동으로 이끌 수 있는 적절한 하악위를 동반한 교합을 위한 보철을 설계해야만 한다. 때에 따라서는 스플린트를 거친 후, 치료용 의치 등 임시 보철물을 이용해 그 환자 고유의 악안면계 구조 및 악운동과 조화를 이룬 보철물의 형태를 진단한다. 외과와 보철 재료의 결정은, 거기에서 역산해 이루어져야 한다.

다수치 결손에 대한 임플란트 치료의 순서

여기서는 스플린트와 치료용 의치로 하악위를 모색한 후, 임플란트 외과치료와 보철치료에서 유지 관리에 이르기까지의 순서를 자세하게 설명합니다. 이 노트에서는 몇 개의 항목을 결합해 쓰고 있는데, 강의에서는 한층 더 세세하게 순서가 나타나 있습니다. 항상 안모와 악운동이라는 전체상을 확인하면서, 세세한 부분에서도 일절 타협하지 않는 Shimokawa 선생님의 엄격한 임상 자세가 투영됩니다. 임플란트뿐만 아니라 모든 치료 순서 안에서 일상적으로 이 과정을 지킬 수 있으면, 환자의 만족도도 오를 것으로 생각합니다.

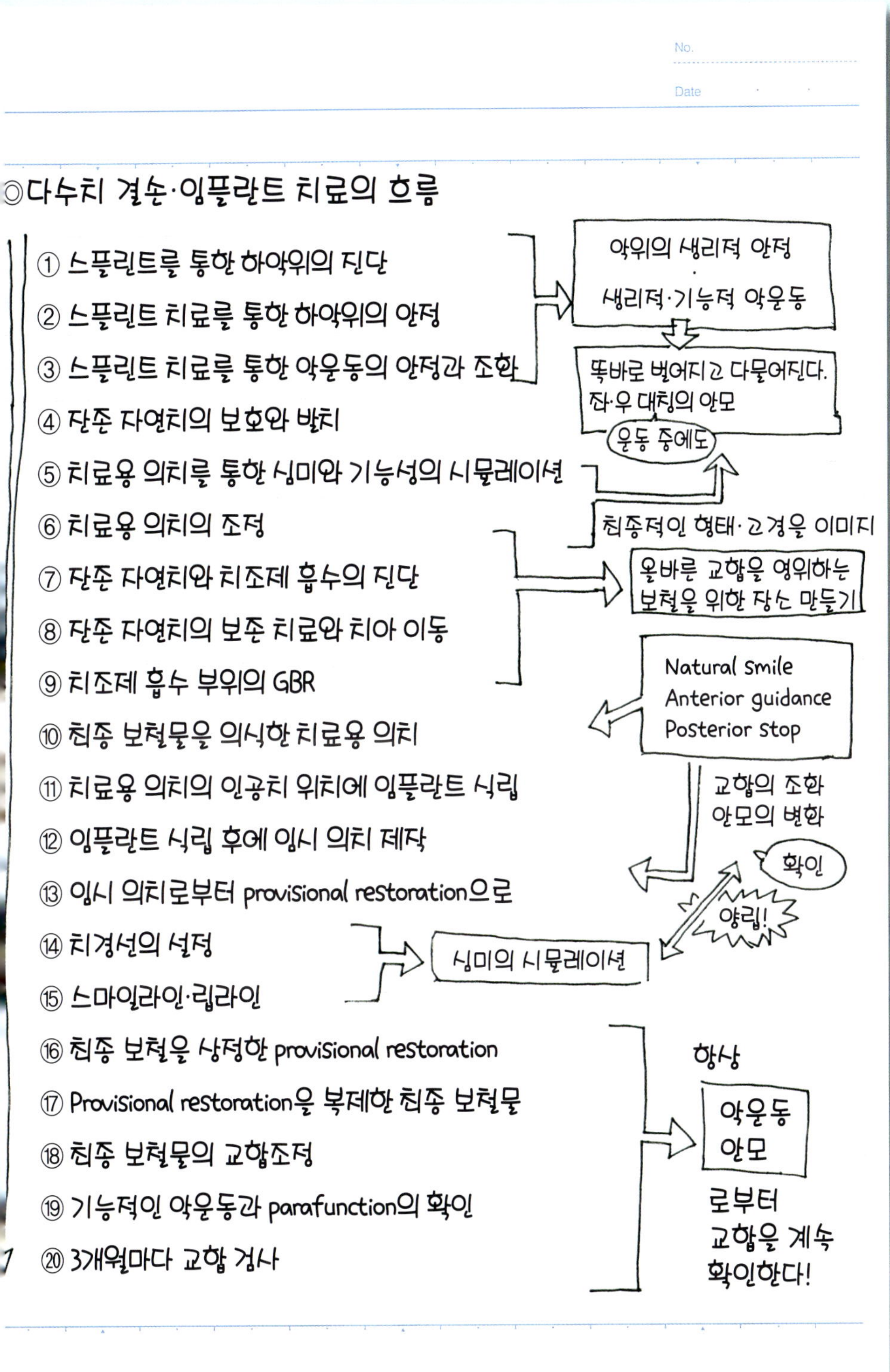

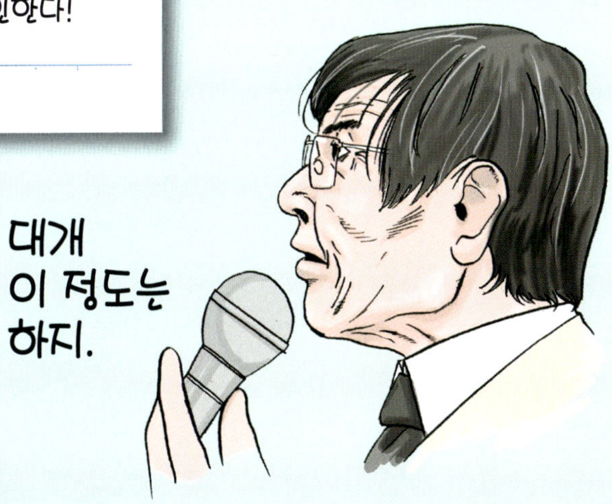

치조제의 하우징과 치아의 관계에 대해

보철물의 교합면 형태에 대해 좋고 나쁨을 판단하는 이 단계에서는, 이미 교합(하악위)은 문제가 없는 상태일 것입니다. 다시 말해서 상·하악골이 마주하는 관계는 나름대로 정상 상태를 얻은 상황입니다. 이때, 적어도 '똑바로 벌어지고 똑바로 다물어진다'라는 이른바 '최대 개구·최속 폐구'의 상황이 달성되어 있고, 상·하악골은 몸통에 대해 똑바로 선 모습으로 마주하고 있습니다.

한편, 건강한 악골에 치아가 치조제에 대해 올바른 방향에서 똑바로 식립되어 있으면, 치아는 교합면에서 보아 악골 치조궁의 하우징에 들어가 있는 것을 볼 수 있습니다.

따라서 교합면에서 치아의 형태를 관찰할 때는, 치아 자체가 똑바로 서 있는지(교합면에서 보면 상악은 교합면과 함께 설면에서 치경부에 걸쳐서 보이고, 하악은 교합면과 함께 협면에서 치경부까지 보임) 뿐만 아니라, 그 상태로 치열과 치조제 다시 말해서 교합평면과 안면두개가 정합성을 가진 형태인지를 진단할 필요가 있습니다.

결손 보철이 필요한 증례에서 치조제의 조건은 골흡수로 인해 그 환자 원래의 형태를 상실한 경우가 많다고 생각합니다. 이런 상황에 현혹되지 않고, 생체가 필요로 하는 치아의 형태를 진단하는 것이 좋습니다.

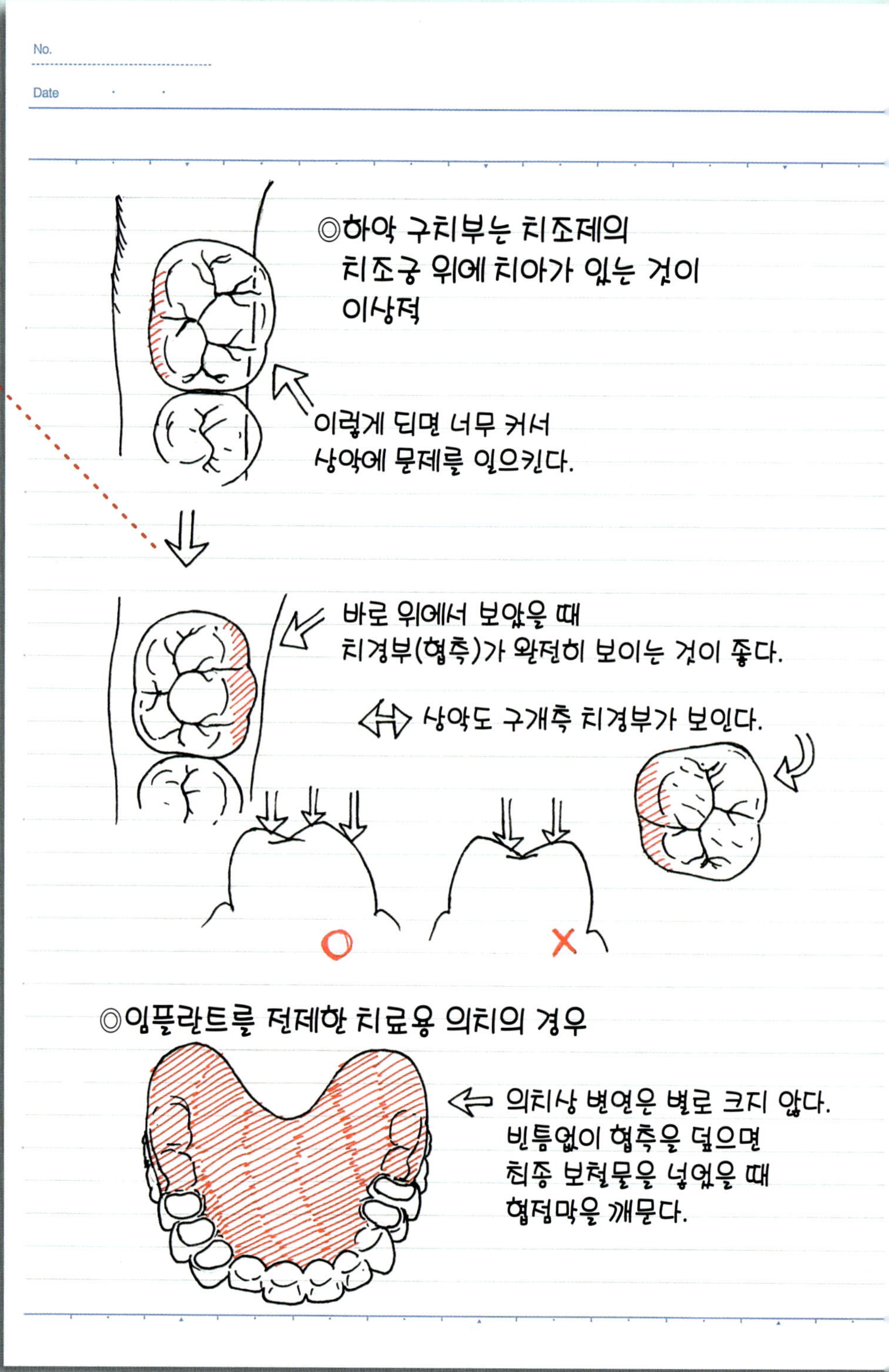

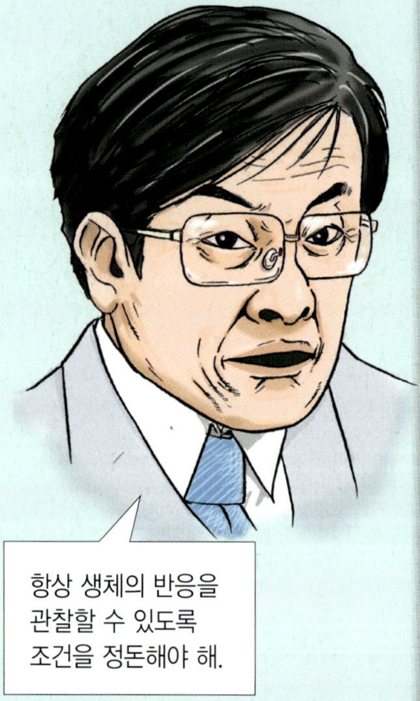

항상 생체의 반응을
관찰할 수 있도록
조건을 정돈해야 해.

제4회는 광범위한 결손이 있는 경우의 교합 개념과 대응에 관한 설명이었습니다. Clasped tooth에 부담을 주지 않는 클래스프의 설계는, '씹을 수 있다', '예쁘다', '오래 간다'라는 Shimokawa 선생님의 임상 스타일의 상징과도 같은 개념이라고 생각합니다.

기초의학의 내용으로 생체 역학 이론 등의 교합 개념도 말씀하셨습니다. 자신의 임상에 만족하지 않고 논리적 뒷받침에 대해서도 계속 추구하는 진지한 태도는, 한 사람의 의료인으로서 대단히 본받아야 할 점이라고 느낍니다.

'돌아가면 자신이 제작한 국소의치를 재검토하자'

(제5회에 계속)

서랍 속 칼럼 ③

'Shimokawa 산맥'

Shimokawa 선생님의 업적은 걸출한 임상에만 머무르지 않습니다. 오히려 최대의 업적은 탁월한 지도력으로 많은 치과의사에게 영향을 주어, 많은 일류 치과의사를 길러낸 데 있다고 생각합니다. Shimokawa 선생님의 영향 아래에서 지도를 받은 선생님들을, 저는 마음속으로 'Shimokawa 산맥'이라고 부릅니다.

치과계에 이름이 있는 선생님 몇 분이, 세미나에서는 뒷일을 맡아 수강생에게 연락하거나 실습을 준비하는 등 자잘한 것을 돌봐 주십니다. 친목회의 자리에서도 상냥하게 말을 걸어 주시고, 수강생 마음의 버팀목이 되어 주셨습니다. 모두가 매력적인 선생님이어서, 일류 치과의사는 일류의 인간적인 힘을 가지는 것이라고 감탄할 따름입니다. 또한 그처럼 일류 선생님들이어도 Shimokawa 선생님과의 사제 관계는 흔들리지 않아, 그 인연의 깊이에서 Shimokawa 선생님의 위대함을 느낍니다.

(Komazawa Homare)

교합력에 의한 생체의 역학적 반응

교합을 진단하려고 할 때, 우리는 먼저 치아와 치열의 형태를 확인하고 진단합니다. 예를 들어 치아가 정출해 있다거나 경사져 있다는 등……. 거기에서 상·하악골이 마주하는 관계로 눈을 돌리면, 교합이 깊게 물린다거나 클리어런스가 소실되었다 등이 있고, 더 나가서 치조제와의 관계까지 보면 상악 치열에 대해 구개의 정중선이 어긋나 있다거나 결손부 클리어런스가 소실되었다 등이 있습니다.

Shimokawa 선생님의 교합치료는, '그 사람이 원래 가진 가장 아름다운 안모를 되찾는 것'이고, 여기에 더해 **'자연치가 반드시 올바르게 맹출한다고는 할 수 없다. 발육 과정 중 다양한 원인으로 생기는 치열 부정은, 안면두개와 상악 치조궁 사이에 삼차원적인 틀어짐이나 뒤틀림을 만든다. 이 뒤틀림은 안면두개에 대한 하악위의 이상으로서 나타난다(일부 줄임)'**라는 것이 주제입니다.

예를 들어 결손이나 치열 부정이 있다면, 그것이 결손 전부터 같은 상태에 있고 단지 치아가 빠졌을 뿐인 상황이 된 것이 아니라, 결손에 의해 '틀어짐'이나 '뒤틀림'이 진행한 상태라고 생각합니다. 그리고 결손 등이 발생하기 전의 치열 완성 시점에서도, 이미 거기에는 '틀어짐'이나 '뒤틀림'이 내포해 있어, 그것으로 인해 교합 조건의 악화가 진행했을 가능성이 있습니다. 이러한 것을 생체 역학·교합의 3대 법칙으로 설명할 수 있습니다.

Arndt Schultz의 법칙: 약한 자극은 생리 작용을 일으키고, 적당한 자극은 촉진하고, 강한 자극은 억제하고, 항상 강한 자극은 정체시킨다.
Wolff의 법칙: 골조직은 그것에 가해지는 외력에 대항하기 위해서 가장 적합한 구조를 취하도록 성장 또는 변경된다.
Hilton의 법칙: 관절에 분포하는 신경은, 그 관절을 움직이는 근육 및 그러한 근육의 부착점을 덮는 피부에도 분포한다.
※ 생체에 있는 형태의 '틀어짐'이나 '뒤틀림'은 교합압에 의해 한층 더 그 경향을 높이고, 나아가 그것은 운동 기구 자체를 그 경향에 적응시키려 한다.

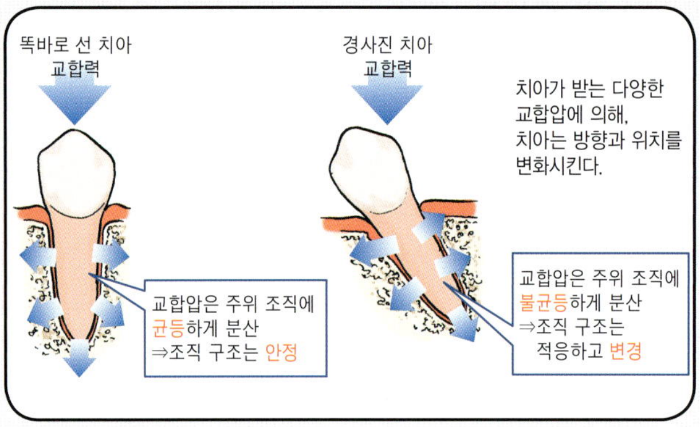

① 치아

치아가 똑바로 서서 교합력을 받으면, 그 힘은 균등하게 치근막으로 분산되어 뼈에 전해집니다.

이에 비해, 치아가 경사지면 교합력으로 인해 치아 및 주위 조직에는 불균등한 응력이 발생합니다. 이 응력으로 다양한 생리 작용이 일어나고 최종적으로 조직 구조는 변경되어, 교합력의 벡터를 따라 치아는 경사도를 더할 가능성이 있습니다.

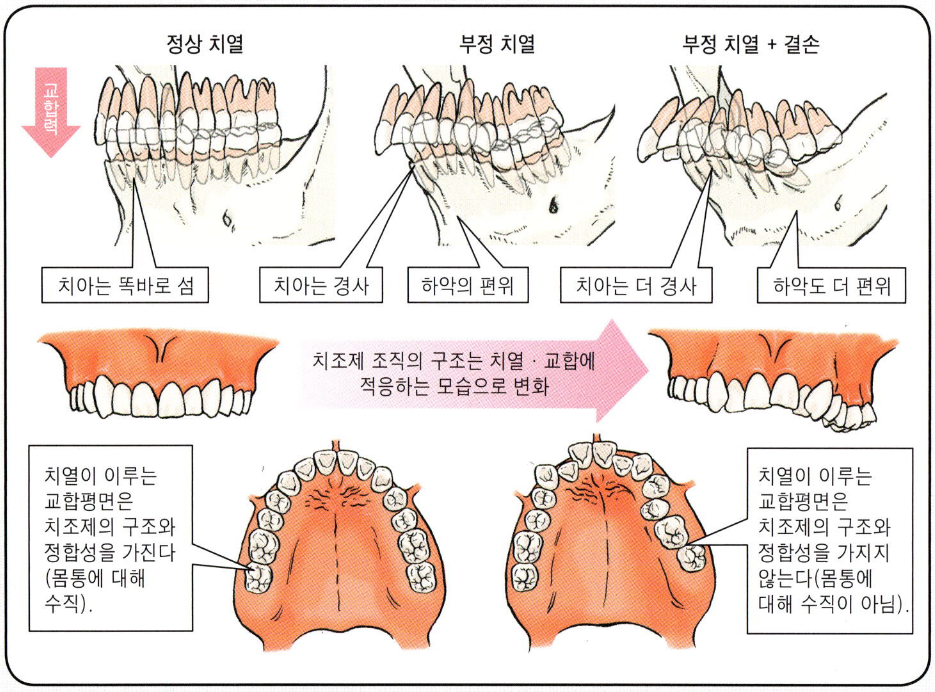

② 치열

교합력 등에 의해 치아의 위치에 뒤틀림이 생기면, 치열 전체로서도 뒤틀림의 경향이 강해져 갑니다. 그것은 치아끼리가 마주하는 관계의 문제에 머무르지 않고, 치열 전체가 마주하는 관계에도 영향을 미친다고 생각합니다.

또한 토대가 되는 치조골의 형태도 치열에 의해 유도된 교합위를 따라 변경되어, 골형태 자체의 대칭성이 없어지는 경우도 상상할 수 있습니다.

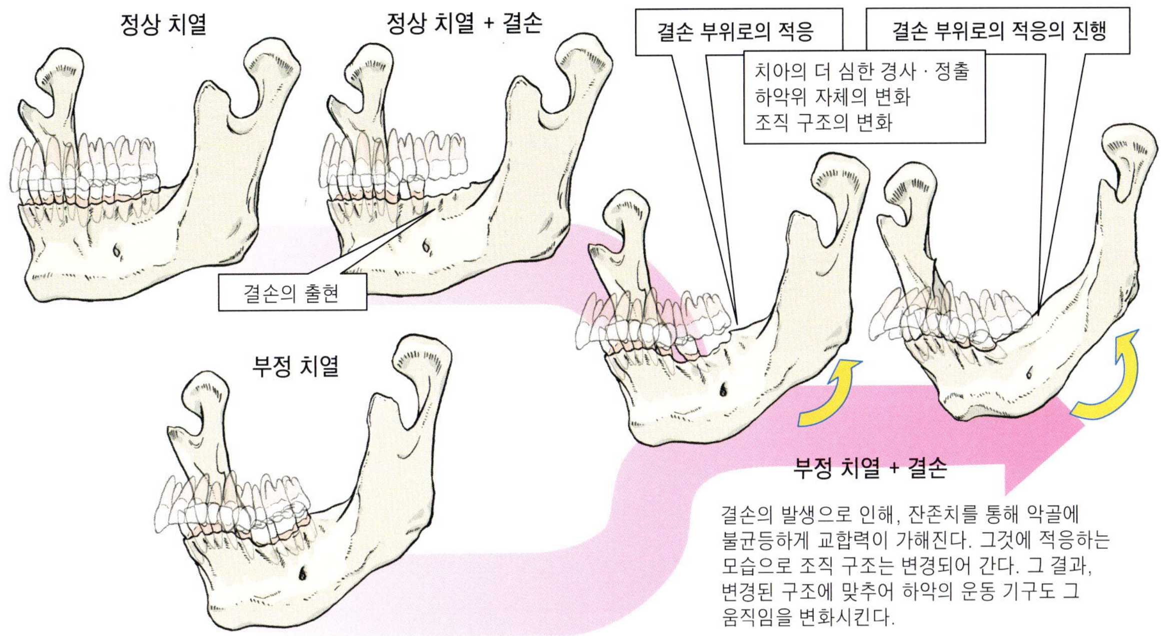

③ 하악위

부정 치열이나 결손으로 인해 치아나 치열에서 일어나는 상황과 마주하는 관계의 변화는 하악위도 변화시킵니다. 하악위가 변화하면, 관절와에 대한 과두위의 변화에 머무르지 않고 관절와 내 연조직의 구조가 변화하기도 하고, 때에 따라서는 개조에 의해 하악 과두의 구조 자체도 변화를 일으킵니다.

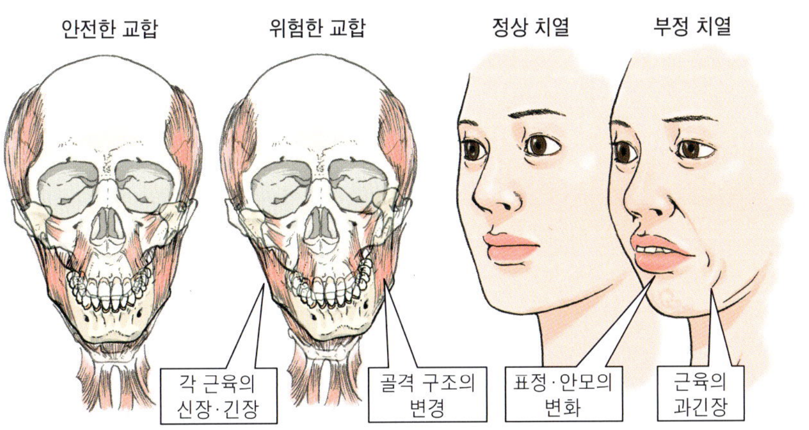

④ 안모

하악위가 변화하면, 하악을 중심으로 한 근육의 구조는 그 하악위에 대해 신장이나 긴장을 일으켜 순응합니다. 골격 구조의 변경도 동시에 일어나, 근육은 그 환경에 더 순응합니다.

임상에서는 환자의 안모 변화와 악운동 경로의 변화로서 그 결과를 파악할 수 있습니다.

비록 결손이나 치열 부정이 있다고 해도, 치아의 위치를 '그 사람이 원래 가진' 위치에 정돈할 수 있으면, 교합을 비롯해 나아가서는 안모 전체의 기구를 기능과 형태의 조화가 이루어진 '가장 아름다운' 모습으로 접근해 갈 가능성이 있다고 할 수 있습니다.

우리가 할 수 있는 일은 '치아와 치열의 조건을 정돈하는' 것이다. 그 일을 할 수 있으면, 안모는 '원래의 모습에 가까워져 간다'라고 생각한다.
다만 모든 증례에서 의도한 치료 개입을 할 수 있는 것은 아니다. 생체 역학을 이해해, 그 교합이 안고 있는 **위험성을 알고 나서** 실현 가능한 치료 계획을 세우는 유연성이 필요하다.
그리고 조직의 변경은 그 기능과 관련을 지으면서 생애에 걸쳐 계속 일어난다. 일시적으로 양호한 모습을 얻을 수 있었다고 해도, 환자에게서 발생하는 역학적 힘을 완전히 예견할 수 없는 한, 반드시 예측하지 못한 사태가 일어날 수 있다. 치료 후의 경과를 계속 관찰하는 진지한 태도야말로 치과의사에게 필요한 진정한 가치야. 순간적인 재주로는 의미가 없어.

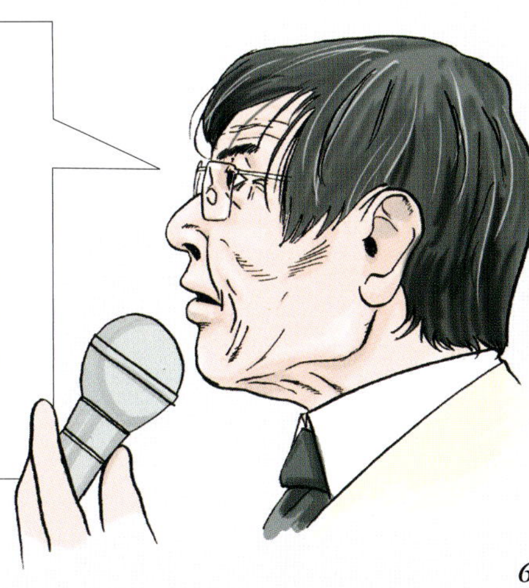

서랍 속 칼럼 ④

존경하는 인물

'존경하는 인물은 누구입니까?'라는 물음이 종종 있습니다. 역사상의 인물이나 이야기의 주인공이 거론될 때가 많지만, 그것은 그 인물의 허상을 상상하고 있을 뿐인 경우가 많다고 생각합니다.

Shimokawa 선생님에게 연락할 일이 있을 때, 전달 사항을 사전에 팩스로 보낸 후 하루 뒤에 직접 전화로 확인하는 것이 저 나름의 원칙입니다. 팩스로 보낸 서류를 들고 전화로 직접 이야기하는 시간은 겨우 5분 정도이지만, 그 사이에 어째서인지 얼굴에는 '질질' 땀이 흐릅니다(한겨울에도).

존경하는 인물의 실상을 눈앞에 대했을 때, 사람은 이유 없는 소모를 강요받는 것입니다.

(Komazawa Homare)

다수치 결손 ① 자석 의치

Shimokawa 선생님은 강의 중에, '씹을 수 있다', '예쁘다', '오래 간다'를 좋은 보철의 조건이라고 표현합니다.

아무리 공들여 보철물을 제작했다고 해도, 그 안의 지대치나 clasped tooth 한 개에 문제가 생기면, 그 보철물 전체가 성립되지 않는 것을 경험할 때가 있습니다. 아무리 '씹을 수 있고', '예쁘다'고 해도 '오래 가지' 않으면, 환자가 그 치료를 좋게 평가해 줄 수 없는 것이 아닐까요?

제5, 6회는 무치악에 가까운 다수치 결손의 임상과 개념에 대한 강의입니다.

No.

Date

제5회 진료 견학

◎자석 의치

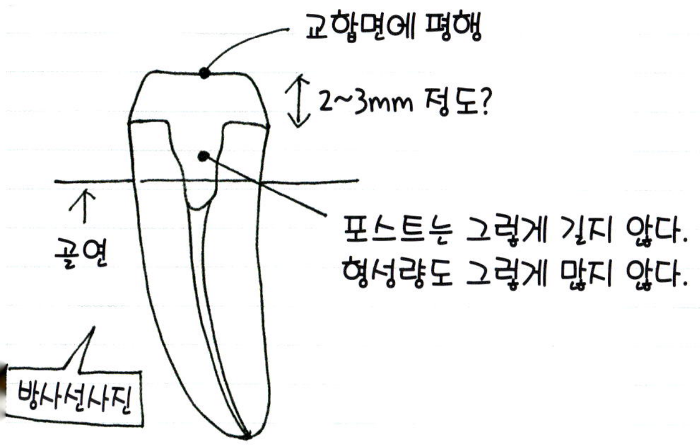

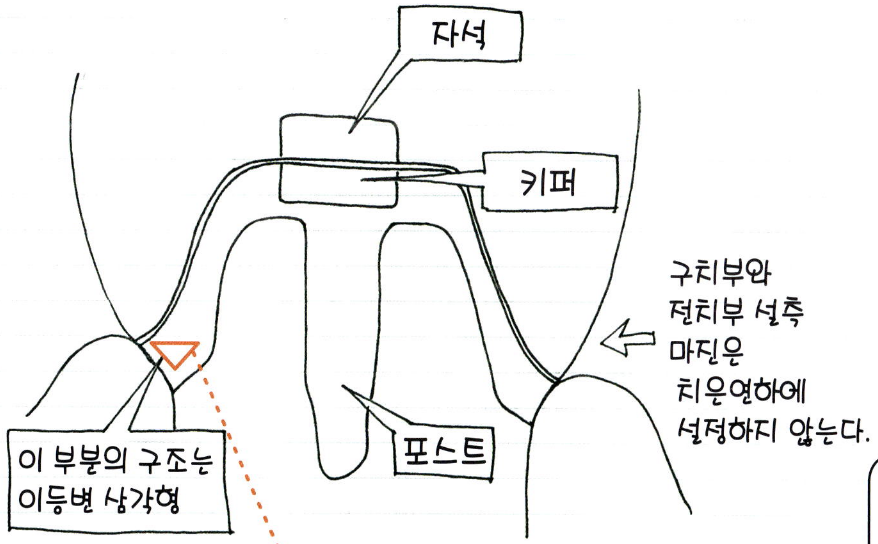

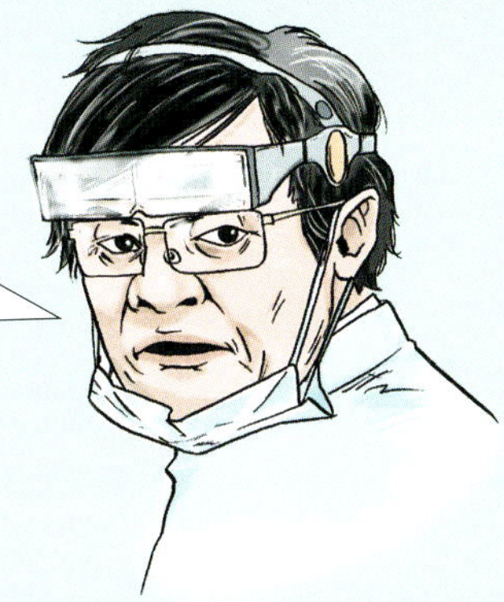

환자에게 주어야 하는 것은 '보철물'이 아니라, 치료한 '교합 그 자체'야. 국소의 대응에만 눈길이 주는 게 아니라 항상 교합 전체를 바라보고, 보철 후에 그것이 어떻게 되는지를 생각하면서 진단하는 것이지.

결손 부위가 많으면 잔존치에도 문제가 있을 때가 많다고 생각합니다. Shimokawa 선생님의 임상에서는, 한 개 치아에 집착해 보존에 노력하는 철저한 대처를 합니다. 한편, 보철 방침을 정리해 갈 때, 잔존치에는 조만간 나빠질지도 모른다는 위험성이 항상 따라다닌다는 현실적인 진단도 게을리하지 않습니다. 종합적으로 잔존치를 진단하고 제작한 보철물을, '1구강 단위로서 더욱 오래 가도록 한다'라는 것에 지혜가 모입니다.

그것을 위한 설계의 하나로서, 이번에는 자석 의치를 주제로 강의하셨습니다.

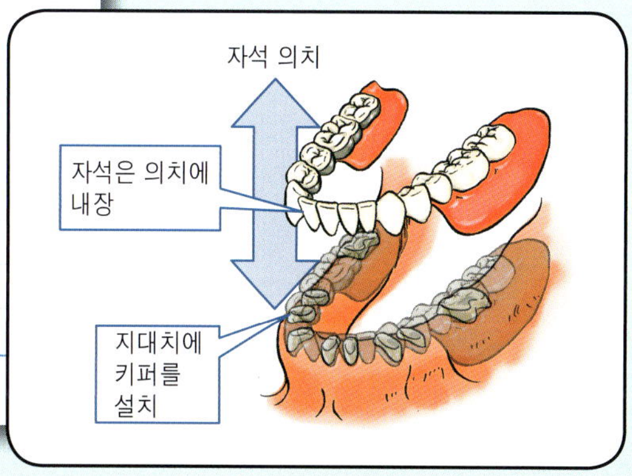

마진부의 contour: 이등변 삼각형의 이미지

어느 정도 개수의 잔존치가 있다면, 자석 의치의 유지는 의치상의 점막 봉쇄에 의한 음압에 의지할 필요가 없습니다. 그 때문에 심미성, 기능성, 청소성 등의 관점에서 순측에 의치상이 없는 크라운 모양의 보철물을 디자인합니다.

잔존 치근 보철의 경우, 법랑질은 없어지고 원래의 치은연하로부터의 contour도 잃어버린 상태입니다. 따라서 치은연하에서 올라오는 보철물의 emergence profile에는 보철물에 의한 tissue support가 필요합니다(제4회 참조).

치아의 형성량과 같은 정도의 contour 형태는 치은에 적절한 압력을 주어, tissue support를 가능하게 합니다. 다시 말해서 마진 부위의 형태는 이등변 삼각형을 이미지 해서 보철물을 제작합니다.

자석의 성질을 이해하고 설계한다

자석 의치의 구조물은 다음과 같습니다.

의치측: 인공치, 의치상, 보강용 금속 프레임워크, 자석 유지용 레진, 자석

지대치측: 키퍼를 내장한 치근 코핑, 시멘트, 지대치

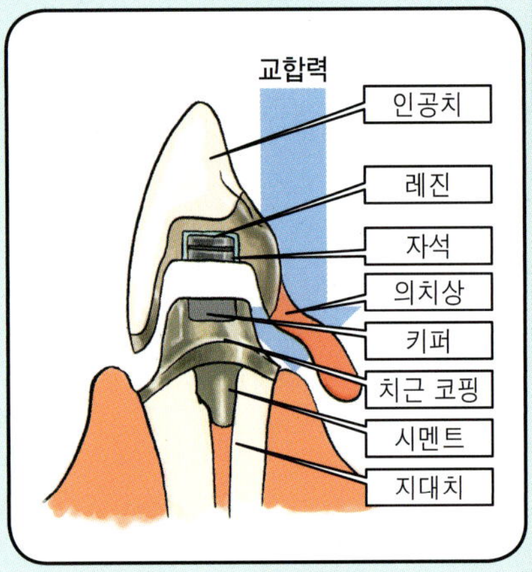

의치가 들어갈 공간에 이만큼의 구조를 넣기 위해서는, 치근과 대합치 사이에 많은 clearance가 필요합니다.

또한 치근에 가해지는 교합력의 영향으로 인해 치아의 이동이나 치근 파절이 일어나지 않도록, 교합력은 clasped tooth의 치축 방향에 가능하면 똑바로 가해지도록 배려해야 합니다. 다시 말해서 치근 코핑의 교합면은 교합평면과 평행하게 설계합니다. 자석을 전제로 하지 않는 보통의 치근 코핑도 이렇게 설계하는 것이 기본이지만, 키퍼측이 되는 치근의 상태를 보존하는 것이 더 고차원으로 요구되는 자석 의치에서는, 위의 조건을 충분히 고려한 치근 형성이 필요합니다.

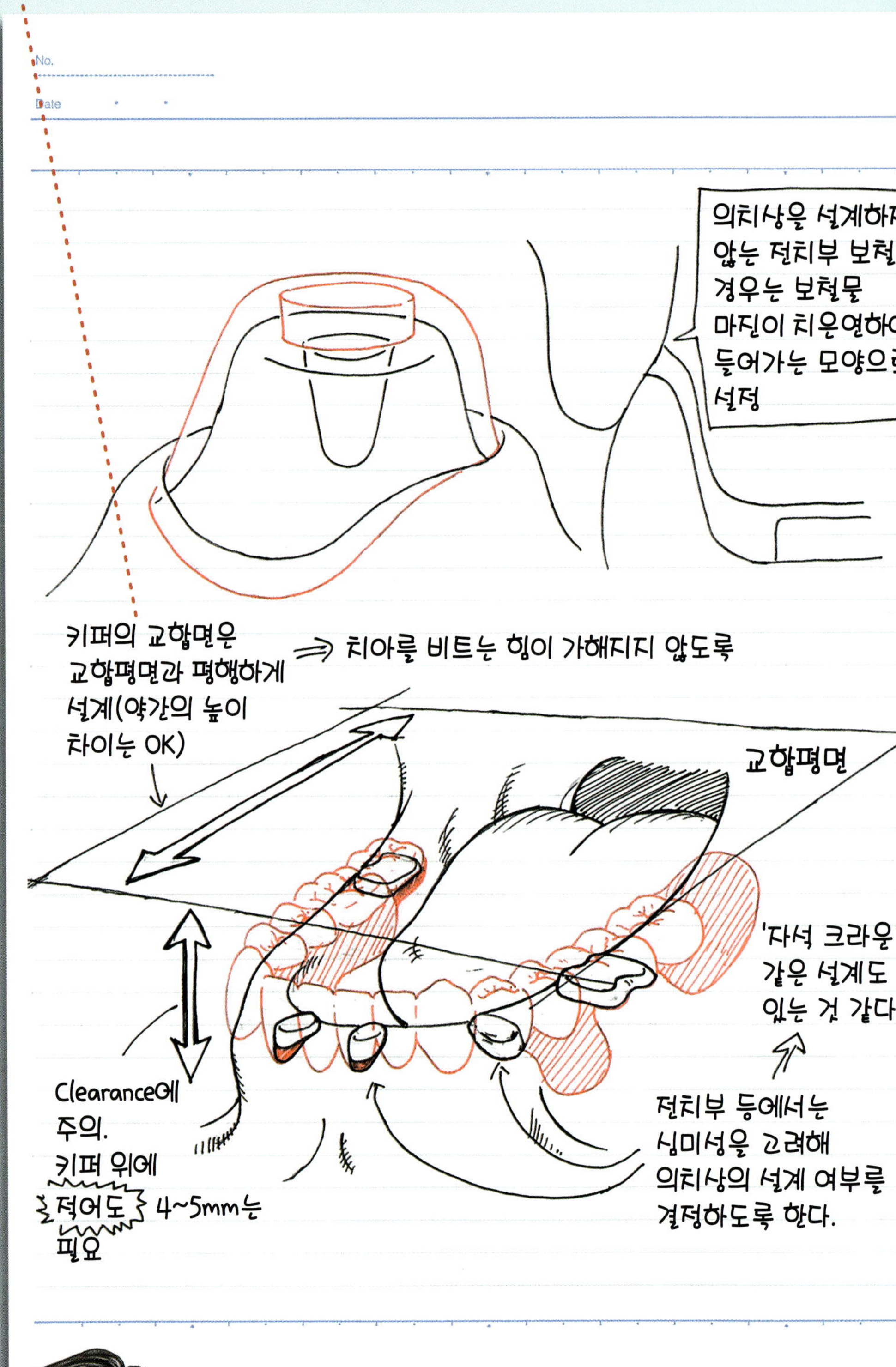

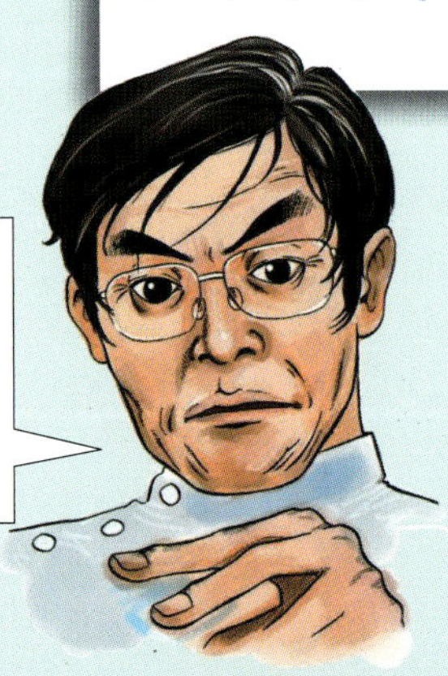

자석을 넣은 후에 의치는 물론 치근이 망가지지 않으려면 어떻게 하면 되는지, 잘 생각하면서 설계하세요.

2일째는 자석 의치의 상세한 설명 중심의 강의입니다

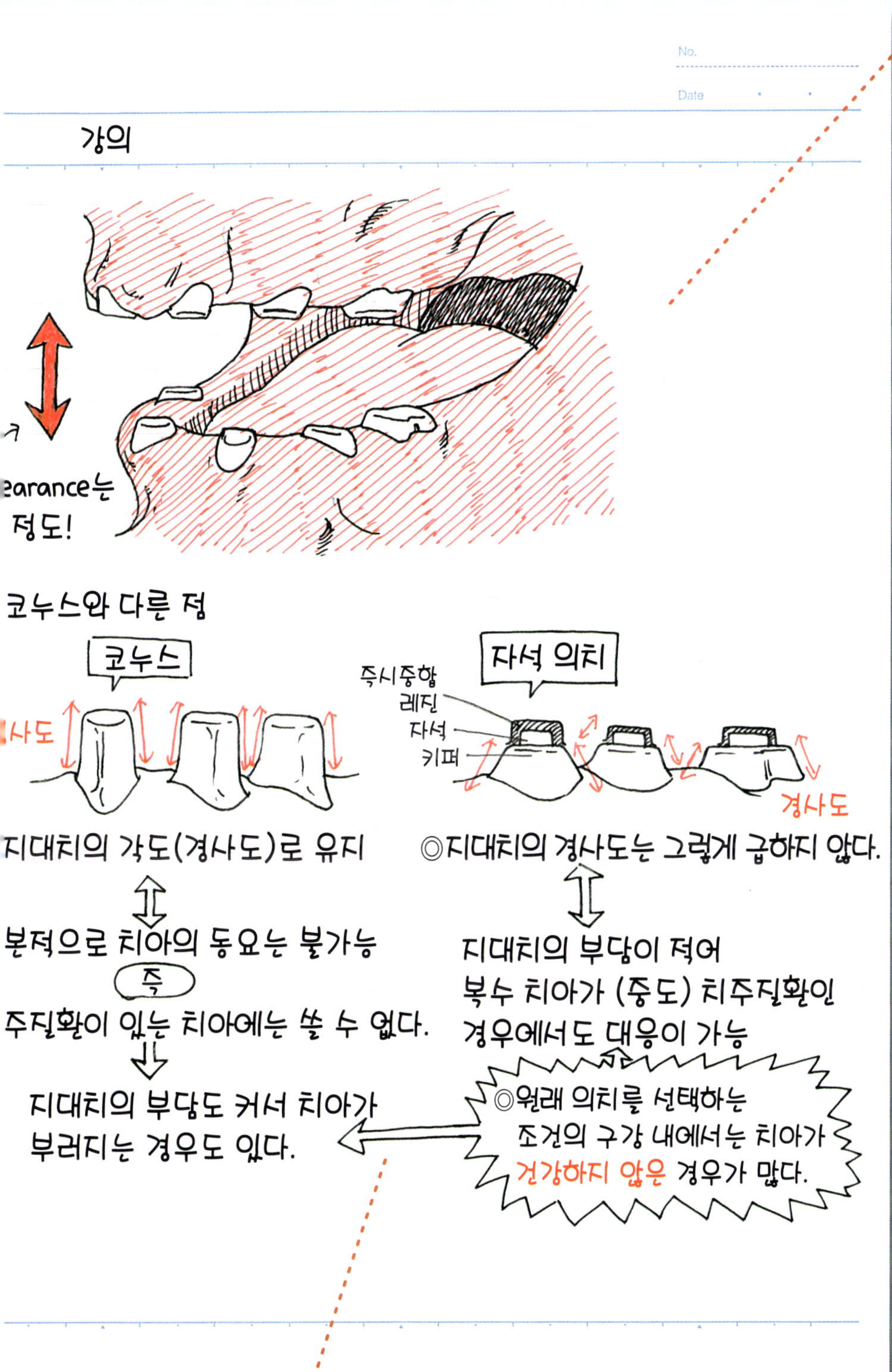

항상 교합 전체를 본다

자석 의치가 필요한 환자의 구강 내에는, 잔존치의 경사나 정출, 치조제의 흡수 등이 일어나 있습니다.

국소 조건의 악화에 현혹되지 않고 복잡한 장치를 포함한 의치 교합과의 정합성을 가지도록 제작하려면, 항상 환자의 교합 전체를 내다보는 관점이 필요합니다.

코누스 vs. 자석

자석 의치 이외에 오버덴쳐 타입의 대표적인 것으로, 코누스 텔레스코프(konus telescope)를 들 수 있습니다.

모두 의치의 유지를 잔존치에서 구하는 방법으로, 각각 장·단점이 있습니다.

다수치 결손의 경우는 이미 잔존치에도 그만한 데미지가 있을 것으로 상상됩니다. 보통의 교합압뿐만 아니라 parafunction과 같은 큰 측방력이 가해졌을 때, '떨어진다'라는 방식으로 치근의 부담 능력 이상의 지나친 힘을 받아넘길 수 있는 것이 자석 의치의 장점이라고 생각됩니다. 이처럼 잔존치에 가해지는 부담을 되도록 줄이는 설계를 해야 임상적으로는 예후에 대한 대처가 쉬우리라는 것이, Shimokawa 선생님의 자세라고 생각합니다.

자석 의치를 위한 지대치 디자인

자석 의치도 지대치에 어느 정도의 교합력은 가해집니다. 그때, 지대치 키퍼면의 형태는 가능하면 치근과 '닮은꼴'이어야 합니다. 의치를 통해 가해지는 교합력을 가능하면 치축 방향에 균등하게 해서 파절 등의 문제에 대처하기 위해서입니다.

치근 코핑에 이러한 조건을 줄 수 없을 것 같으면, 지대치의 상태는 물론 교합평면에 대한 치축 방향에 문제가 있는 등의 다양한 조건에 대해서 다시 한번 더 검토하는 것이 좋습니다. 때에 따라서는 보철로 구축하려고 하는 교합 그 자체를 다시 음미할 필요가 있는 것이 아닐까요.

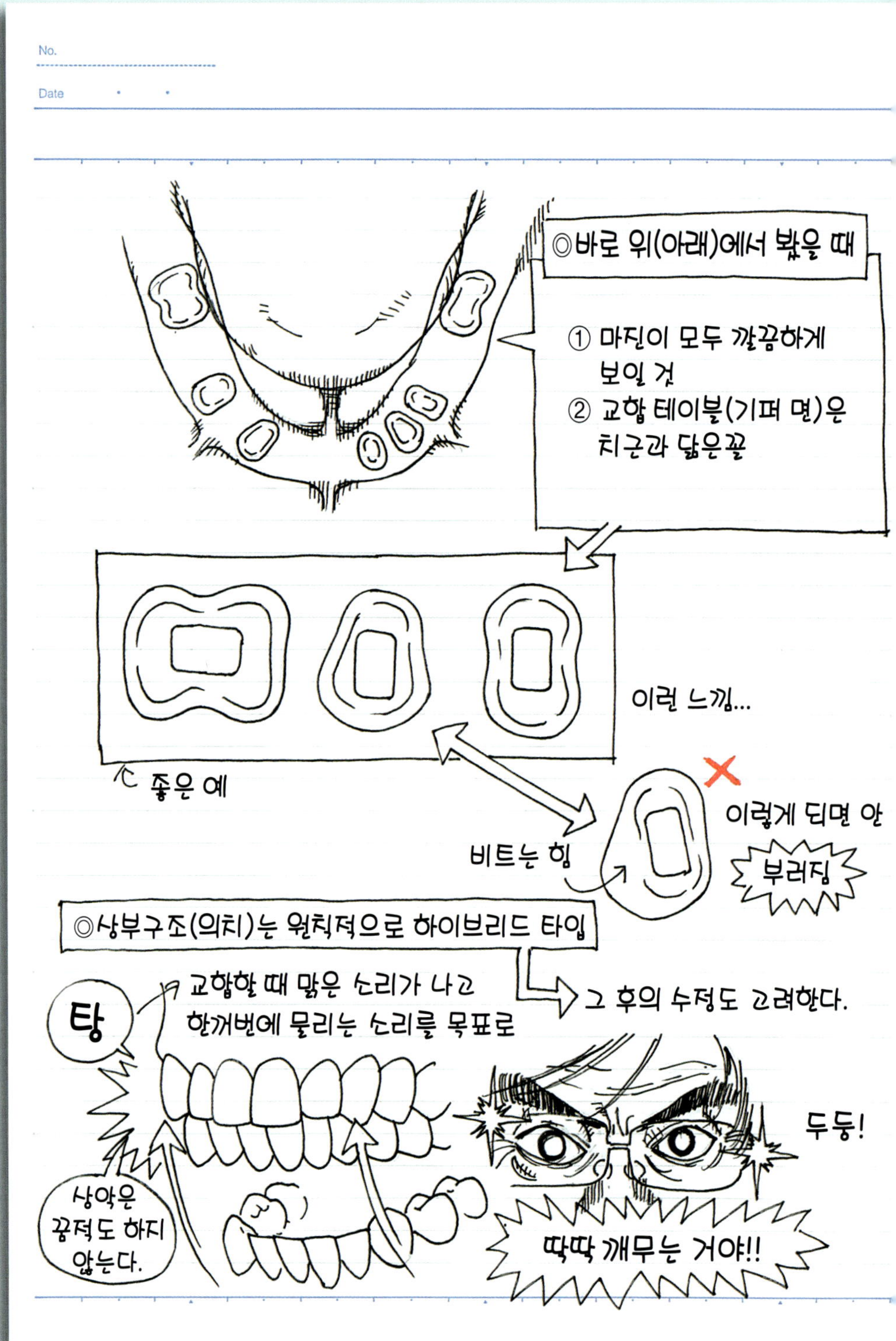

닮은꼴

Shimokawa 선생님의 이야기 속에는 '닮은꼴'이라는 표현이 자주 나옵니다.

생체가 정상적으로 발육하고 발달하면, 각 기관의 형태는 주위 기관과 조화를 이룬 모습이 됩니다.

예를 들어 근관의 형태는 치근과 조화를 이룬 닮은꼴이 되고, 이상적인 치열은 토대가 되는 치조궁과 닮은꼴이 될 것입니다.

치열을 진단할 때, 토대가 되는 치조궁과 치열의 형태가 조화를 이룬 닮은꼴인지, 상·하 치열궁의 형태도 닮은꼴인지에 대한 관점을 가지면, 치열 어디가 부정한 형태를 하고 있는지 이미지 하기 쉬워진다고 생각합니다.

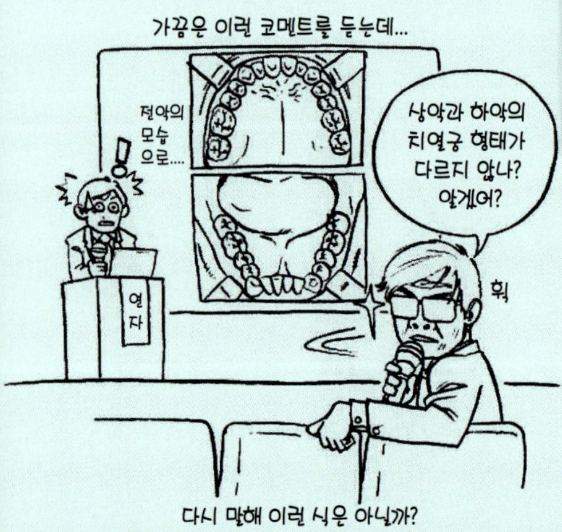
가끔은 이런 코멘트를 듣는데...
절악의 모습으로....
상악과 하악의 치열궁 형태가 다르지 않나? 않겠어?
연자
휙
다시 말해 이런 식은 아닌가?

자석 의치의 상부구조는 하이브리드로

'교합은 항상 변한다'라고 Shimokawa 선생님은 말씀하십니다. 특히 오버덴쳐 타입을 선택하는 다수치 결손의 경우, 그 결손에 이르기까지의 과정에서 잔존 치열이나 관절와 내 연조직, 근육은 많은 영향을 받는다고 생각합니다. 결손 시점에서 교합 자체는 더 저위이고, 더 후퇴한 상태일 것입니다.

보철물로 교두감합위를 회복하면, 관절와 내 연조직의 수복이나 개조가 일어나는 것 이외에 각 교합관련근도 평형을 회복합니다. 그 결과, '하악이 전방으로 나온다'라는 현상이 일어날 수 있습니다. 이러한 치료 후의 변화에 유연하게 대응하려면, 상부구조는 어느 정도 융통성 있게 조정할 수 있는 소재여야 하고, 결과적으로 하이브리드 세라믹을 자주 사용합니다.

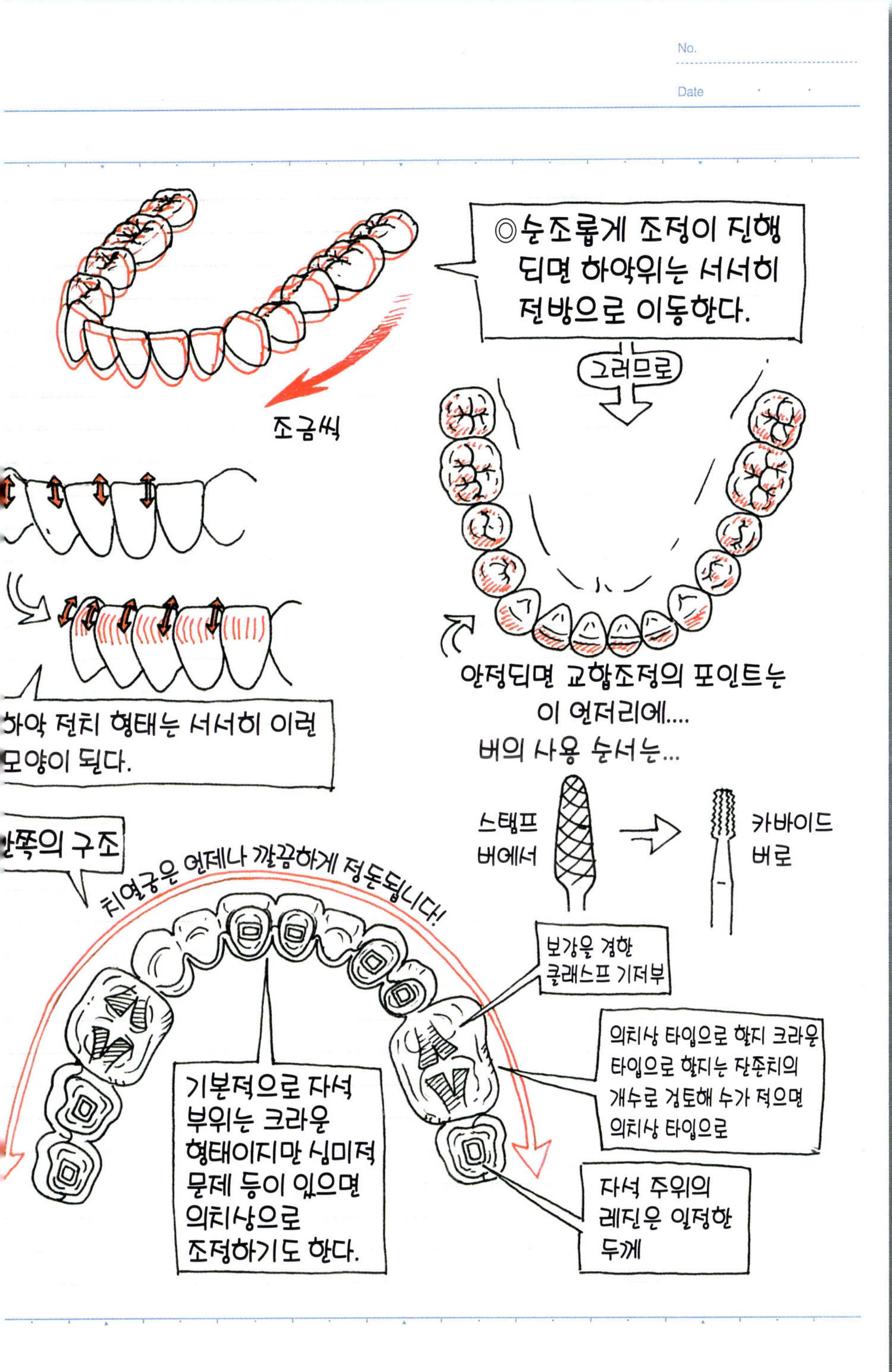

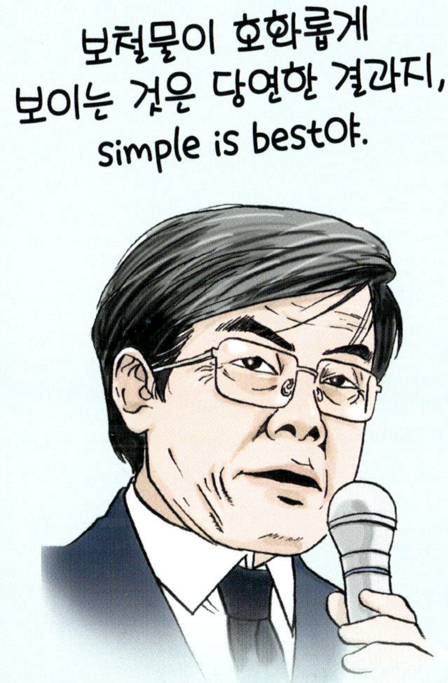
보철물이 조화롭게
보이는 것은 당연한 결과지,
simple is best야.

최종적인 보철물의 모습은 언제나 단순하게 보이도록

다수치 결손에 이르는 많은 경우는 원래의 치열과 교합의 어떠한 문제가 원인이 될 때가 많다고 생각합니다. 원래의 문제에 더해, 결손의 결과로 조건이 더 악화한 곳에 보철을 설계하는 것이므로, 당연히 보철물은 복잡해집니다. Shimokawa 선생님이 설계하는 보철물은, 복잡한 기구를 갖춘 보철물이라 해도 보철 전 단계에서 하악위의 확인이나 지대치 조건을 정중하게 정리해 가므로, 겉모습은 단순하게 보이도록 완성되어 갑니다.

레이저

자석 의치를 선택한 경우는, 잔존 지대치의 조건이 안 좋을 때가 가끔 있다고 생각합니다. 다시 말해서 오랜 기간 관리하는 가운데, 당연히 발치라는 사태도 있습니다. 그때의 대응으로는 레이저를 이용한 발치와 보존술(socket preservation)이 효과적입니다.

Shimokawa 선생님은 탄산가스 레이저를 사용합니다. 레이저광의 소성 효과로 상처면 표층을 혈병화해 상처면을 보호하는 것과 동시에, 온열 효과로 혈관아세포와 섬유아세포의 활성화를 촉진해 좋은 효율로 조직 재생을 도모합니다.

방법은 몇 초간 빛을 쬘 뿐인 아주 단순한 치료이지만, 상당한 효과를 볼 수 있습니다.

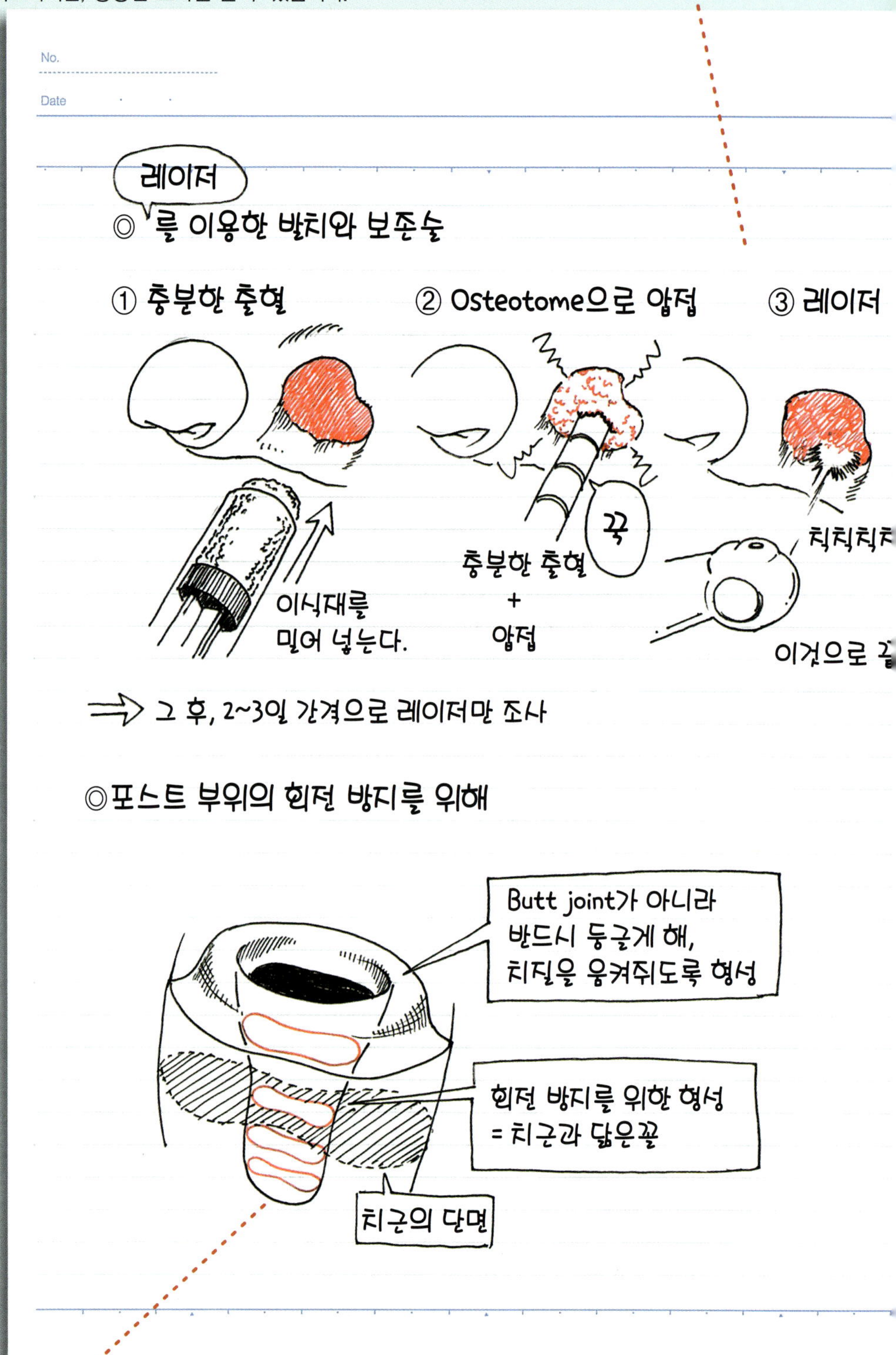

포스트 부위의 형성

자석 치근 코핑의 형성은 메탈 코어 형성에 따르지만, '포스트를 형성해야 할 만큼 조건이 나빠진 치아'에 대해 확실히 적합하고 게다가 회전력 등이 가해지지 않아 치근 파절의 위험을 되도록 줄이는 궁리가 필요합니다.

형성의 조건을 정리하면 다음과 같습니다.

- 포스트 부위는 치근과 닮은꼴로 형성. 다시 말해서 근원심으로 압축된(회전하지 않음) 원주형이 된다.
- 포스트 부위의 형성은, 치관측에서는 경사각이 조금 더 적고 근첨측에서는 경사각을 더 많이 부여해, 특정 부위로의 응력 집중을 피한다. 또한 너무 긴 포스트는 설계하지 않는다.
- 원칙적으로 2mm의 페룰(ferrule)을 확보해, 교합력이 가해져도 치질을 충분히 움켜쥘 수 있는 환경을 부여한다.

위의 조건을 만족하는 형성으로, 교합압으로 인한 회전력이 치아를 파괴하는 힘이 되지 않도록 배려합니다.

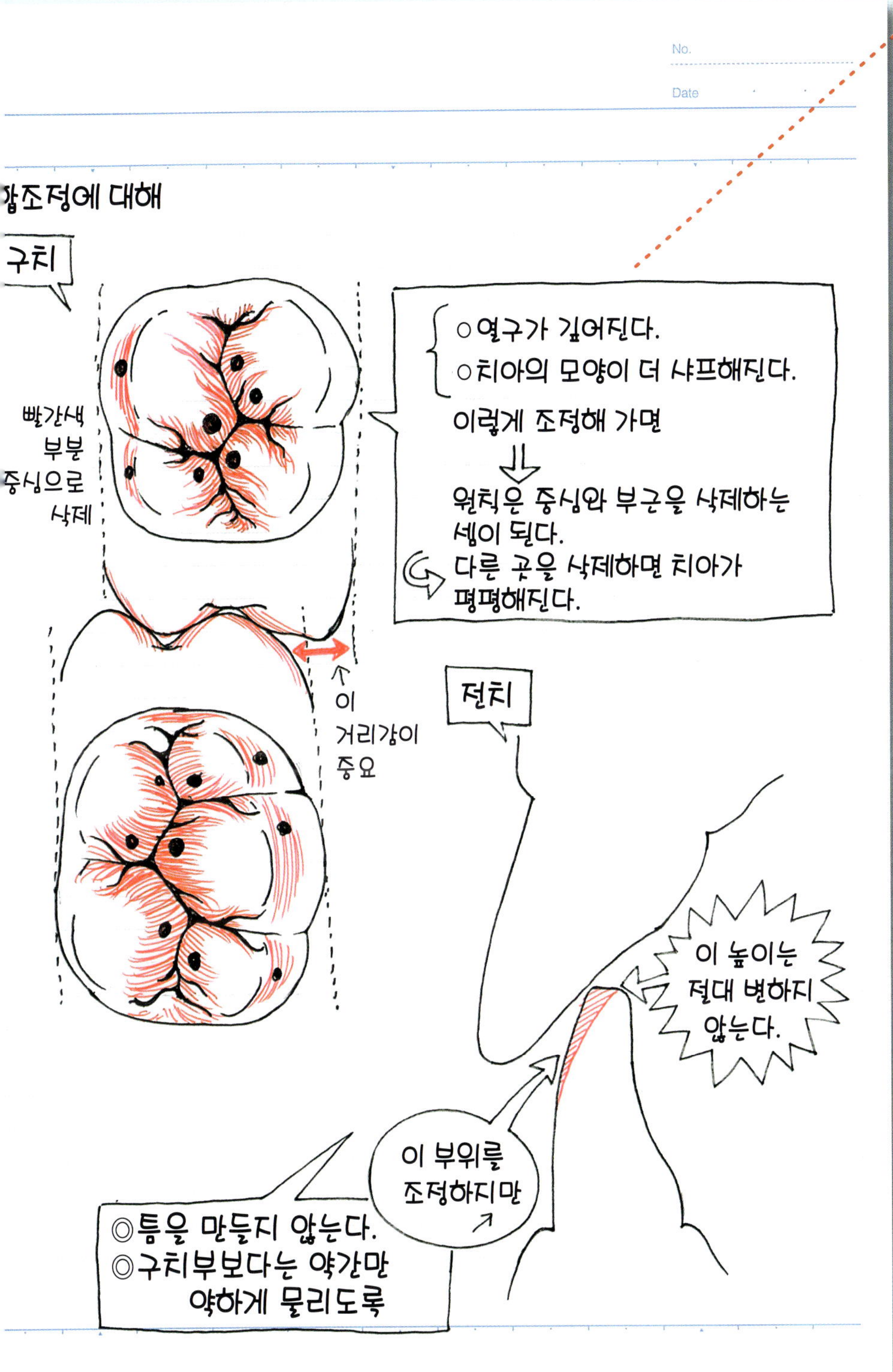

교합조정에 대해

환자의 악운동은 복잡합니다. 그리고 턱관절과 치조제 등의 조직 구조는 항상 변화합니다. 교합기에서 제작한 보철물을 실제의 구강 내에 장착해 관리하는 가운데 조정 없이 대응할 수 있을 리가 없습니다.

Shimokawa 선생님의 교합조정 포인트는, 아마도 **'높낮이가 더 있는 교합면을 만들어, 명확한 교두감합위에서 교합시키는 것'**, 게다가 **'시간이 흘러 변화해 가는 교합에 대응하면서, 안이하게 저위로 이끌지 않는 것'** 이라고 생각합니다.

이상적인 교두감합위나 전방 가이드의 구축 과정에서, 치아가 간섭하고 있다고 진단한 부위를 단순히 깎아 버리면 간섭은 없어지지만, 교합은 낮아집니다. 그것은 결국 붕괴한 교합 상태에 접근해 가는 것과 같은 것이므로, 조정할 때는 위의 조건을 염두에 두면서 융선을 삭제하거나 때에 따라서는 부족한 곳을 첨가할 필요가 있습니다.

하루 중 1시간은 놀며 즐겨라

심미적·기능적으로 양호한 치은 환경을 만들기 위해, Shimokawa 선생님은 집착을 가지고 보철물 치은연하의 형태 등을 조정하는데, 그것을 위한 '여러 방법'을 설명합니다.

치과 치료는 이미 어딘가가 망가져 버린 생체의 한 부분을 어떠한 대용품으로 대체하는 행위라고 생각합니다. 원래대로 되돌리는 것이 아니므로 '완전한 재생·수복'은 바랄 수 없습니다. 그 결과, 의학적으로 문제가 없는 범위 내에서 최종적으로는 어딘가에 타협점을 구하게 됩니다.

의학적인 한계나 술자의 기량, 때로는 환자의 성격이나 경제적 문제까지, 다양한 제한 조건과 이상적인 치료 사이에서 딜레마에 빠지면서, 이 타협점을 어디까지 파고 들어갈 수 있는지가 우리 임상가 주변을 항상 맴도는 과제입니다. 자신의 한계에 대처하는 자세 없이 술자의 기량은 증가하지 않습니다.

Shimokawa 선생님은, 하루 중 1시간은 그런 '이상을 추구하는 일'에 임한다는 의미로, '하루에 1시간은 놀며 즐긴다'라고 표현합니다.

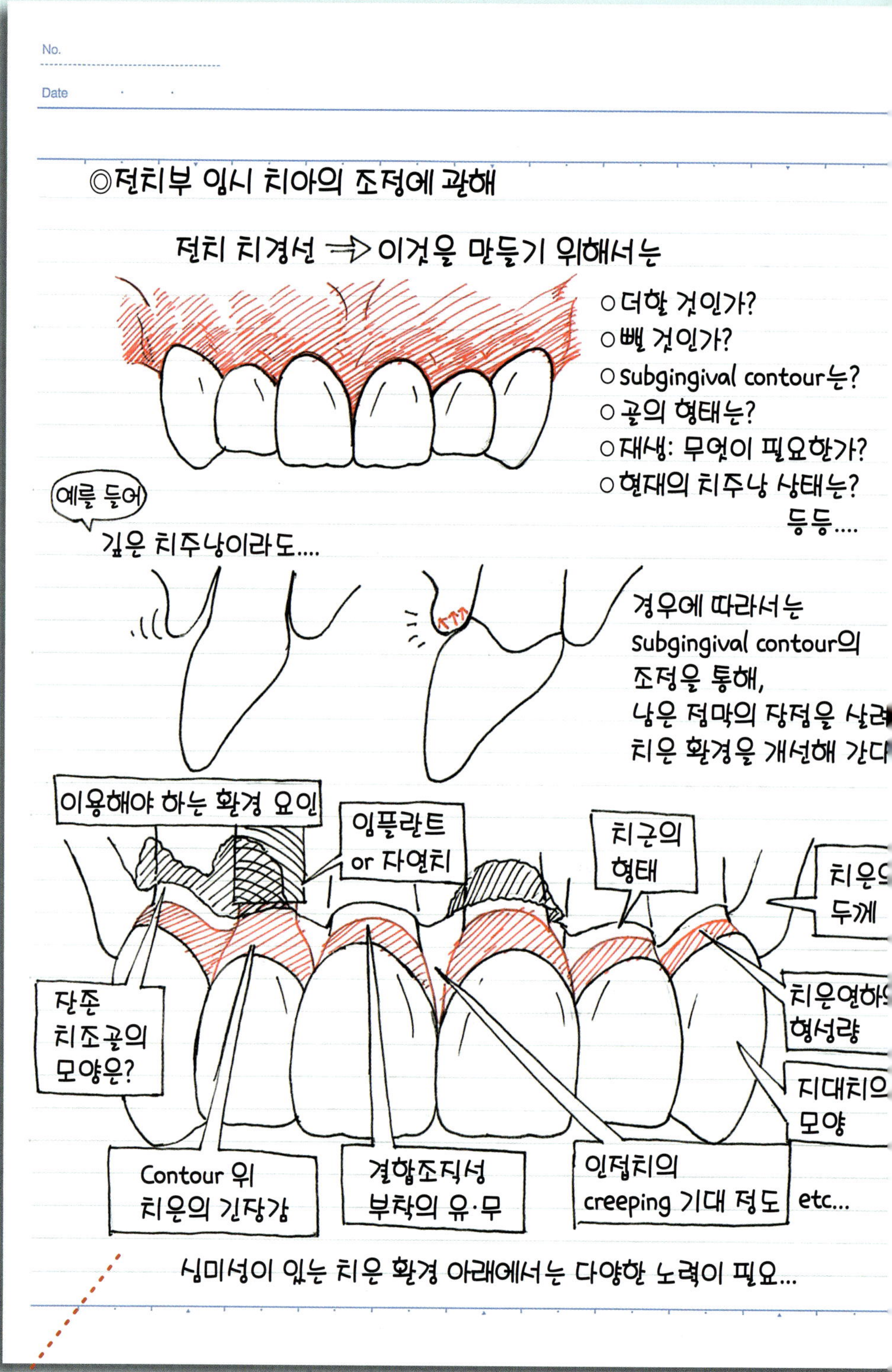

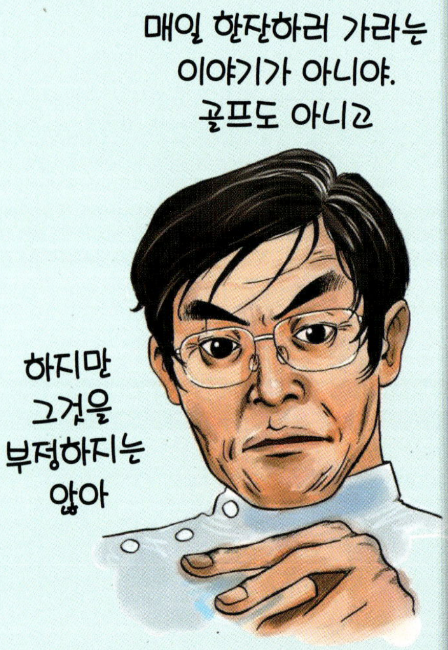

치은 형태의 추구

이상적 치은에 요구되는 모습은 '염증이 없고, 좌·우 대칭의 샤프한 구조'라고 생각합니다. 치조골의 구조, 치은의 바이오 타입, 치근막이 있는 자연치 주위 조직인지 임플란트 주위 조직인지 등 각각의 조건 차이에 따라 치료 전략을 바꿀 필요가 있습니다. 적재적소에 사용할 수 있도록 날마다 테크닉의 습득에 힘쓰는 것과 기초지식으로서 해부학적 구조나 치은 등의 생리 작용에 대해서 조예를 깊이 하는 것이 중요합니다.

치은과 치조골 환경을 정돈하고, 거기에 맞춘 보철을 설계한다

좌·우 대칭이고 심미성이 뛰어난 치은 형태를 만들기 위해서는, 먼저 치은과 치조골의 조건을 정돈할 필요가 있습니다. 그러기 위해서는, 간단한 절제 요법부터 재생 요법에 이르기까지 다양한 술식을 선택해 전략을 결정해 가야 합니다.

목표로 해야 하는 치은 형태를 명확히 이미지하고, 그것에 대해 어떤 치료 접근이 필요한지는 그때그때의 상황에 맞추어 임기응변으로 대응해 갈 필요가 있습니다.

치은과 치조골의 조건을 정돈하고 보철물의 치은연하 contour를 조정해 치은에 적절한 긴장감을 줄 수 있으면, 양호한 '보철 ⇔ 주위 조직' 관계의 구축으로 이어집니다.

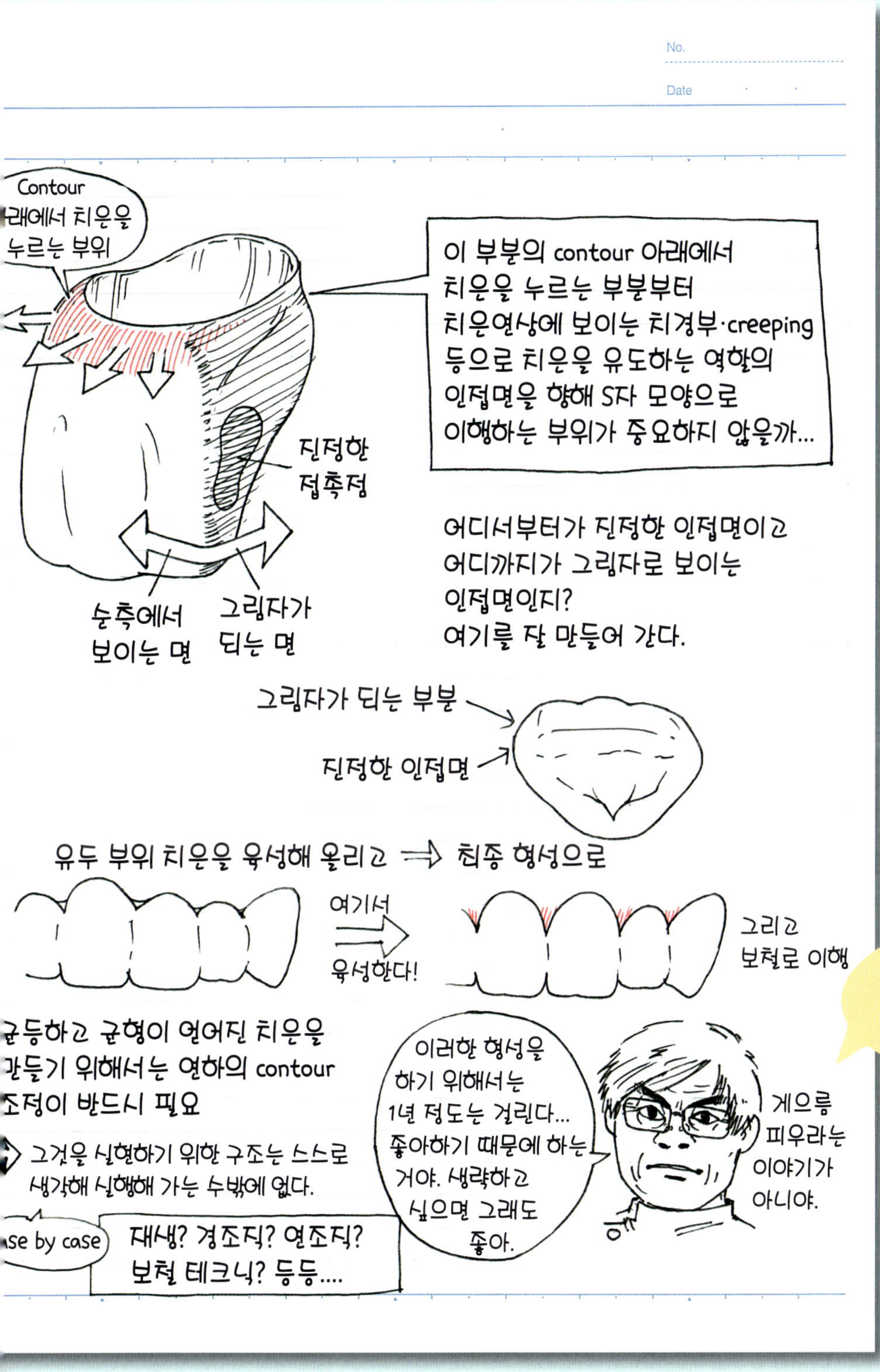

시모카와 선생님도 이렇게 말씀하십니다.

전치부에서 보철적 형태의 음미

'Subgingival contour를 조정함으로써 치주조직에 적절한 긴장감을 주어, 보철물 주위의 치은 환경을 정돈하는 것'에 대해서는 이미 서술했습니다(제4회). 그러나 치은을 '눌러 올리는' 술식과 치은연상의 심미성 획득이 결코 단순하게 양립하는 것은 아닙니다.

전치부에서는, 절연부 우각에서 치경부 중앙에 걸쳐서 완만하게 들어가는 사주능선의 각도가 그 치아의 형태적 인상을 결정합니다. 다시 말해서 인접면 부근에 생기는 음영의 깊이로 치아의 시각적 인상을 어느 정도는 조작할 수 있습니다. 한편, 치은연하 contour의 구조가 어느 정도 '볼록한' 형태이면 거기에서 올라오는 사주능선의 각도는 어떻게 해도 둔해지므로, 샤프한 인상을 주는 치관 형태를 부여하기 어려워집니다.

치은연상에서 형태의 균형을 취하면서, 치은연하에서는 치은의 성숙이나 교대율에 의한 경미한 형태 변화의 요소를 조절해 심미적 환경을 만들어 가기 위해 형태를 수정하려면, 그것을 '놀며 즐긴다'라고 생각하고 집착하는 자세가 아니면 도저히 달성할 수 없을 것입니다.

수강생 증례에 대한 Shimokawa 선생님의 의견

측방 운동을 하려고 하면, 경부 근육에 긴장이 나타나는 증례

"의치 대 자연치 교합의 경우에 치조제의 형태로부터 상정되는 이상적인 위치를 우선해서 인공치를 배열하면, 대합 자연치와의 양호한 교합 접촉을 얻을 수 없을 때가 있다.

이 증례는 하악 견치가 약간 설측으로 경사해 있어, 견치에 의한 가이던스가 되지 않는다. 전방 가이드 치아가 불분명하므로, 측방 운동을 하려고 하면 악운동과는 직접 관계가 없는 근육까지가 동원되어 이러한 긴장이 발생했다고 생각한다. 이렇게 되지 않기 위해서도 견치의 가이던스를 확보하는 궁리가 필요하다."

스마일라인이 정돈되지 않는 증례

"Clenching이 있어서 입꼬리가 올라가지 않아, 웃으려고 해도 아랫입술은 사다리꼴의 라인을 그려 버린다. 이런 경우에는, 의치에 설정된 교합이 너무 낮을 가능성이 있다.

이 증례는 상악 전치를 짧게 배열해 버렸기 때문에, 결과적으로 교합이 낮게 설정되었지만, 교합한 상태에서 치아만을 관찰하면 상·하 치아는 언뜻 정상적으로 교합하고 있는 것처럼 보인다.

인공치를 배열할 때는, 치조제로부터의 거리뿐만 아니라 스마일라인, 립라인으로 전치부의 배열 위치를 산출해야 할 것이다."

손상이 없는 자연치를, 그대로 보존한 증례

"잔존 자연치끼리의 교합을 유지하고 보철을 했으므로 교두감합위의 설정이나 악운동에는 문제가 없다. 하지만 다수치 결손의 경우, 잔존치의 식립 위치 자체가 이상적이라고는 할 수 없다. 의치를 이상적인 치열 형태로 배열했을 때 잔존치의 위치에 문제가 있는 것을 알았다면, 보철을 이용해 수복해 버리는 것이 적어도 기능성과 심미성은 확보하기 쉽지만, 치아 삭제의 위험성을 생각하면 어려운 부분이다."

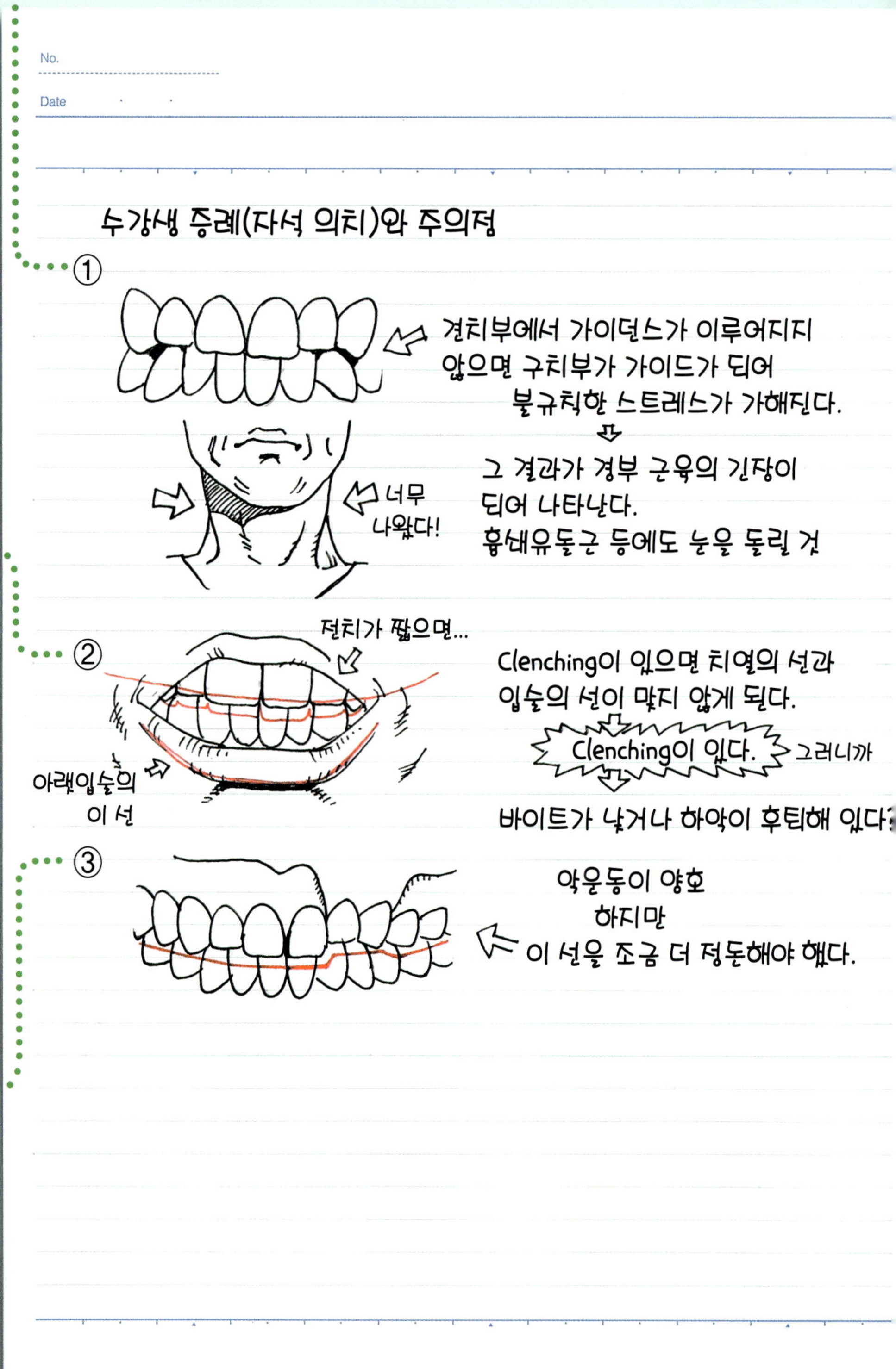

자석의 설계

앞에서 서술한 것처럼, 자석은 코누스와 달리 원칙적으로는 지대치의 기계적 감합력에 의지하지 않습니다. 그 때문에, 키퍼를 내장한 지대치에는 코핑의 길이를 길게 설계할 필요가 없습니다. 그러나 지대치 안에는 키퍼가 있으므로, 단순한 치근 코핑보다 어느 정도의 높이를 가지는 측면도 있습니다. 이러한 보철을 선택하는 치아는 치료 전의 단계에서 치주질환 등의 문제를 안고 있는 경우가 많고, 거기에 측방력이 가해지는 것을 가능하면 피하고 싶은 것도 사실입니다. 다시 말해서 '지대치의 조건이 좋지 않다 → 약한 유지력(큰 경사도)', '지대치의 조건이 좋다 → 강한 유지력(작은 경사도)'과 같은 선택을 하는 등의 배려를 하는 것이 좋습니다.

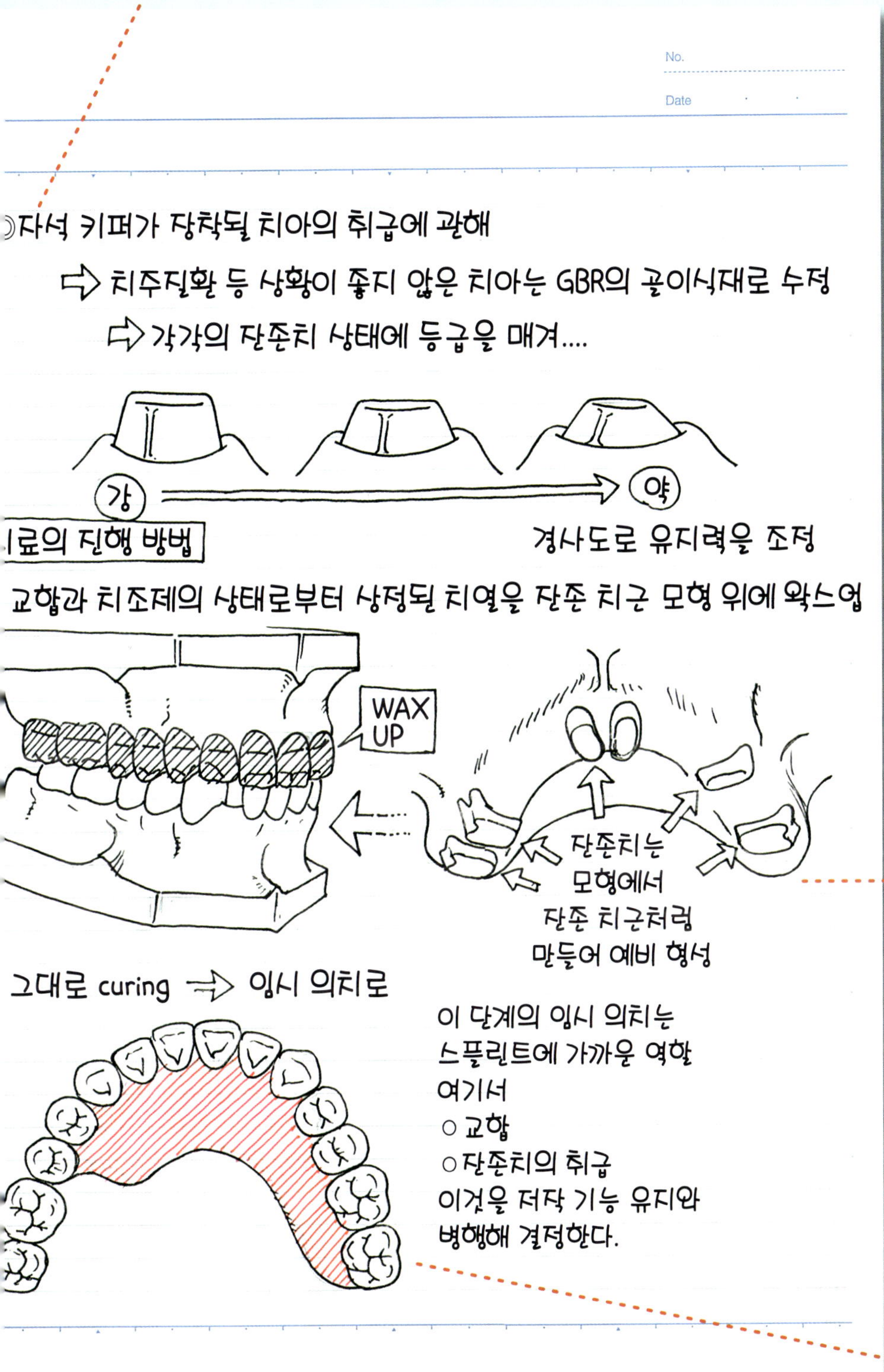

자석 의치의 제작 순서

① 교합에 대한 대략적인 진단

스플린트 제작과 같은 요령으로, 치아 교두감합위의 영향을 받지 않는 '최대 개구·최속 폐구'의 교합을 채득합니다(근·근막 트리거 포인트 압박 스트레치법 병용).

의치상 아래에 있을 예정인 치아를 모형에서 잔존 치근으로 이미지 해, 이상적인 치열을 왁스업합니다.

이 시점에서 '치아를 최대한 살려, 가능하면 남긴다'라는 생각으로 제작을 진행합니다. 다시 말해서 잔존치는 되도록 보존하려고 노력합니다.

② Provisional denture 제작

①의 왁스업을 반영한 임시 의치를 제작합니다. 원칙적으로 순측에는 의치상을 설정하지 않는 모습으로 진행하지만, 잔존 치근 부위의 유지력 등을 이용해 적절히 대응해 갑니다.

③ 남길 치아 결정

필요한 발치, 치주 외과 처치를 해 치조제와 지대치의 조건을 정돈합니다.

④ 내관 제작

여기에 이르는 과정에서 필요하면 몇 번이고 provisional denture를 재제작해 교합의 안정을 도모합니다.

하악위와 교합평면이 결정되고 비로소 내관의 디자인이 결정됩니다.

⑤ 교합 채득

교합을 채득할 때, 치아에 교합력이 전해지면 치근막의 센서가 작용해 하악위에 영향을 미칠 우려가 있습니다. 가능하면 골격과 근육의 평형만으로 하악위를 채득하기 위해, 될 수 있으면 치아에 교합력을 가하지 않고 근육위에서 채득하도록 노력합니다.

또한 이 시점에서는 '최대 개구·최속 폐구'를 충분히 재현할 수 있는 상태까지 근육을 스트레치하고, 악운동을 연습해 둘 필요가 있습니다.

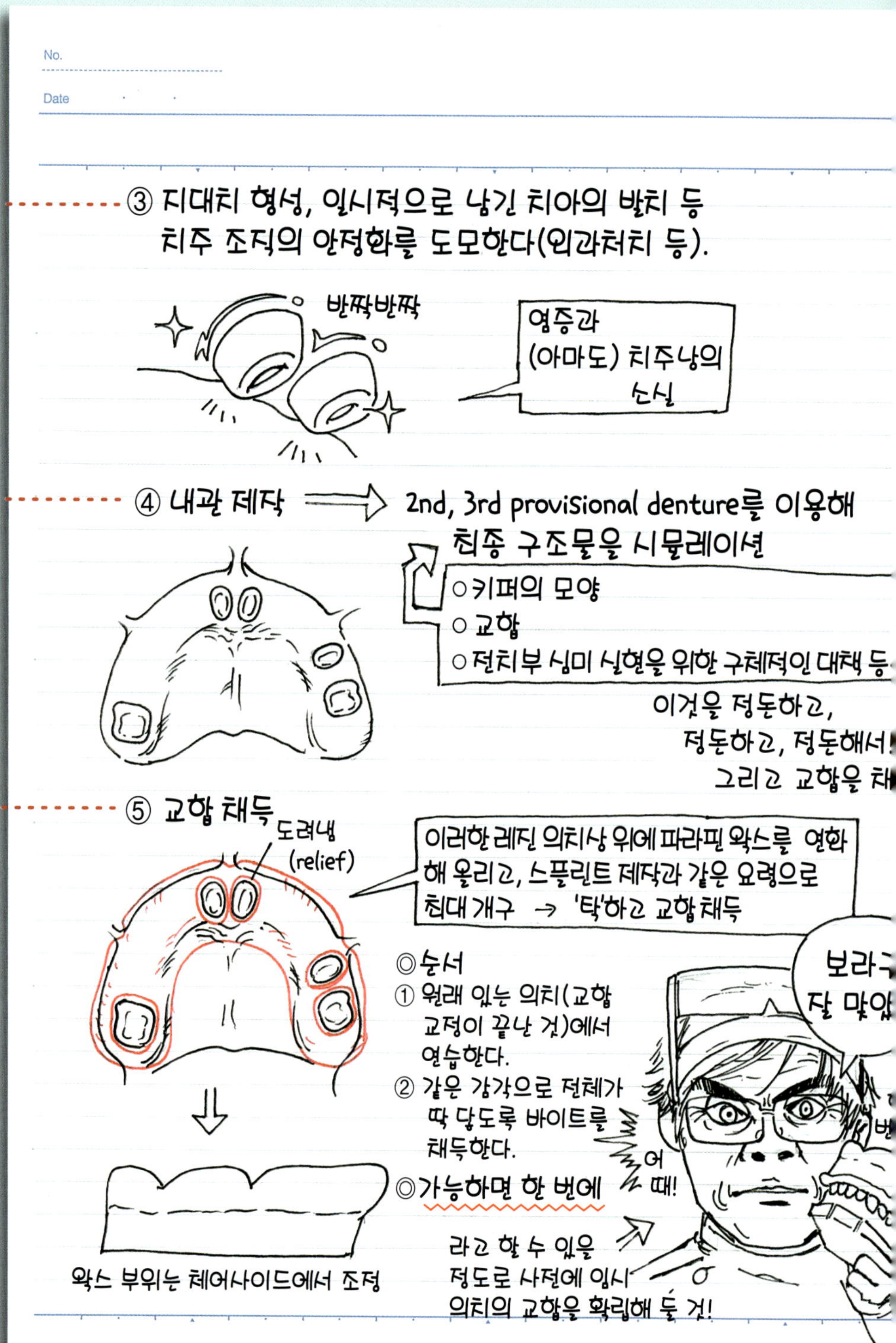

⑥ 완성

Provisional denture를 사용할 때 교합이 안정되어 있으면, 자석의 유지력 없이도 어느 정도 저작할 수 있는 상태에 있는 것이 이상적입니다. 가능하면, 하나하나씩 확인하면서 여러 차례의 내원으로 나누어 자석을 설치해 갑시다.

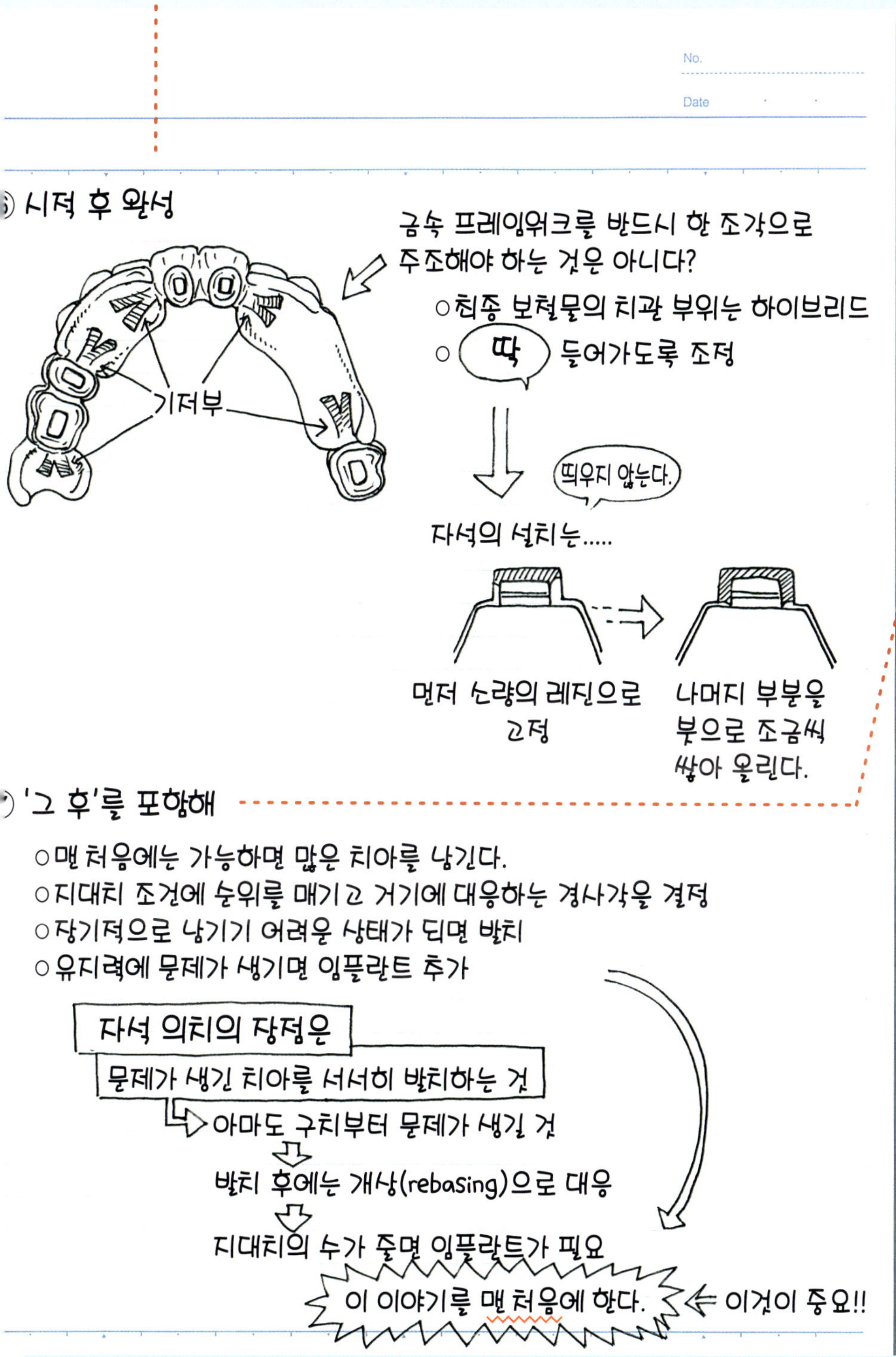

⑦ 예후

오버덴쳐 의치상 아래의 치아에 대해서는 임상적인 장기 안정성에 필요한 최선의 노력을 다하지만, 그 치아 자체에 너무 큰 기대를 할 수는 없습니다.

오랜 기간 지나는 가운데 당연히 있을 발치라는 사태도 상정해, 때에 따라서는 임플란트 등의 다음 단계로의 이동도 있을 수 있다는 사실을 사전에 고지하는 것이 중요합니다.

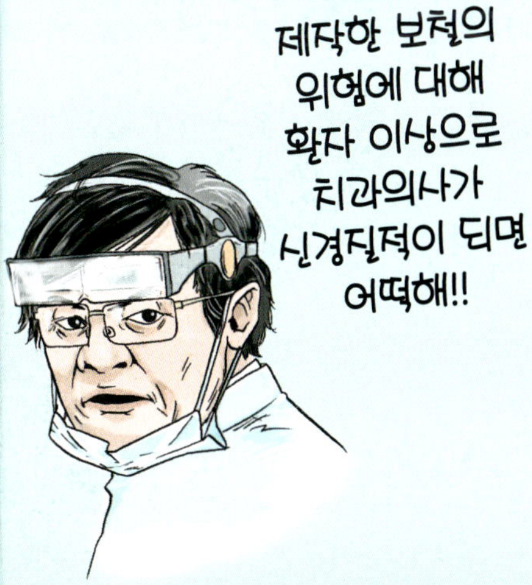
제작한 보철의 위험에 대해 환자 이상으로 치과의사가 신경질적이 되면 어떡해!!

제5회는 자석 의치를 중심으로, 다수 치아에 데미지가 있는 경우의 결손과 잔존치에 대한 각종 대응에 관한 이야기였습니다. 보철에 이르기까지의 과정에서 다양한 테크닉을 구사하는 것에 눈길이 가기 쉽습니다. 그러나 그렇게 다양한 시술이 필요한 치아일수록 장기적 예후에 대해서는 충분한 배려가 필요한 것을 '환자도 이해해 주기 바라는 것'이 중요하다는 사실을 마지막으로 강조하셨습니다.

'돌아가면, 자신의 치료 상담을 재검토하자.'
(제6회에 계속)

제 6 회 **총의치**

다수치 결손 ② 총의치

'Shimokawa Koichi 임상 세미나'는 수강생의 증례 발표회와 Shimokawa 선생님의 총괄로 최종회를 마무리합니다.

다음은 발표회가 되므로 수강생의 긴장이 슬슬 높아져 가는 무렵입니다. 지나친 압박 때문에, 기초 과정을 수강할 때는 '어떠한 이유로 발표회가 없어질 수 있다……'라고 반 진심으로 생각했습니다.

'발표회' 전의 제6회는 '총정리'의 의미를 가집니다.

이번 테마는 '총의치'입니다. 잔존치에 좌우되지 않고 골격과 근육의 균형으로 교합을 결정해 가는 총의치는 분명 교합 치료의 '총괄적'인 의미를 가집니다. 이제까지 배운 '최대 개구·최속 폐구'가 가능한 상·하악골의 구조적 관계성을 이미지하면서, 그 목적에 알맞은 치열의 모습, 치열을 만들기 위한 각 치아의 식립 방향, 배열된 치열궁에 대한 혀와 입술의 관계성, 악운동을 지배하는 근육 등 세미나 전체를 내려다보는 내용입니다.

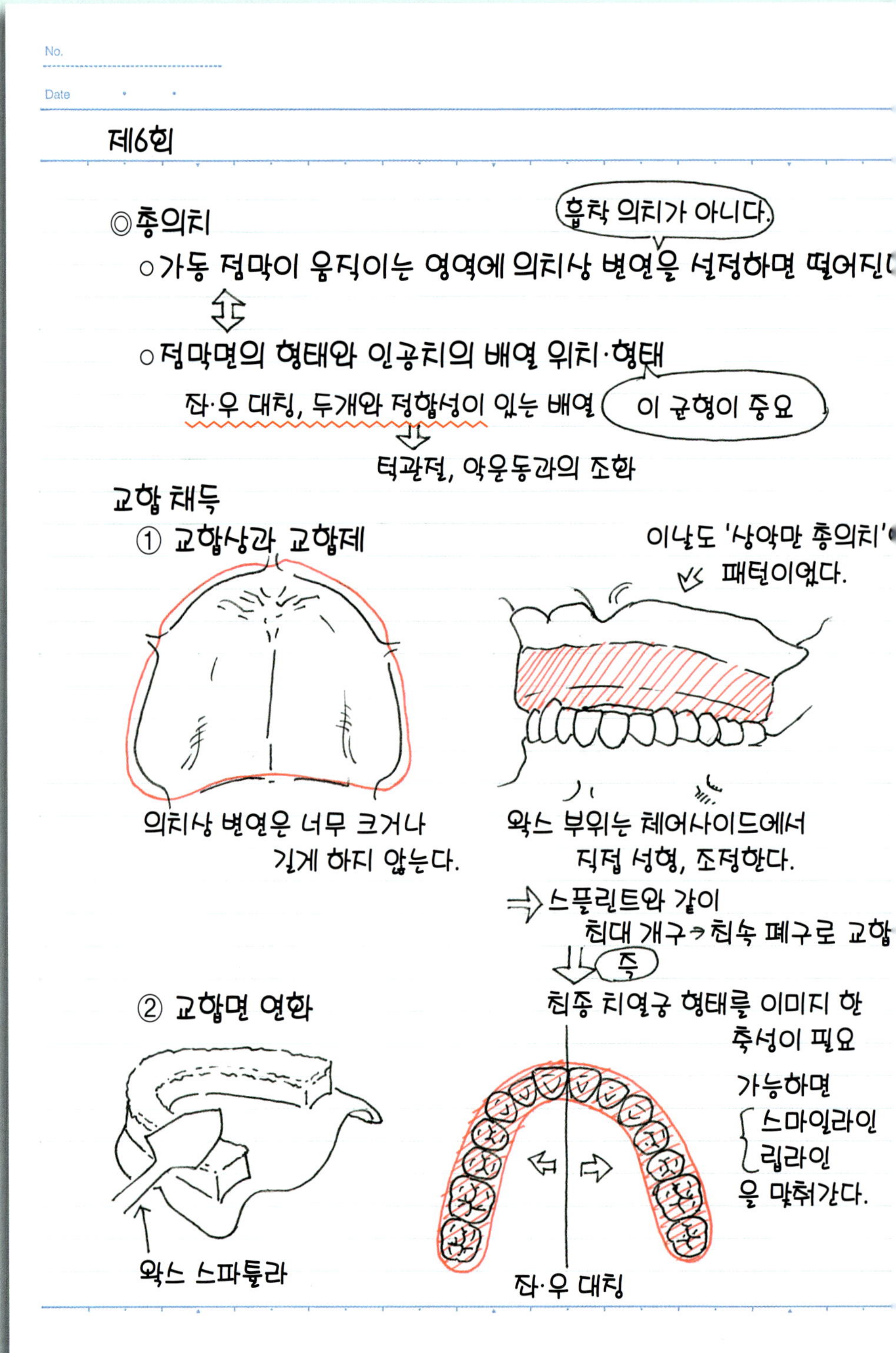

견학: 교합 채득

임상 견학은, 하악 자연치열에 대한 상악 총의치의 교합 채득이었습니다.

교합을 채득할 때 교합위를 결정해 가는 과정은 스플린트를 제작할 때와 거의 같습니다. 의치 교합제는 모형에 나타나는 HIP 평면을 기준으로 하고, 거기에서 상정되는 이상적 치열궁 형태를 부여합니다. 다시 말해서 모형을 본 시점에서, 거기에서 상정되는 치열 형태는 어느 정도 정해집니다.

환자의 상황에 따라 다르겠지만, 이날은 Shimokawa 선생님이 의치 기초상 위에 왁스를 직접 쌓아올리고 계셨습니다.

후퇴위를 취하게 하지 않는다

저작 운동은 최종적으로 연하로 이행합니다. 이때 음식물 덩어리를 식도로 보내기 위해서는, 혀를 구개에 붙여 음압을 만들고 인두를 수축시킵니다. 동시에 하악골에는 후상방으로 끌어올리는 힘이 작용합니다. 총의치가 되는 상황의 환자는 치아라는 vertical stop이 없는 상태에서 이 운동을 일상적으로 반복하게 됩니다. 오랜 기간에 걸쳐 그런 상황에 노출된 턱관절은 느슨해져 변위하기 쉬운 상태, 구체적으로 말하면 후퇴위를 취하기 쉬운 상황이라고 생각합니다.

사면이 된 상악 교합제 교합면에 하악이 맞물리면, 하악은 '습관성으로 연하할 때의 하악위에 더 가까운 후퇴위'로 미끄러져 들어가 버릴 가능성이 있습니다. 하악이 최대 개구로부터 최속 폐구하는 경로 위에 명확한 교두감합위를 설정하는 것이 인공치 배열의 목표인데, 그러기 위해서는 스플린트와 마찬가지로 가상 교합평면에 **평행한** 상악 교합제의 교합면에서 하악 치열을 받아들이는 것이 필요합니다.

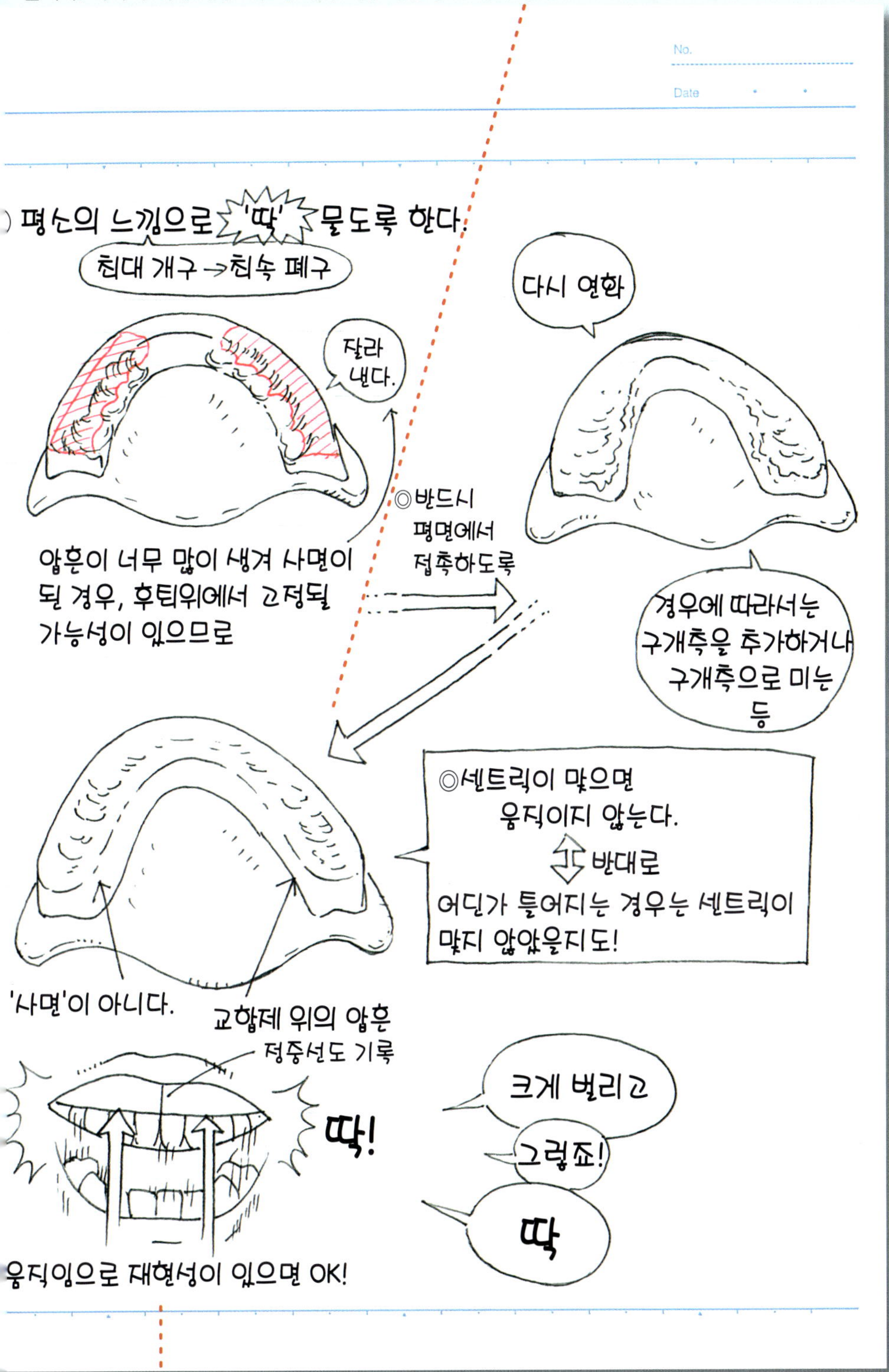

지나친 근육 형성은 하지 않는다

'교합의 안정이야말로 의치를 안정시키는 최대의 요인이다'라고, Shimokawa 선생님은 임상을 통해 말씀하십니다.

극단적으로 말하면, 의치상 변연의 설계가 약간 나빠도, '최대 개구·최속 폐구'의 운동을 받아들이는 위치에 치아가 있고 안정된 교합으로 씹을 수 있으면 의치는 안정된다는 말입니다. 반대로 한계에 가까운 변연에서 흡착한 의치를 만들 수 있었다고 해도, 교두감합위와 상·하악골이 마주하는 악위 사이에 차이가 있으면 기능 운동을 할 때마다 의치는 변위해, 이윽고 처음의 설계 의도를 뒤집는 것 같은 조정을 강요받게 됩니다.

우선은 재현성이 있는 '최대 개구·최속 폐구'를 받아들이는 위치에 치아를 배열하고, 그 후에 의치상 변연의 디자인이나 인공치의 형태 등에 생각을 집중시키는 것이 총의치에 성공하는 길입니다.

견학의 두 번째 증례는 완성 의치의 교합조정이었습니다

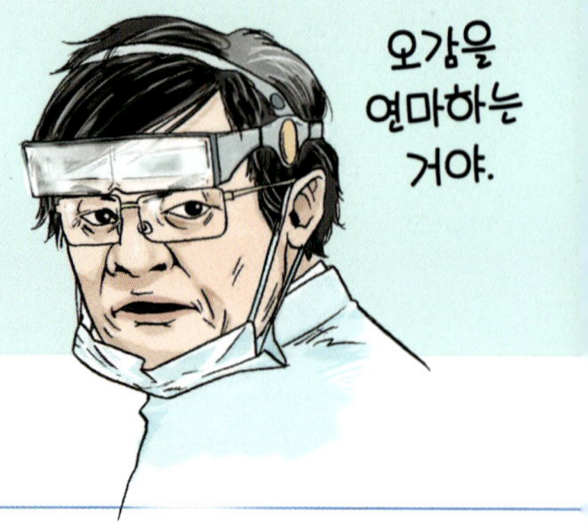

두 번째 증례는, '닿아 아프다'라고 하는 이른바 'sore spot'이 있는 환자였습니다.

환자는 "아프다"라고 말하는데 의치상을 깎아 조정하는 게 아니라, Shimokawa 선생님은 "네 입을 벌리고, 씹어보세요"라고…….

그리고 "그럴 리가 없는데"라고 하시고 교합지를 꺼냈습니다. 당분간 아무 말 없이 교합조정이 계속되고, 어느 시점에서 "어떻습니까? 아프지 않지요?"라고 묻자 "네, 아프지 않습니다"라고.

교합에 조기접촉이 있고 그것으로 인해 의치가 어긋나는 것이 통증의 원인이라고 진단해, 그 조기접촉을 제거했으므로 통증이 사라졌다는 말입니다. 어떻게 그것을 알 수 있냐면, 답은 '소리'에 있다고 합니다. 노트에는 '탁'이라고 표현되어 있지만, 최속 폐구에 의해 하악이 상악에 맞물려 들어갈 때, 모든 치아가 동시에 닿으면 가볍고 기분 좋은 소리가 납니다. 반대로 동시에 닿지 않으면, 소리가 흐트러져 흐려지거나 합니다. 이번 조정에서는, Shimokawa 선생님이 이전 내원에서 교합을 조정했을 것이 분명한 곳에 또 조기접촉이 나타나서 소리가 흐트러졌다고 알아차려 "그럴 리가 없는데"라고 하시고, 그 포인트를 조정해 소리가 좋아졌으므로 아프지 않게 되었다고 진단하셨습니다.

이야기만 들으면 신선과도 같은 달인의 전설 같지만, 우리는 실제로 그것을 보았습니다.

또한 의치에 의한 교합 기능의 회복으로 하악위의 변화가 일어나는 것 자체는, 오히려 치료의 순조로운 경과로 상정해야 하는 일이고, 그것에 맞춘 조정을 반복해 시행하는 것이 의치의 임상이라고 했습니다.

의치 조정에 대해서는 아직 그 경지에 다다를 수 없는 우리지만, 교합했을 때의 '소리'를 듣는 것은 인레이 등을 조정할 때에도 도움이 됩니다.

참고로 자연치끼리 물면 '딸깍' 소리가 난다고 합니다.

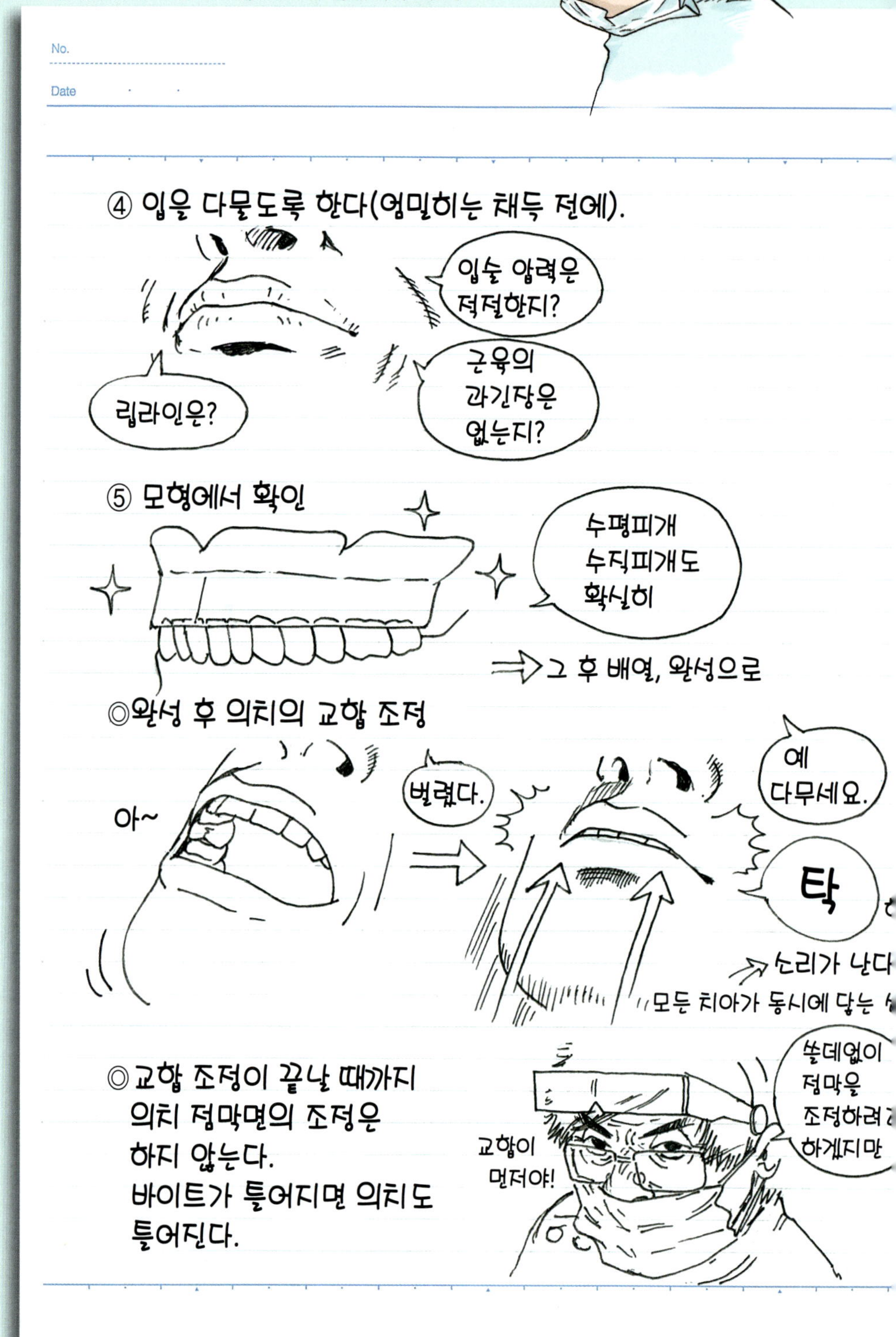

자석 의치의 견학

견학의 세 번째 증례는 자석 의치의 교합 채득이었습니다.
제5회의 복습이 되지만, 되도록 지대치에 부담을 주지 않는 설계로서,
① 치근 형태와 닮은꼴을 하고, 교합평면에 대해 평행한 키퍼면
② 지대치 부분의 적절한 하우징
이 2가지가 전체 치아에 걸쳐 부여되어 있었습니다.

No.
Date

이야기는 다시 자석 의치로
◎시모카와 치과의 자석 의치 지대

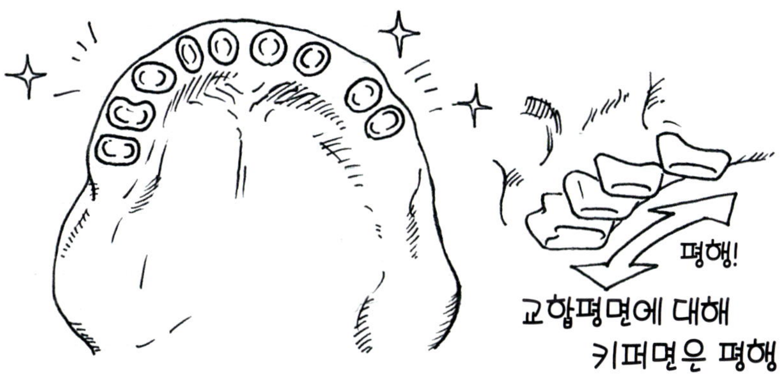

○ 교합면은 실로 질서 정연하다.
○ 교합면 모습에서 마진이 한눈에 들어온다.

◎전치부의 형성 등

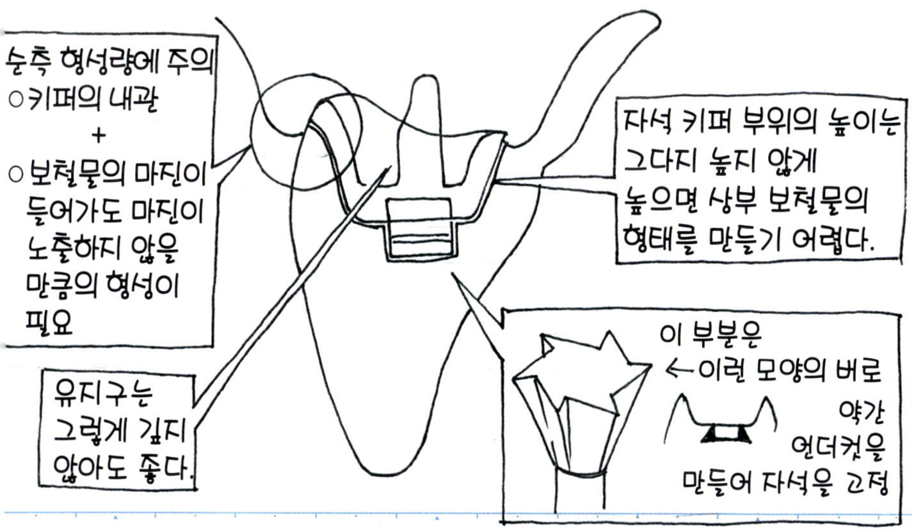

근육과 골격의 움직임으로 교합을 채득한다

잔존 치근이 있는 이른바 '오버레이 타입' 의치의 경우, 교합을 채득할 때는 가능하면 잔존 치근에 교합력을 전달하지 않도록 배려합니다. '치근막이 교합의 센서가 된다'라고 Shimokawa 선생님은 자주 말씀하시는데, 모든 것이 자연치의 경우와 달라서 자연치에 의한 명확한 교합 지지가 없고 게다가 잔존치 배치에 좌·우 차이가 있으면, 치근에 의한 교합 센서가 좌·우 불균등하게 작용해 그것에 이끌려 원래 가진 상·하악골이 마주하는 관계가 어긋나 버릴 가능성이 있습니다. 따라서 잔존 치근 위의 총의치인 경우에는 치근에 의한 교합 센서를 배제한 상태에서, 골격과 근육의 평형으로 '최대 개구·최속 폐구'를 재현해 그 움직임 속에서 교합을 채득할 수 있어야 합니다(제5회 참조).

서랍 속 칼럼 ④

남자 30대 중반, 서서 꾸지람을 받다……

사진만 봐도 그 눈빛에 주춤할 만큼 Shimokawa 선생님은 엄한 분입니다.

'나는 스태프를 꾸짖을 때는 몸과 마음을 다해 꾸짖는다. 그래도 따라오는 스태프가 진짜야.'

언젠가 Shimokawa 선생님은 그런 식으로 말씀하셨습니다.

실은 저도 10여 년 전 기초 코스를 수강할 때, 실습에 지참한 우리 병원 방사선사진의 조잡함 때문에 강의 중에 당분간 서 있는 경험을 했습니다. "자네는 기본부터 다시 생각하지 않으면 안 돼!"라고 날카로운 꾸지람을 받은 후 어떻게 자리에 앉았는지 기억에 없지만, 이때 어떤 의미에서는 스위치를 넣어 주신 듯한 느낌이 들었습니다.

심화 과정을 권유받았을 때는, 긴장과 무서운 나머지 '해삼처럼 내장을 토해내 버리는 게 아닐까?'라고 생각했지만, 수강했기에 치과의사로서 조금은 전진할 수 있었다고 생각합니다(이런 말을 하면, '아직 멀었어!'라고 또 혼날 것 같습니다만……).

Shimokawa 선생님, 그때는 정말 감사했습니다.

(Komazawa Homare)

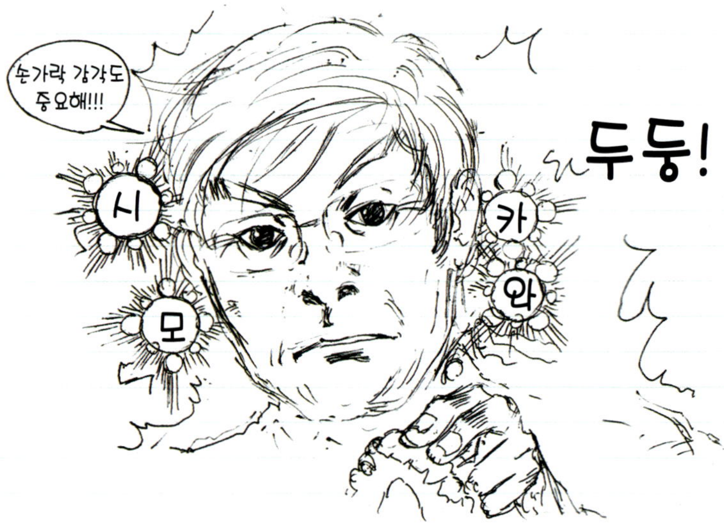

전체 치열 속에서 '이상적인 견치의 위치'를 이미지 한다

의치에서 인공치를 배열할 때, 치조제의 상황에 따라 전복·탈락에 대한 대응으로서 평형 교합(balanced occlusion)을 부여하는 등, 자연치에는 그다지 부여하지 않는 교합을 부여할 때도 있습니다. 하지만 '견치는 측방 운동에서 하악골 자체의 전하방 움직임의 전방 가이드가 된다'라는 점은 Shimokawa 선생님이 말씀하시는 안전한 교합 운동의 중요한 요건의 하나이고, 의치에서도 이 사실은 바뀌지 않습니다.

- 하악 과두에서 반대쪽 치조궁의 가장 먼 곳에 견치가 있고,
- 치조제 하우징의 한가운데(안도 밖도 아님)에 똑바로 선 상태로,
- 상·하 견치가 I급으로 감합해, 상악 견치의 근심 경사면을 하악 견치의 협측 정중 풍융부가 활주한다.

위의 조건을 채울 수 있으면, 가이던스는 효과를 발휘해 상·하 치아는 원활하게 활주 운동을 할 것입니다.

치조궁은 하악 과두로부터 가장 먼 곳을 정점으로, 전방은 커브를 그리고 후방은 직선을 그리므로, 임상적으로 견치의 위치는 다음과 같아야 합니다.

- 전방 치아의 둥근 치열궁의 종점과 후방 치아의 직선적인 치열궁의 시작점에 있고,
- 회전이나 경사 없이 똑바로 서 있는 것.

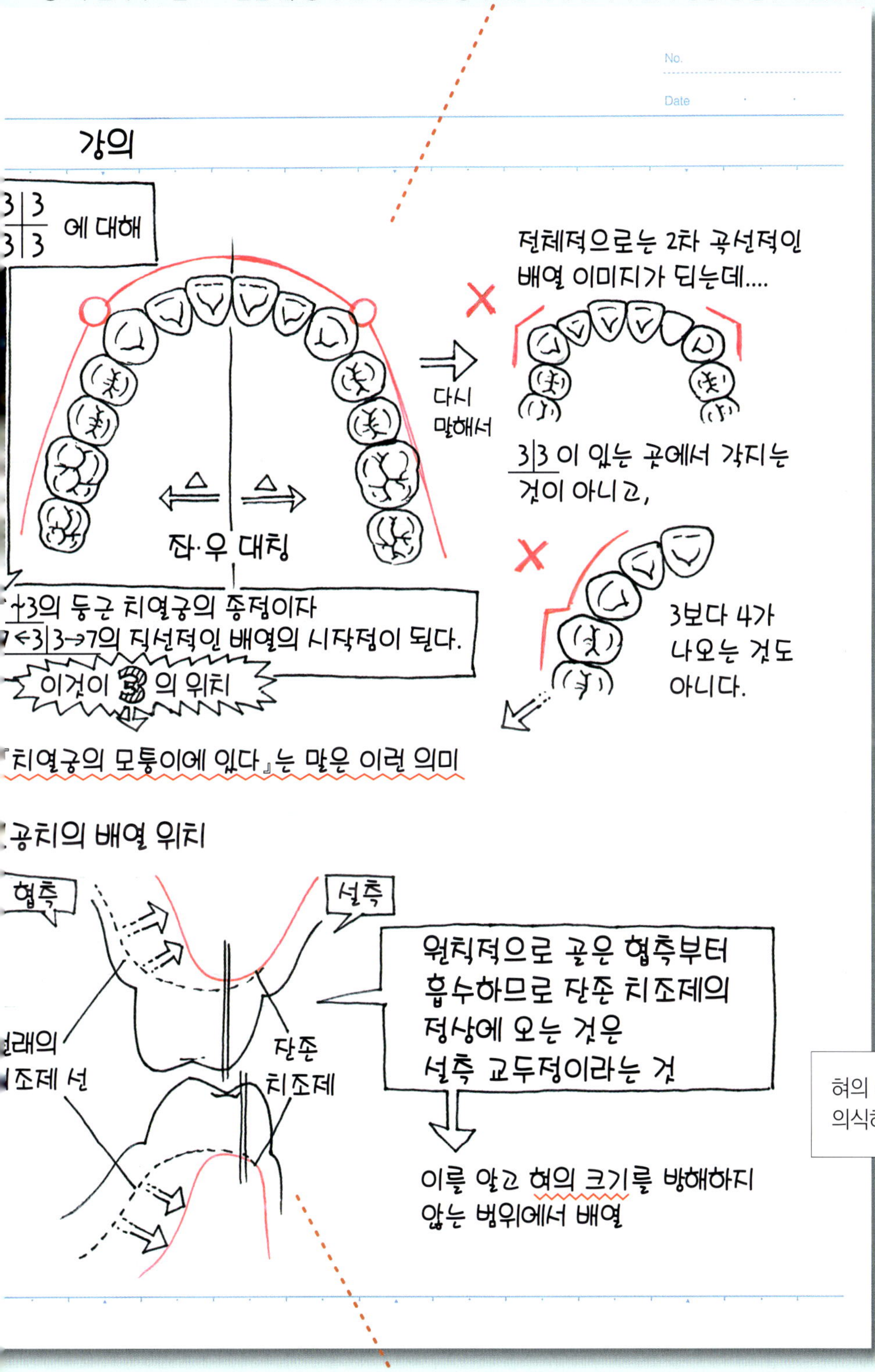

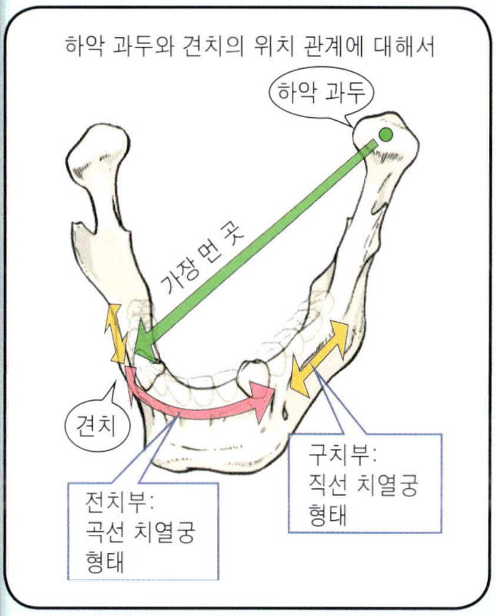

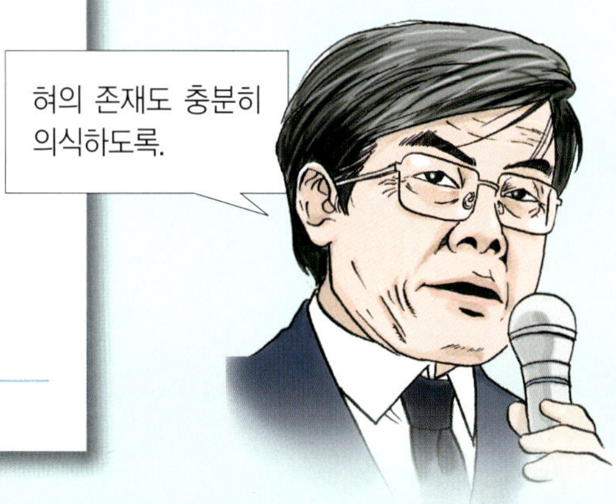

치열이 있었을 때의 치조제 위치를 이미지 해서 배열한다

치아를 상실했을 당시의 치주질환 상태 등에 따라 다르지만, 치아를 상실한 뒤의 치조제는 협측부터 흡수가 시작됩니다. 다시 말해서 현재 환자의 치조제는 원래의 치조제 형태로부터 협측이 흡수한 모습입니다. Shimokawa 선생님이 제창하는 이상적인 치열은, 그 환자 '원래'의 치조제와 정합성이 있는 형태를 나타냅니다. 환자는 우여곡절을 거쳐 결손이 늘어나 이윽고 총의치에 이르지만, 이전의 상태가 어땠는지를 항상 상정하면서 '원래 치아가 있어야 하는' 배열 위치를 결정할 필요가 있습니다.

'최대 개구·최속 폐구'를 할 수 있는 위치에 교두감합위를 설정해, 그때 환자의 치조제를 참고하여 배열하는 것은 당연하지만, 치조제의 흡수량이 좌·우로 비대칭이거나 하악 자체가 편위해 있을 때는, 혀의 위치가 배열의 참고가 됩니다. 건전한 치열은 혀와 조화를 이룬 선에 배열될 것입니다. 혀의 형태를 참고하면, 있어야 하는 치열의 배열을 상정할 수 있을 것이고 때에 따라서는 하악 편위도 진단할 수 있습니다.

'환자가 호소하는 불쾌 증상이 교합에서 기인하는지?' – 교합은 치열만으로 판단하지 않는다

앞에서 '우여곡절을 거쳐 총의치에 이른다'라고 썼습니다.

교합은 교두감합위에 하악을 수렴하는 성질을 가진 운동이라고 해석할 수 있습니다. 결손이나 수복 치아의 출현으로 인한 교두감합위의 미묘한 변화는, 원래 상·하악골이 마주하는 하악위로부터 변화한 교두감합위로 조금씩 뒤틀리게 만듭니다. 그 뒤틀림의 집적이 생체의 허용 범위를 초과했을 때, 어떠한 불쾌 증상이 나타날 가능성이 있습니다. 임상 현장에서는 특정 나이 이상의 환자에서 복잡한 불쾌 증상이 늘어나는 것을 경험하는데, 이유의 한 편에는 시간이 지나면서 이런 뒤틀림이 집적한 데서 기인한다고 생각합니다.

한편, 교합에서 기인하는 것으로 보이는 환자의 다양한 불쾌 증상이, 정말로 교합에서 기인하는지를 판단하는 것도 중요합니다. 언뜻 보아 치열이나 치아의 감합 상태가 나빠도, 교합 그 자체에는 큰 문제가 없는 예도 있고, 양호하게 보이는 치열도 교합에는 문제가 있는 예도 있습니다.

눈에 보이는 치열이나 치아의 감합 상태에 현혹되어 국소적인 치료로 일관하면, 문제가 해결되지 않을 뿐만 아니라 오히려 더 심하게 만들어 버릴 가능성조차 있습니다.

Shimokawa 선생님이 제창하는 '개·폐구 운동의 직선성과 속도'에 주목하면, 교합의 많은 문제를 알아차릴 수 있다고 생각합니다.

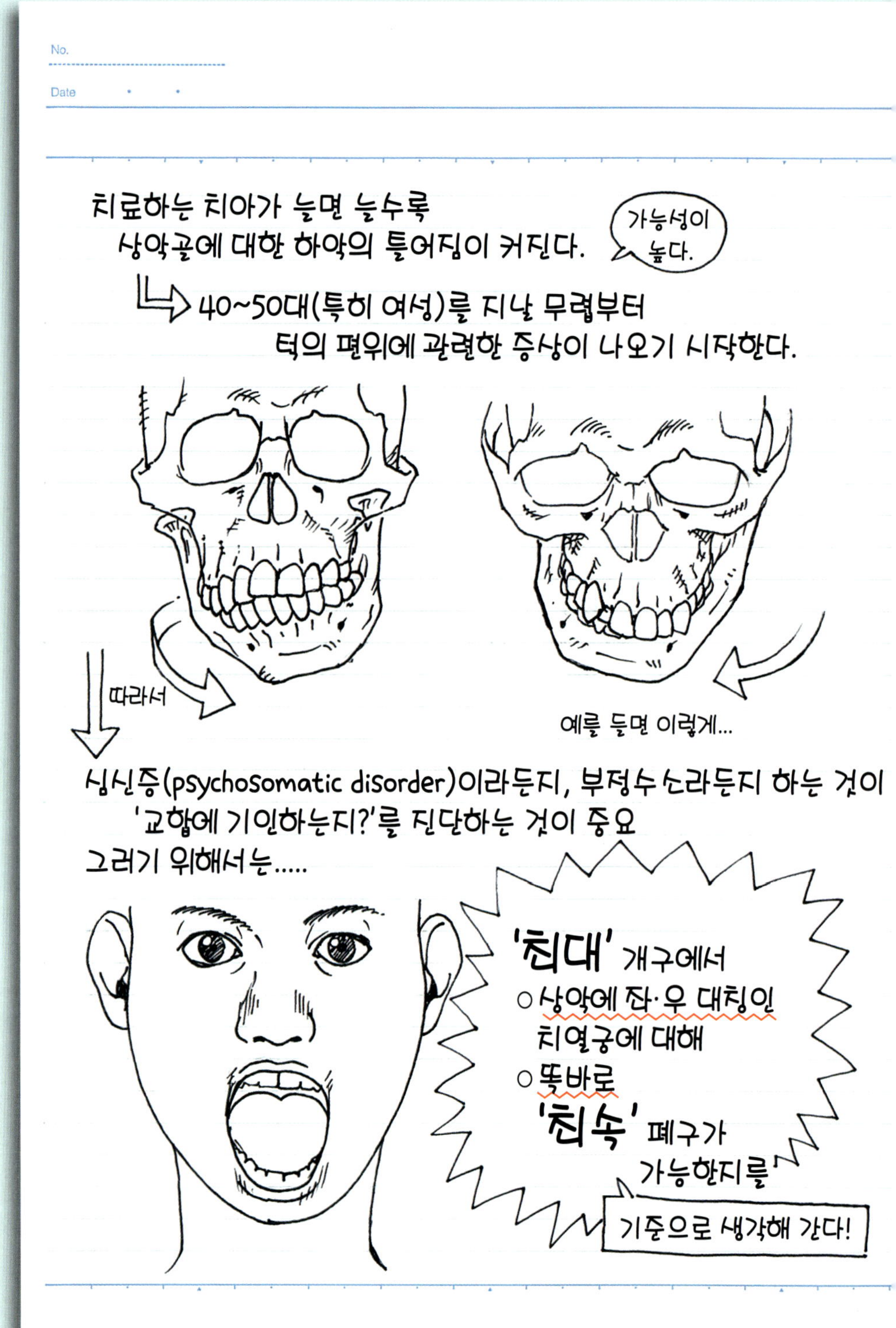

환자 개개인에게 맞는 가이던스 ①

'똑바로 벌어지고, 똑바로 다물어진다'라는 이른바 '최대 개구·최속 폐구'가 가능한 상태란, 관절와에 대한 하악 과두의 위치가 정상인 다시 말해서 상·하악골이 이상적인 상태에 가까운 위치에서 항상 마주하고 있는 상태라고 할 수 있습니다. 그러나 '최대 개구·최속 폐구'에 의해 도달하는 교두감합위는 교합 전체 안에서 하나의 이상적인 위치에 불과합니다.

교합이란 하악 운동 전체를 가리키는 개념이며, 하악위를 운동으로 평가하려고 했을 때 그 생리적인 정상성의 평가는, 결국 악운동의 모든 국면에서 관절와와 하악 과두의 관계가 얼마나 골격 구조상 정합성이 있는 범주에 들어가는지에 있다고 생각합니다. 개구량이 많아질수록 하악 과두는 관절와에서 앞으로 나오므로 그 운동은 관절와 형태의 영향을 받지 않게 되지만, 보통의 저작 운동 개구 범위의 악운동에서 하악 과두는 관절와의 벽면을 따라가는 운동을 강요받습니다.

특히 교합압이 가해지는 치아의 접촉 운동에서는, '관절와 내면을 따라 하악 과두가 전하방으로 나가는 운동'과 '치아의 가이던스에 의해 치아끼리 활주하면서 하악 전체를 전하방으로 이끄는 운동'이 동시에 일어납니다. 이 두 가지 운동이 조화를 이루면, 받침점이 되는 턱관절과 작용점이 되는 교합력 피압 부위 사이의 역학적 균형을 도모할 수 있다고 생각합니다.

다시 말해서 악운동 전체의 균형을 도모하기 위해서는, 올바른 교두감합위가 확립되고 난 후에 전방 가이던스를 부여하는 것이 중요하고, 그러기 위해서는 '전치부끼리의 가이던스를 환자 개개인에 맞추어 설정한다'라는 것이 필요합니다.

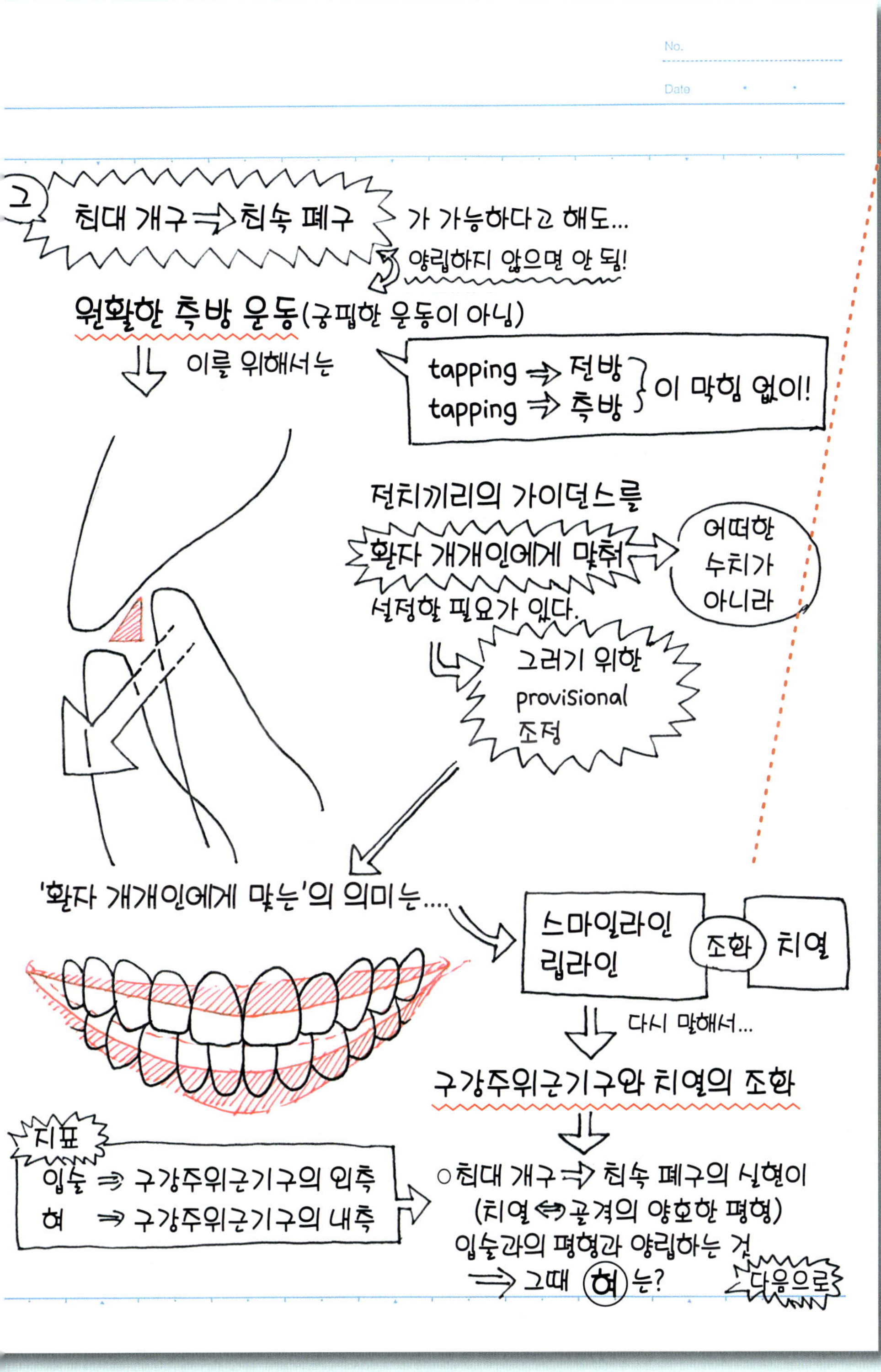

환자 개개인에게 맞는 가이던스 ②

지금까지 설명한 것처럼 하악의 운동 경로에 대해 치열이 올바르게 배열된 상태이면, 하악골 전방의 '치아의 활주로'와 하악골 후방의 '하악 과두의 활주로'는 조화를 이루어, 하악골은 원활하게 전하방을 향해 운동할 수 있습니다.

예를 들어 구치부 가이던스이거나, 전치부의 부분적인 반대 교합이거나, 전방 가이던스가 잘 기능할 수 없을 때는, 원래 '전하방으로 원활하게 운동하고 싶은 하악골'의 움직임과 '치아의 활주로'가 서로 어울리지 않습니다. 이처럼 하악 과두의 운동과 치열이 조화를 이루지 않으면, 하악골의 운동을 도우려고 원래는 악운동과 무관한 삼차신경 제3가지 이외의 운동신경마저 작용해, 결과적으로 얼굴을 뒤틀리게 만듭니다.

다시 말해서 '환자 개개인에게 맞는 가이던스가 실현될 수 있다'라는 임상적 판단은, 악운동을 관장하는 삼차신경 지배 영역 이외의 근육 긴장을 동반하지 않고 전방·측방으로의 운동이 막힘없이 원활하게 이루어지는 것이라고 생각합니다.

가이던스가 양호하면 삼차신경 이외의 운동신경은 그 운동에 참여할 필요가 없어진다.

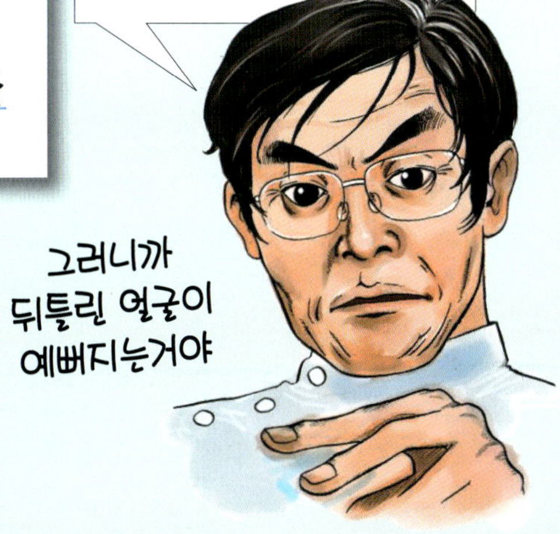

환자 개개인에게 맞는 치열 = 치열과 골격, 연조직의 조화

상악골에 대해 하악골이 올바르게 마주하도록 하려면, 치열은 '골격에 닮은꼴로 배열'될 뿐만 아니라 '치열을 둘러싸는 주위의 근기구와 조화를 이루는 형태'인 것이 이상적입니다. 다시 말해서 '치조궁뿐만 아니라 입술, 협점막, 혀와 치열이 형태적으로 조화를 이룬' 상태로 상·하 치아가 감합하면, 상악과 하악은 올바로 마주해 양호한 악운동을 기대할 수 있다고 생각합니다.

이러한 상태를 임상적으로 실현하기 위해서는 치조제 위에 똑바로 배열된 치열이 스마일라인·립라인과 혀의 형태 사이에 정합성을 가지고 배열된 상태가 기준이 됩니다.

골격, 연조직, 치열이 조화를 이루면서, 정연하게 정리되어 설계된 Shimokawa 선생님의 증례에서는 비록 복잡한 보철 구조물을 포함하고 있다고 해도 정연하고 말끔해 보입니다.

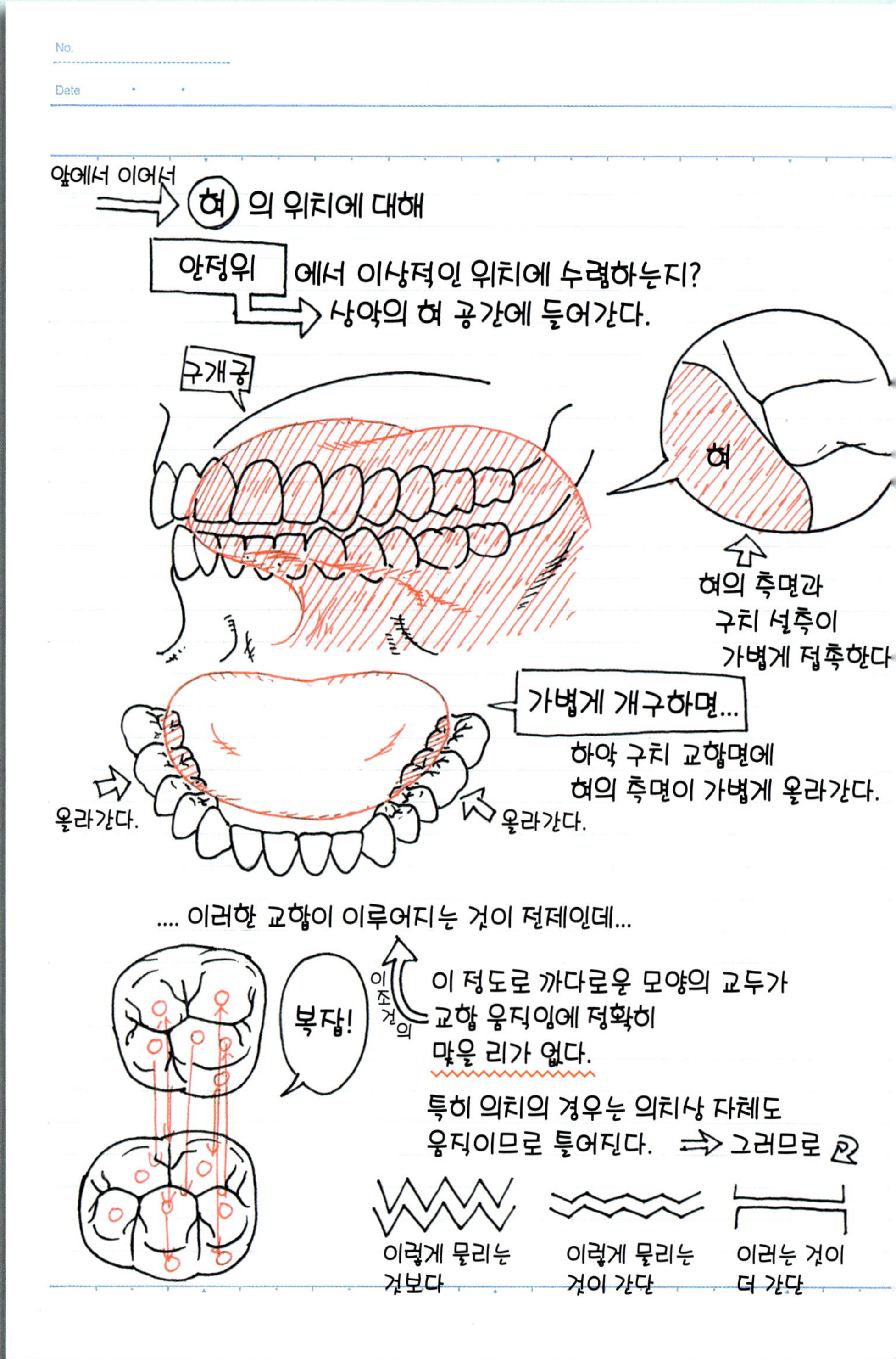

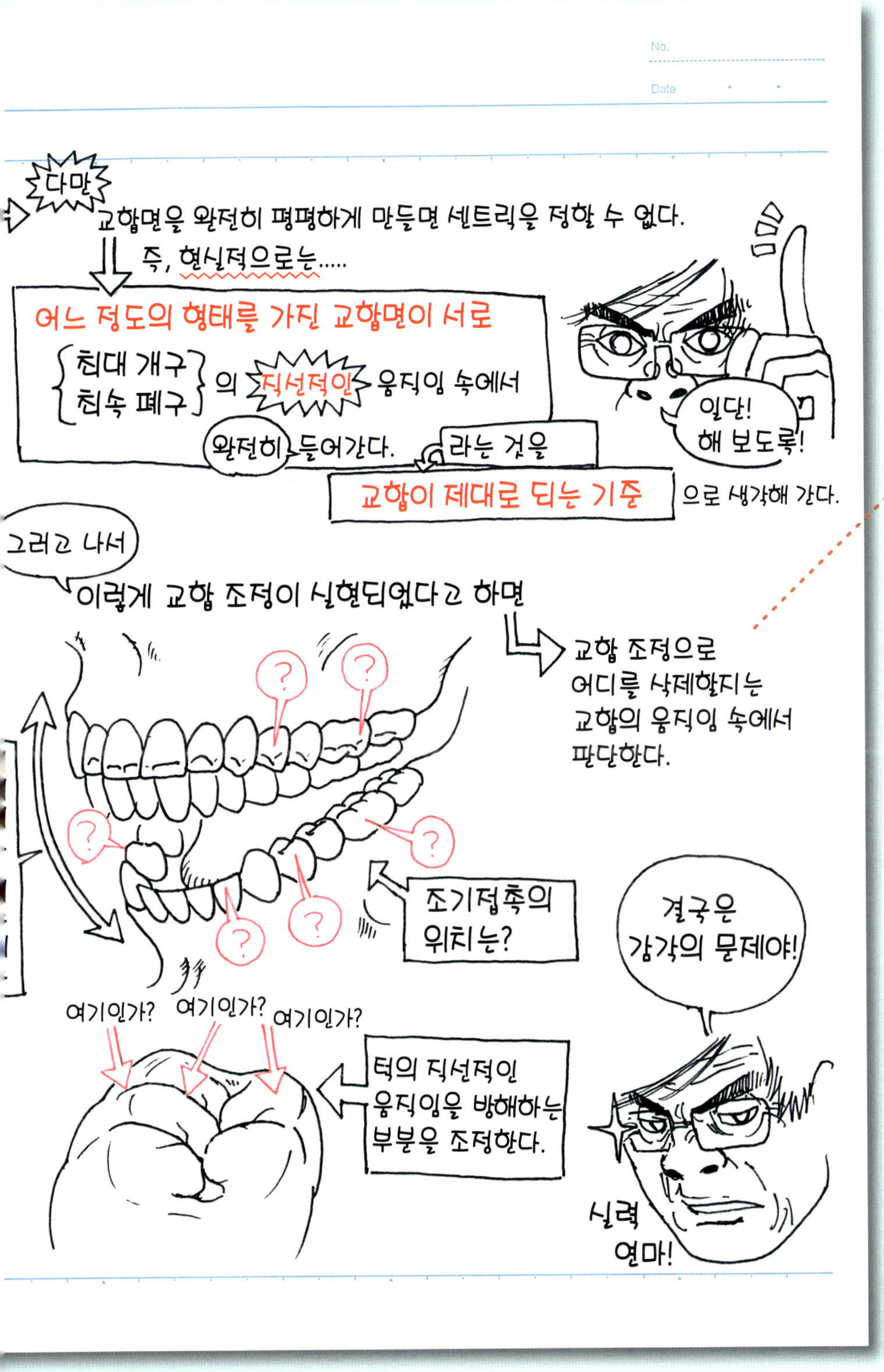

임상(현실)적으로 교합과 치열을 다시 생각하면……

'하악은 간단하게 변한다'라고 Shimokawa 선생님은 말씀하십니다. 예를 들면, 약간의 트리거 포인트 스트레치만으로도 하악위인 치아의 접촉점은 변합니다. '교합관련근의 평형이나 연조직의 환경이 일정하다고 생각하는 것에 무리가 있다'라는 것이 Shimokawa 선생님의 생각입니다. 다시 말해서 '최대 개구·최속 폐구'를 이미지 하면서, 그중에서도 복잡한 형태인 치아끼리의 접촉점은 항상 변동할 가능성이 있다는 점을 염두에 둘 필요가 있습니다.

교두감합위에서 치아 요철면이 서로 '감합'할 수 없으면 교합은 안정되지 않습니다. 스플린트 요법에서는 평평한 평면으로부터 서서히 교합면을 형성해 갑니다. 그러나 일단 안정시켰을 것이 분명한 교합위라고 해도, 다소의 조기접촉 등에 의해 어쩔 수 없이 조정하는 예는 많습니다. 치아끼리의 접촉 관계에서도 마찬가지이고, 장기적으로 '최대 개구·최속 폐구'를 유지하기 위해서는 변화하는 하악위에 동반해 나타나는 조기접촉을 재빠르게 알아차리는 감각이 필요합니다. 다시 말해서 예리하고 전개각이 좁은 융선을 서로 감합시키는 교합을 만들었다고 해도, 그것을 곧바로 조정해야 하는 상황에 빠져 버릴 가능성이 크다는 것입니다.

결국 '최대 개구·최속 폐구'의 움직임이 실현되는 가운데, 교두감합위에서 안정성을 잃지 않는 최소한의 예리함을 갖춘 교합면으로 조정하는 것이 현실의 교합조정이라고 할 수 있습니다. 또한 그 이론만 이해하면 치과의사의 기술적인 범주에 따라 치료 정밀도가 변화하는 것 자체를 두려워할 필요는 없다는 말입니다.

총의치의 배열

상·하악골이 '정상으로 마주하는 악위'에 있으면, 각각의 악골은 교합평면에 대해 똑바로 서서 마주할 것입니다. 이때 악골에 동반하는 근육도 좌·우 대칭으로 평형이 얻어진 상태가 됩니다. 이른바 '근압중립대'라 불리는 의치의 배열 공간은 좌·우 대칭인 근육에 둘러싸여 대칭적인 형태로 집약되어 갑니다. 그리고 비록 치조제가 좌·우 비대칭으로 흡수되었다고 해도, 상·하악골이 마주하는 악위와 주위 연조직의 구조에서 역산해 배열 위치가 결정됩니다. 그 위치는 흡수 등을 일으킨 치조제가 아니라 상악골과 하악골 자체에 조화를 이룬 형태가 됩니다. 그 모습을 교합면에서 내려다봤을 때, 똑바로 선 치아는 의치상(악골의 정상 상태를 반영한 치조궁)의 한가운데에 올 것입니다.

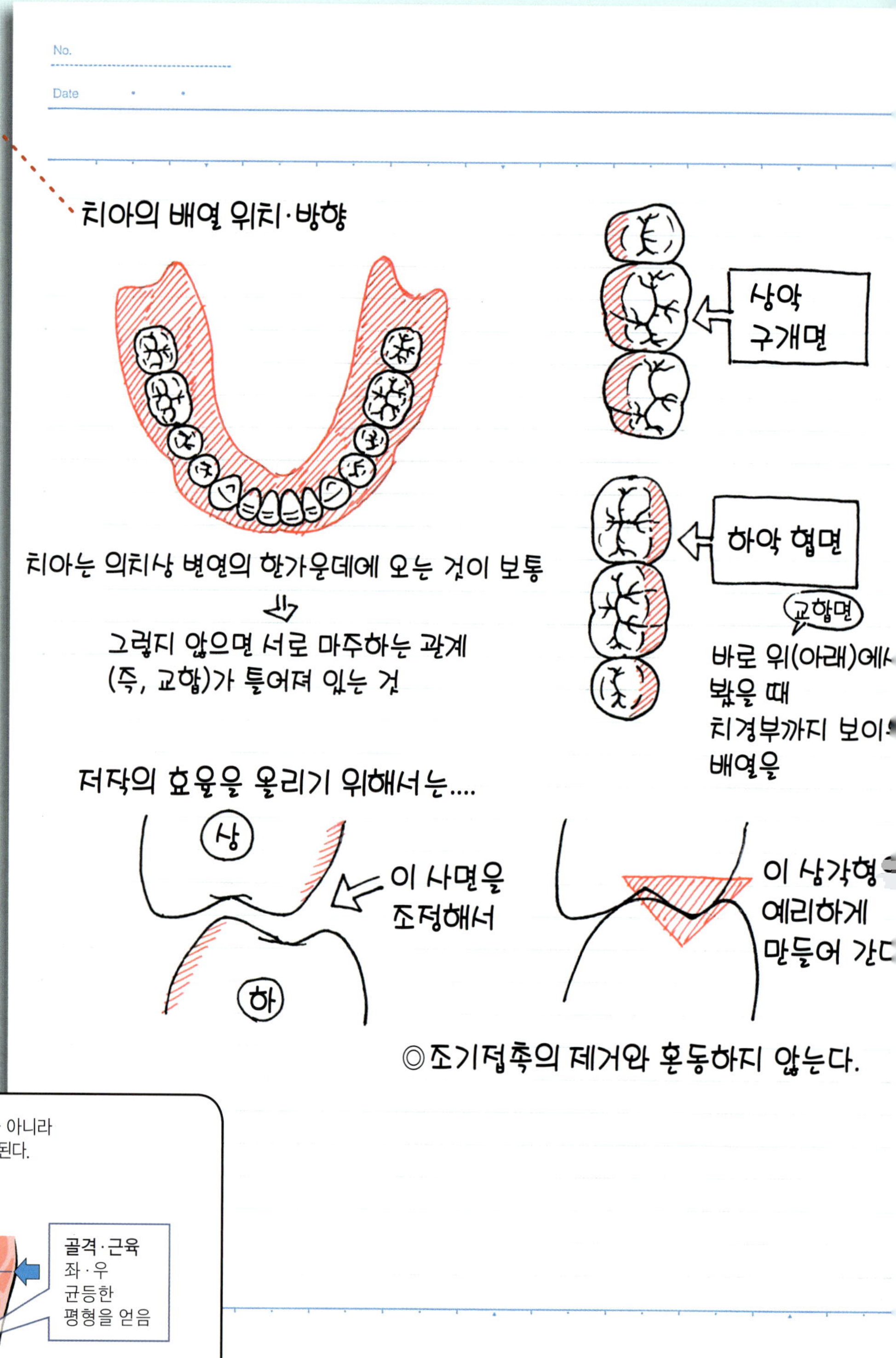

치아의 배열 위치는 치조제의 형태가 아니라 두개 전체의 골격·근육에 의해 결정된다.

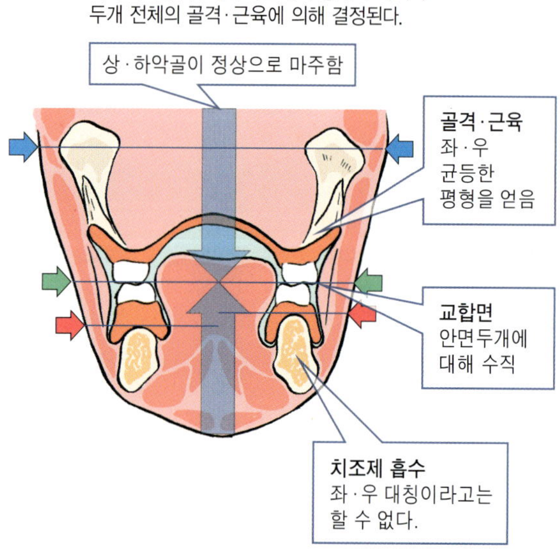

점막면의 조정

교합력에 의한 피압 변위를 포함하여, 치조제 위의 점막면을 완전한 재현성으로 인상하는 것은 거의 불가능합니다. 반대로 말하면, 모든 의치는 '인상된 점막의 형태'에 맞추어 변형하는 이른바 점막의 '완충 능력' 위에 기능하고 있습니다. 의치에 의한 응력이 점막의 완충 능력을 초과할 때 점막에는 욕창이 생기는데, 이때 원인이 '교합력의 응력 집중'에 의한 것인지, '안정되지 않는 의치의 움직임'에 의한 것인지를 진단할 필요가 있습니다.

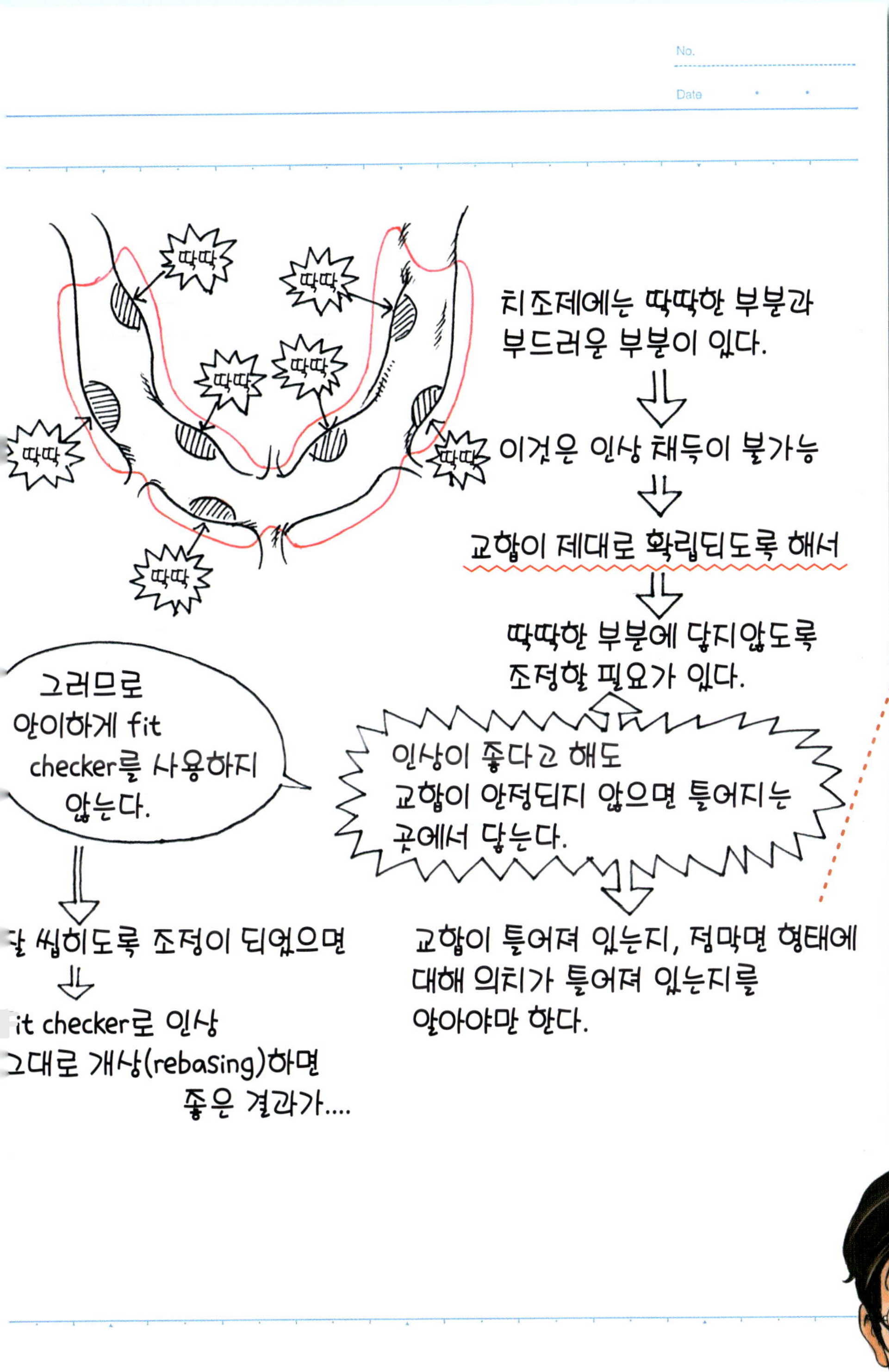

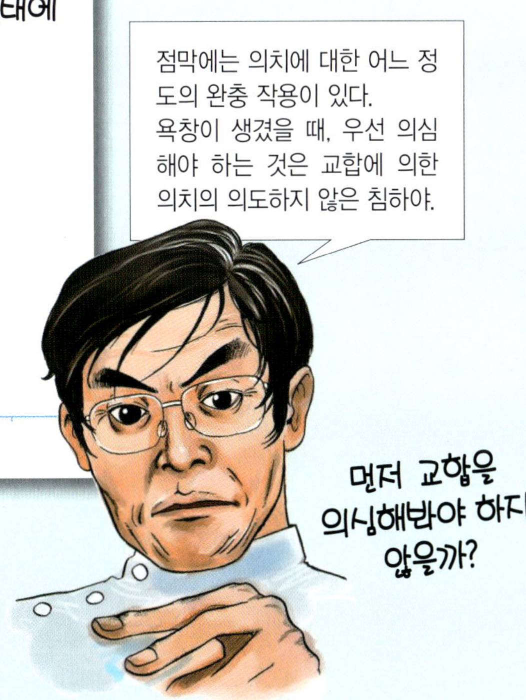
점막에는 의치에 대한 어느 정도의 완충 작용이 있다.
욕창이 생겼을 때, 우선 의심해야 하는 것은 교합에 의한 의치의 의도하지 않은 침하야.
먼저 교합을 의심해봐야 하지 않을까?

교합 채득

악골이 서로 정상으로 마주하도록 하면, 하악 과두의 위치도 생리적으로 좌·우 균형을 이룬 상태가 됩니다. 이때 주위의 근기구에도 좌·우의 생리적 균형을 부여할 수 있습니다. 그 결과 안모를 '원래 가진 아름다움'에 가깝게 만들어 가는 (하악은 계속 변화하는 것이므로) 것이, Shimokawa 선생님이 말씀하시는 '안전한 교합'입니다.

'안전한 교합'에서 총의치 제작의 핵심은, 치아가 없는 상태로부터 악골과 근육의 조건을 얼마나 정돈해 치아가 배열되어야 하는 위치를 역산으로 산출해 가는지의 과정에 있습니다. 교합 채득이란 그 역산의 마지막 퍼즐을 맞추는 치료 과정이며, 의치 임상의 요점이 되는 부분입니다.

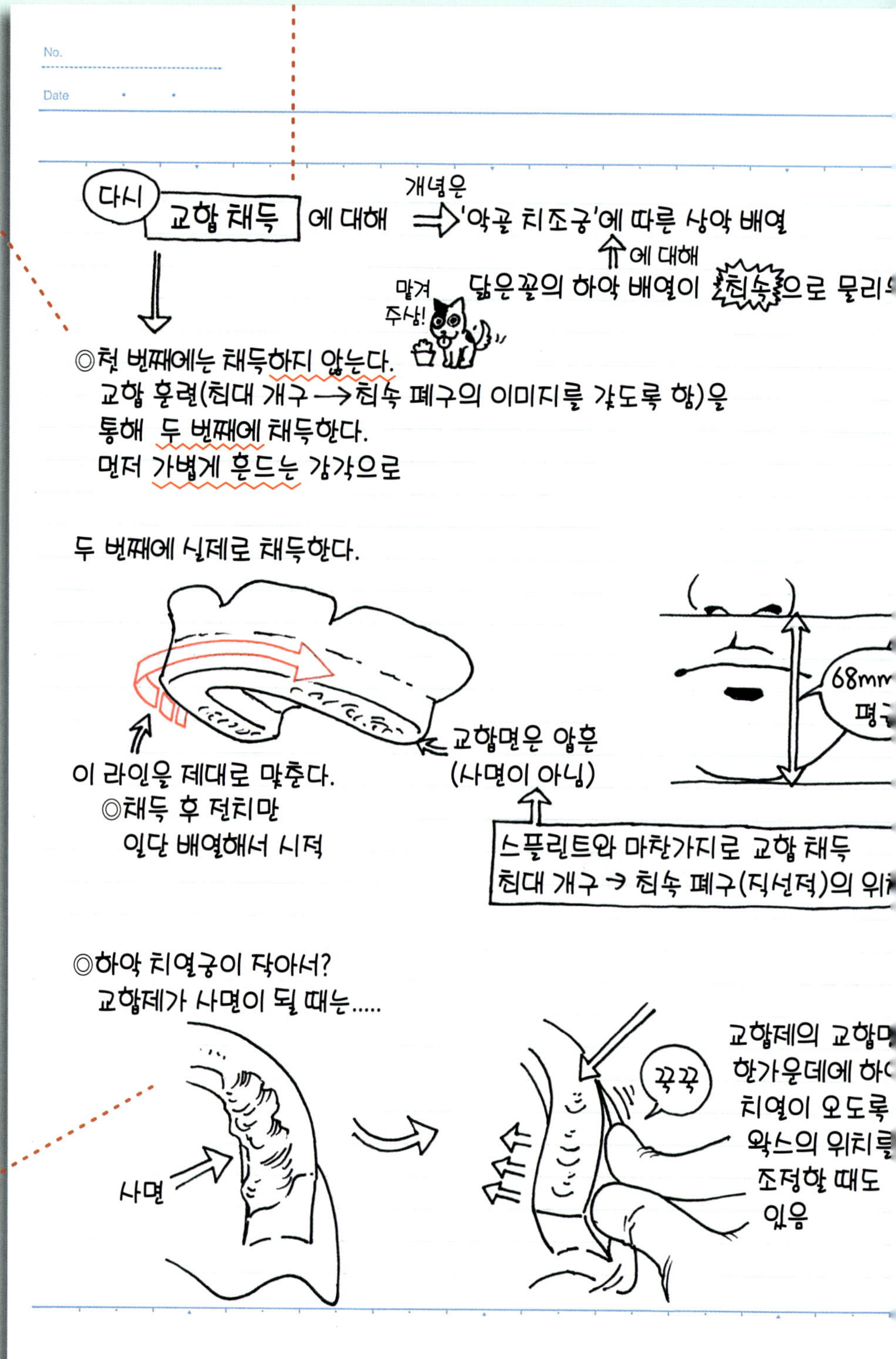

실제 채득은 조건이 정돈되고 나서

'첫 번째에는 채득하지 않는다'라고 쓰여 있는데, 이유는 악운동을 정상화하려는 목적 때문입니다. 환자와 '최대 개구·최속 폐구'를 공유해, 올바른 악운동을 충분히 연습시키면 이상적인 상태에 가까운 하악위를 기록할 수 있습니다. 노트에는 '두 번째에 채득한다'라고 쓰여 있는데, 실제로 이 운동을 할 수 없으면 할 수 있을 때까지 몇 번이고 연습을 반복합니다.

하악을 후퇴시켜 교합을 채득하지 않도록 주의한다

교합은 최종 보철 후에도 변화할 가능성이 있습니다.

근육의 스트레치나 스플린트, provisional denture 등의 시행착오적 치료 결과 악운동이 일단 '최대 개구·최속 폐구'를 할 수 있는 상태가 되었다고 해도, 교합관련근이나 턱관절 주위의 조직은 얻은 기능 자체에 적응해 그 구조를 더 변화시킵니다. 그러므로 좋건 나쁘건 하악위는 일생 계속 변화합니다(제4회 참조).

특히 의치 임상의 경우, 교합관련근의 힘으로 하악은 치아 상실로 생긴 결손 공간으로 끌려갑니다. 다시 말해서 하악은 후상방으로 이동해 있을 가능성이 크다고 할 수 있습니다. 교합치료를 목적으로 할 때 보철의 목적은 단지 '교합 지지 영역의 확보'뿐만 아니라, '적절하지 않게 된 습관성 하악위로부터 하악을 풀어 해방하는 것'입니다. 하악위가 결손측으로 끌려가지 않도록 하는 것은, 보철 후에도 주의를 기울여야만 하는 요점입니다.

따라서, 아직도 최종 보철이 이루어진 것은 아니고 기능 회복이 충분하지 않았다는 점도 생각할 수 있는 교합 채득 단계에서는, 상악 교합상 안쪽으로 하악 교합상이 미끄러져 들어가 하악이 후상방에서 교합해 버리는 것도 충분히 생각할 수 있습니다. 교합을 채득할 때는, 기능력에 이끌려 더 후퇴시킨 위치에서 교합을 채득해 버리지 않는 배려가 당연히 필요합니다.

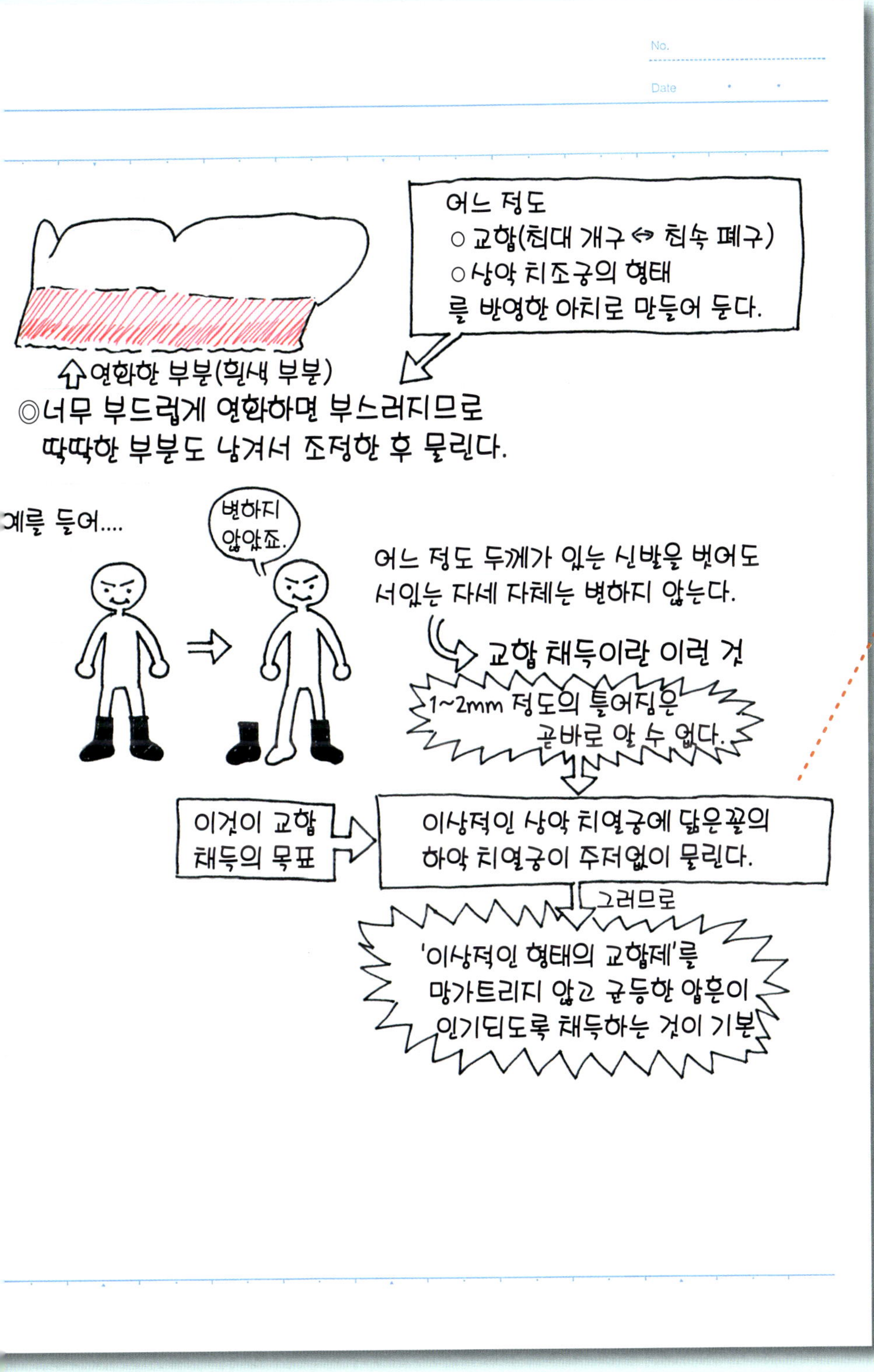

교합력을 균등하게 받아들이도록 조정

앞에서 설명한 것처럼 하악이 후방으로 들어가지 않도록 하는 배려가 필요합니다. 덧붙이면 '최대 개구·최속 폐구의 목표가 되는 위치에서 얼마나 엇갈리지 않게 교합을 채득할지'에 대해서도 배려합니다.

저작 운동은 다양한 종류의 음식물 덩어리를 상황에 따라 원활하게 분쇄하기 위해 복수 근육의 복잡한 연동으로 조성됩니다. 다시 말해서 약간의 이물감에 반응해 무의식 중에 그 자리의 상황에 적응하면서 하악위는 변합니다.

최대 개구로부터 최속 폐구의 움직임으로 하악이 골격적으로 평형을 취할 수 있었던 폐구위에 수렴하려고 해도, 최종 교합위를 받아들이는 교합제가 불안정하면, 근육들은 순식간에 적응해 어긋난 폐구위를 인기하게 됩니다. 게다가 폐구한 상태에서는 약간의 틀어짐을 판별하는 것이 어렵습니다. 따라서 교합제로 교합을 채득할 때는, 직선적인 개·폐구를 충분히 시뮬레이션한 후 최소한의 연화로 압흔을 인기해야 합니다.

주위 연조직과 총의치 인공치 배열 위치의 관계에 대해

결손에 이르기까지는 모든 치아가 나름대로 단계를 거칩니다. 그 과정에서 상·하악골이 정상으로 마주했던 관계는 서서히 상실해 간다고 생각합니다. 이것과 비교하면 총의치는 비교적 짧은 기간에 의치가 장착됩니다. 따라서 비록 의치의 구조가 올바른 교합을 모방했다고 해도, 입술이나 혀 등 주위의 근기구가 정상 상태를 회복하기까지는 어느 정도의 기간이 필요합니다. 다시 말해서 교합을 제대로 진단해 배열된 의치라면 훈련에 따라 스마일라인과 립라인이 갖추어지는데, 반대로 스마일라인·립라인과 혀의 정합성이 좀처럼 개선되지 않는 것 같으면, 배열 위치 자체에 문제가 있을 가능성도 진단할 수 있다는 말입니다.

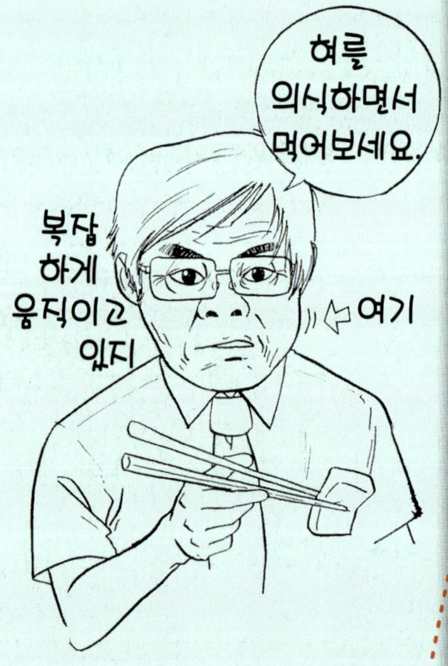
혀를
의식하면서
먹어보세요.
복잡
하게
움직이고
있지
여기

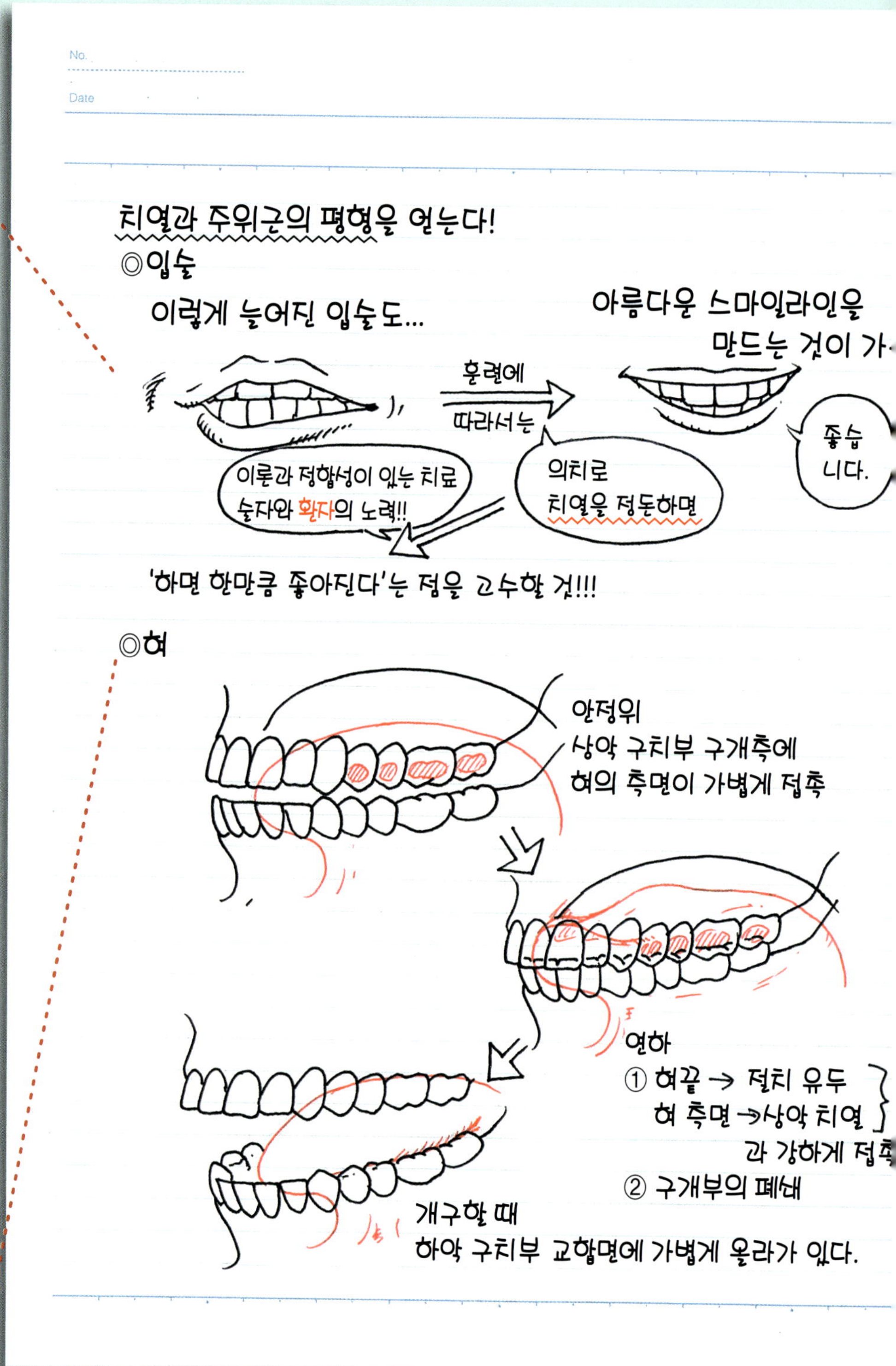

혀

하악안정위에서 혀가 상·하악의 위치 관계를 유지하기 위한 센서가 된다는 내용은, 이 책에서 몇 번쯤은 나옵니다. 하악안정위뿐만 아니라 연하, 개구할 때도 혀는 각각 상·하악과 밀접하게 관계하면서 운동합니다. 교합의 각 국면에서 혀의 움직임을 의식하면서 생활해 보면, 그 역할이 크다는 사실을 실감할 수 있으리라 생각합니다.

Shimokawa 선생님의 코멘트: '카메라를 보는 것'은 의외로 어렵다

"악운동을 동영상으로 기록할 때, 환자가 '카메라를 보는 것'이 안될 때가 있다.

임상에서 자주 만나는 것은, 환자에게 측방 운동을 요구했을 때 시선이 위나 옆을 향하면서 턱을 움직이려는 경우이다. 그때의 교합에는, '가이드 치아의 전개각이 너무 급해서 잘 활주할 수 없다' 혹은 '조기접촉이 있어, 측방 운동을 방해한다', '원래 치아에 적절한 접촉이 없다' 등의 문제가 있을 것이다. 의식적이든 무의식적이든 환자는 하악을 어떻게 움직여야 하는지를 생각해 버리므로, 시선이 산만해진다.

악운동은 삼차신경 지배의 운동이다. 그 운동을 방해하는 요소가 있으면, 안면신경 지배 영역의 근육이 동원되어 입술 등 안면을 뒤틀리게 하면서 하악을 움직이려고 한다.

악운동을 기록할 때 '카메라는 보는 것'이 안 되는 현상도, 사실은 악운동을 간섭하는 요소가 있다는 증거의 하나라고 생각한다. 즉 삼차신경이 아니라, 동안신경 등이 작동해 버리고 있는지도 모른다.

다시 말해서 환자가 이쪽을 바라보지 않는 것도, 교합 기능에 문제가 있다는 점을 나타내는 것이지 촬영이 서투른 탓뿐만은 아니라고 생각한다."

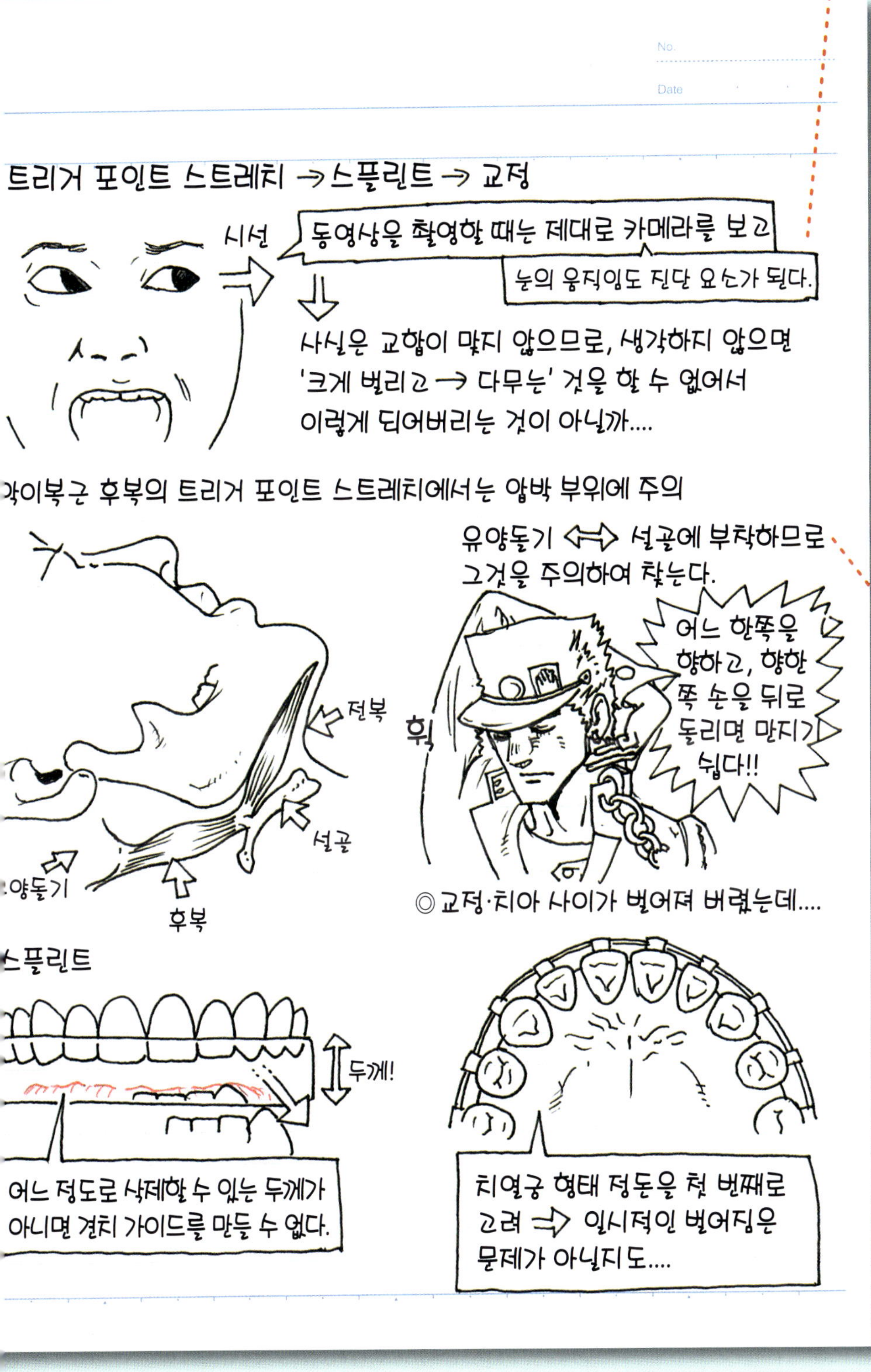

자신의 악이복근 후복을 만져본다

이 세미나에서 가르쳐 주신 교합치료에서, 근·근막 트리거 포인트 압박 스트레치법을 시행할 때 대상이 되는 대표적인 근육이 악이복근 후복입니다. 유양돌기로부터 설골에 연결되는 이 근육을 스트레치한다고 생각해도, 실은 되지 않은 경우가 있습니다. Shimokawa 선생님이 늘 곁에 계셔서 '다르잖아'라고 지적해 주시면 좋지만, 현실은 그렇지 않습니다(무섭기도 하고요).

오른쪽을 바라보고 오른손을 뒤로 돌려, 왼쪽 턱의 gonial gngle에서 경부 안쪽을 향하는 모습으로 눌러 가면, 비교적 쉽게 이 근육을 만질 수 있습니다. 우선은 자신의 근육을 만져보고 이미지를 파악합시다.

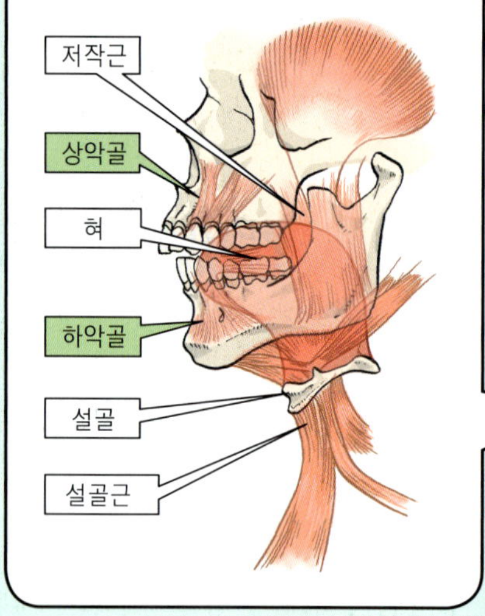

상악, 혀, 하악, 설골의 관계

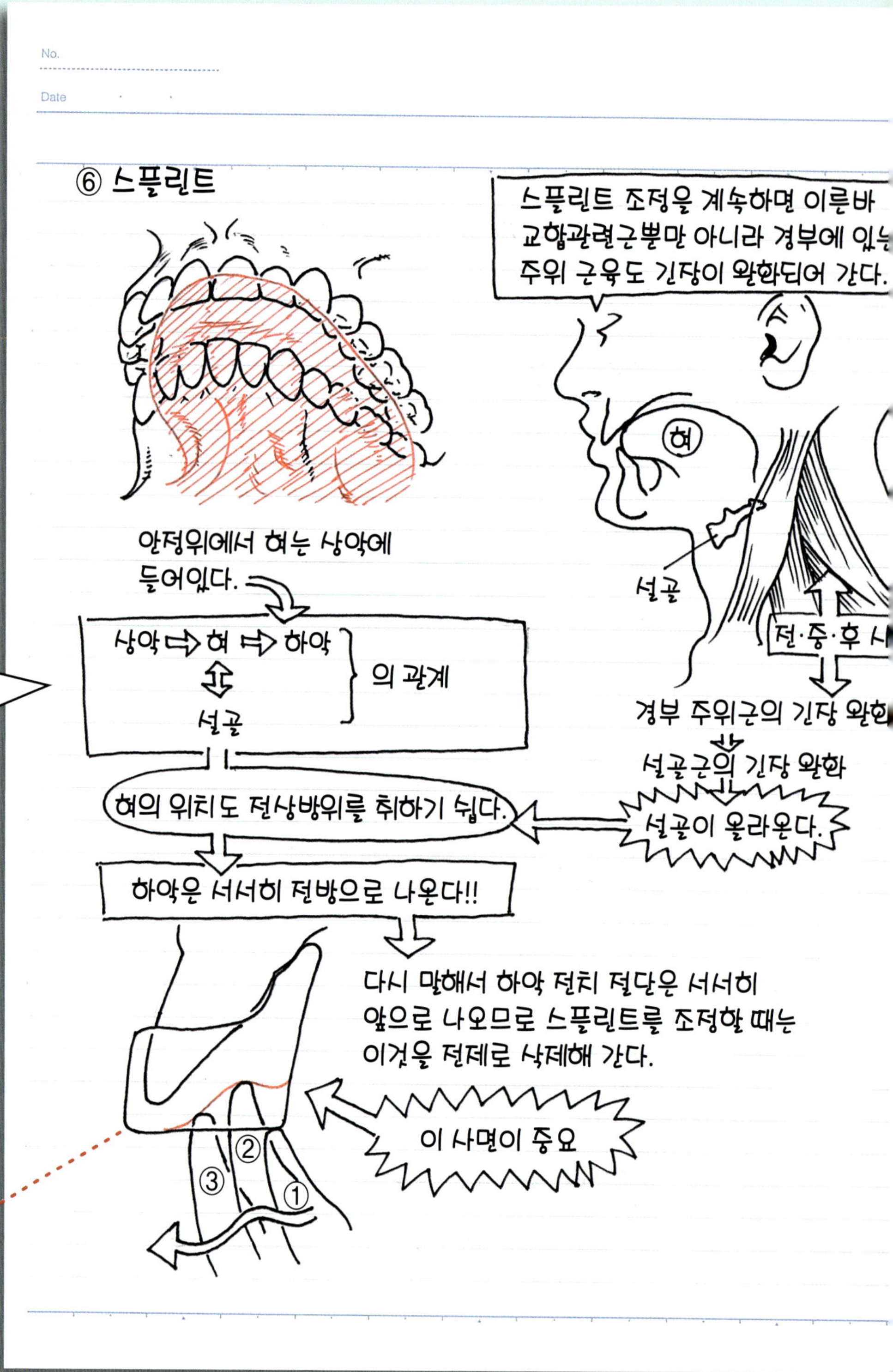

Shimokawa 선생님의 코멘트:
스플린트 조정은 하악이 전방으로 나오는 이미지로

"기존의 치아 교두감합위가 반드시 상·하악골이 이상적으로 마주하는 관계에 있는 것은 아니다. 이것이 교합치료, 다시 말해서 맞물림의 수정이 필요한 이유이다.

스플린트 요법의 목적은, 단지 '교합을 거상한다' 혹은 '특정 치아의 부담 과중을 줄인다'라고 하는 것뿐만 아니라, 하악을 '원래 있어야 하는 위치'로 유도하는 데 있다. 근육위로서 하악위를 파악했을 때, 하악이 '원래 있어야 하는 위치'에 있다는 말은, '하악위를 조절하는 교합관련근의 긴장이 완화되어 좋은 평형을 취하고 있는 것'이라고 바꿀 수 있다. 교합관련근의 긴장이 완화되면, 주위의 근육도 긴장이 완화될 것이다. 예를 들어 설골하근의 긴장이 완화되면, 설골은 올라가고 혀는 앞으로 나온다.

하악골은 여러 근육에 의해 두개골 내의 접형골과 측두골, 설골과 연결된 상태로 안면두개 내에 매달려 있다. 교합관련근뿐만 아니라 협근이나 구륜근 등의 표정근, 그리고 혀도 하악골의 버팀목이다. 근육 덩어리인 혀는 하악위에 크게 영향을 준다. 실제로 혀를 후퇴시키려고 하면 하악은 후퇴하고, 혀를 전진시키면 하악도 앞으로 나온다.

다시 말해서 교합 상태가 양호해지면 근육의 긴장이 완화되어, 혀와 함께 하악은 전방으로 나올 가능성이 크다고 할 수 있다. 그런 이미지로 스플린트를 조정해야 한다."

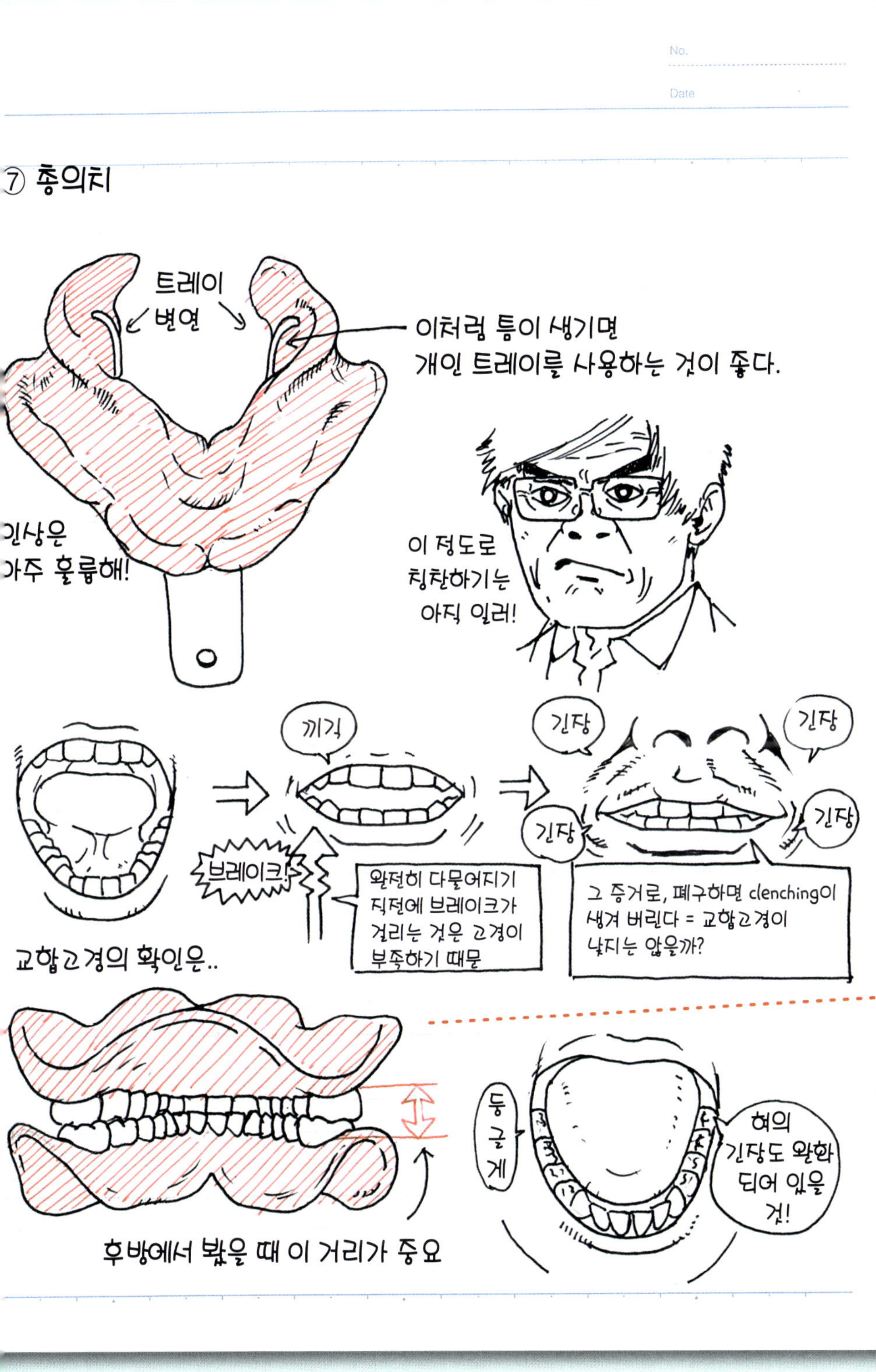

교합치료는 먼저 총의치부터 시작해 본다

Shimokawa 선생님은 '교합치료는 먼저 총의치를 제작해 연습한다'라고 자주 말씀하십니다. 총의치는 무치악 상태에서 교합을 결정하게 됩니다. 다시 말해서 반드시 이상적인 위치에 맹출하지 않는 치아의 위치에 현혹되지 않고, 이상적으로 상·하악골이 마주하는 관계를 추구해 거기에 맞춘 치열로 조정할 수 있습니다.

'안전한 교합'으로서 목표로 해야 하는 모습은 다음과 같습니다.

- **치조궁(흡수 전을 상정)과 닮은꼴의 치열이,**
- **스마일라인, 립라인 및 혀와 조화를 이룬 상태로 배열되고,**
- **'최대 개구·최속 폐구'의 운동 중에 원활하게 감합해,**
- **전방의 치아가 가이드를 담당한다.**

Shimokawa 선생님의 코멘트: 후방에서 확인

"총의치 증례에서 하악은 습관성 후 퇴위를 취해, 결과적으로 교합고경이 낮은 경우가 많다. 납의치를 제작할 때는 후방에서 모형을 관찰해 상·하악 치조제의 거리를 확인하는 것도 중요하다.

상·하 치조제의 거리가 가깝거나 구후융기의 위치 관계가 좌·우에서 다르면, 그 교합위는 어긋나 있을 가능성이 크다. 상·하의치상 사이에 좌·우 대칭으로 충분한 거리가 있는 것도 중요하다."

'완성되면 끝'이 아니라, 다시 동영상으로 확인

최종적으로 동영상을 통해 의치의 교합이 적절한지를 진단합니다.

이 증례의 동영상 진단에서는 최대 개구로부터 폐구 마지막의 직전에 감속이 일어나, 거기에서 조금 clenching이 생겨 버리는 현상이 일어났습니다. 이것을 보고 교합고경이 낮다고 지적하셨습니다.

일단 완성된 의치여도, 스플린트와 마찬가지로 근육 기능의 개선에 따라 교합은 계속 변화합니다. 어쩌면 근육 등의 평형 변화로, 보철하기 전의 맨 처음 상태보다 높은 교합고경이 필요한 상태로 변화했을 수도 있습니다.

근육의 평형에 관해서는 혀의 관찰도 중요해서, 혀의 긴장이 완화해 좌·우 대칭의 형태인 것도 확인해야 합니다.

Shimokawa 선생님의 코멘트: 가이드가 너무 급하면 하악은 움직일 수 없다

"임상에서 '안전한 교합'을 확립하는 데 있어서 적절하다고 생각되는 것은 '전방·측방 운동을 할 때 표정근이 반응하지 않아도 되는 정도의 전방 가이드에 의한 구치부의 이개교합'이다.

전치부의 피개가 깊으면, 전방·측방 운동을 할 때 전치부에서 가이드하고 구치부가 이개되게 하기는 쉽지만, 이것은 교합기에서 일어나는 이야기이다. 전치부의 수평피개와 수직피개가 너무 깊으면 그 자체가 하악 전방·측방 운동의 장애가 되어, 하악은 원활한 활주 운동을 할 수 없다. 또한 반대로 전치부의 접촉이 불충분해도 하악은 전방 운동의 가이드를 상실해, 원활한 전방·측방 운동을 할 수 없다.

전치에 의한 가이던스가 적절한지는, '환자의 실제 악운동'을 통해 평가해야 한다."

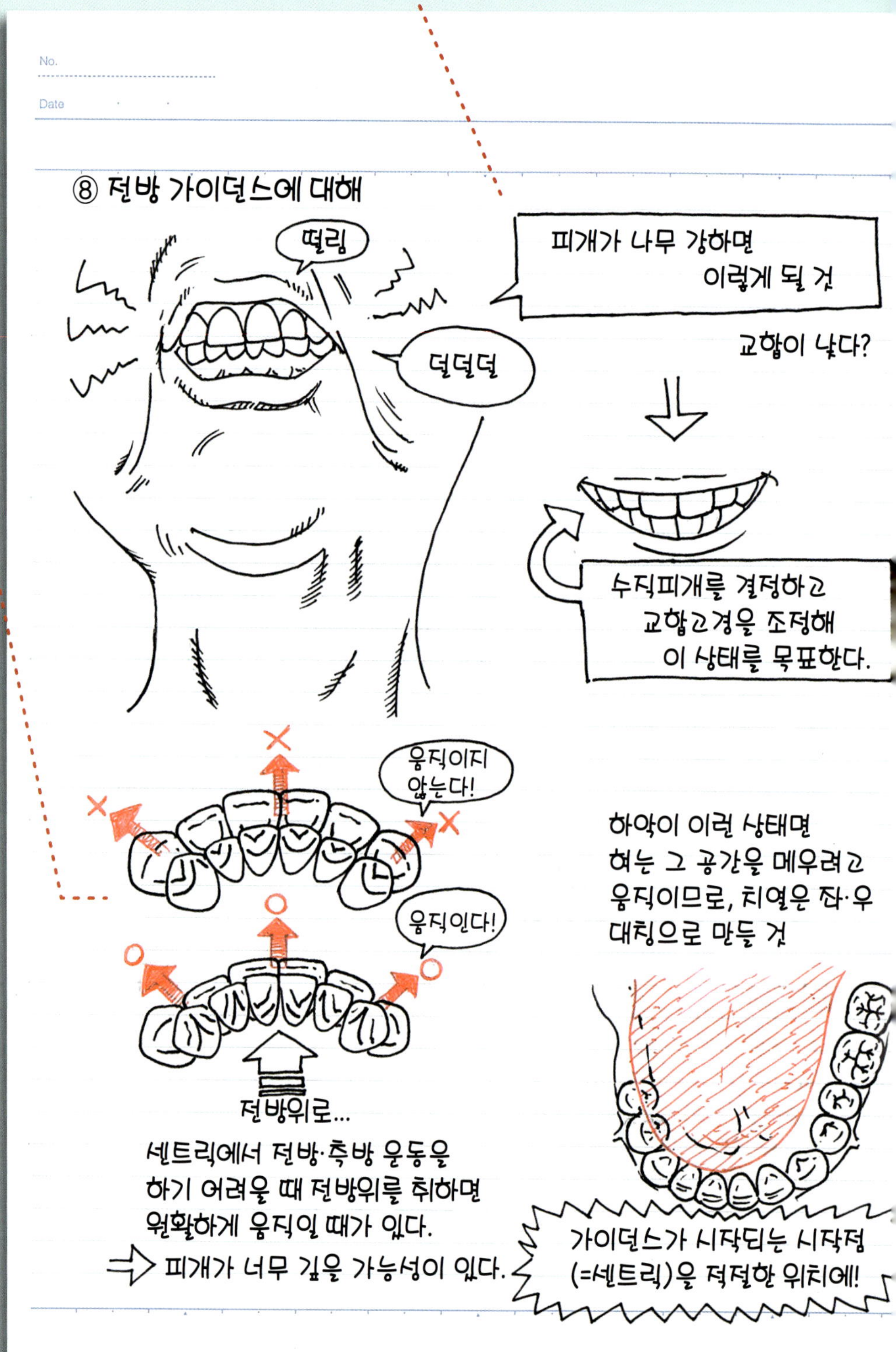

Shimokawa 선생님의 코멘트: 근육의 긴장이 있으면, 하악이 저위에 밀어 넣어졌다는 이미지를 가진다

"이 증례는 안모 소견에서 분명한 clenching과 입술 및 구강주위근의 긴장이 관찰된다. 입꼬리는 내려가 스마일을 만들 수 없다. 하악은 교두감합위에서 전·측방으로 원활하게 움직일 수 없다.

이때는 교두감합위에서 하악이 저위·후퇴위에 밀어 넣어져 거기에서 빠져나가고 싶으므로 clenching이 생긴다고 이미지 해야 한다.

실제로 구강 내를 관찰하면, 오랜 기간에 걸쳐 방치된 하악 구치부의 결손이 있다. 결손 전의 하악은 불분명하지만, 하악 구치부가 결손해 하악은 결손부에서 vertical stop을 잃었고, 이것으로 하악이 후상방으로 밀려 결과적으로 전치부의 피개가 깊어졌을 가능성이 있다."

Natural relax smile을 활용해 하악위에 목표를 정한다

Natural relax smile을 하면 하악은 이상적인 하악안정위에 가까운 위치에 있게 됩니다.

우선 환자에게 '위스키'라고 발음하도록 해 스마일을 만들어 줍니다. 마지막에 '이'라고 발음할 때 혀는 자연히 상·하 치아에 끼여, natural relax smile을 만들기 쉬운 위치가 됩니다. 그 스마일 상태의 위치를 참고하여 그대로 치아를 접촉시키면 환자의 이상적인 교두감합위에 가까워질 것입니다. 그 상태로부터 전방·측방 운동을 하도록 합니다. 이때 하악은 조금 전방위를 취하고 있어, 원활하게 전방·측방 운동을 할 수 있을 것입니다. 결손이 오래된 증례는 때에 따라 그런 식으로 기록한 하악위를 참고하여 provisional이나 스플린트를 제작합니다. 그것들을 사용해 '최대 개구·최속 폐구'를 할 수 있도록 조정하면, 효율적으로 그 환자의 적절한 하악위를 찾아낼 가능성이 커진다고 생각합니다.

Shimokawa 선생님의 코멘트: 치열과 치조제 치열궁 형태의 관계에 대해

"다수 치아에 이르는 치관 붕괴 상태에서 교합을 회복한 증례이다. 이 증례는 하악 전치부만의 국소 교정과 임플란트를 포함한 보철로 교합 붕괴에 대처했다. 술후의 악운동에서는 직선적인 '최대 개구·최속 폐구'를 달성하고 있어 그 교합을 부정할 정도는 아니지만, 보철물이 이상적인 형태가 아니라는 점은 이해해야 한다.

이 증례의 최종 보철은 상악의 치조제에 비해 치열궁 형태가 좁게 마무리되었다. 이상적으로는 전악적인 교정을 통해 치조제와 치열궁 형태 사이에 정합성을 얻어, 보다 적절한 하악위를 취하기 쉬운 환경을 갖추어야 한다."

No.

Date

⑨ 전악의 치관 붕괴 ⇒ 교정 임플란트 ⇒ Provisional

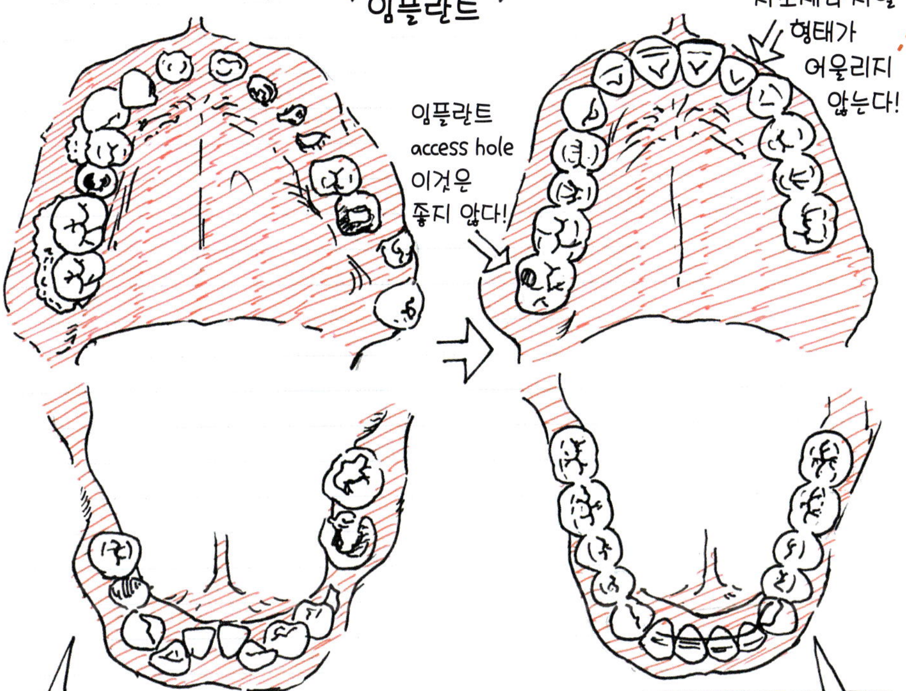

다수 치아에 이르는 치관 붕괴와 교합지지 영역 상실 ⇒ 하악 후퇴

보철 조작 + 부분 교정으로 '어느 정도' 치열과 교합은 개선

◎기술적인 한계가 있을 때 자신의 능력 안에서 '가능한 만큼' 통합성이 있는 아치를 만들려면 어떻게 해야 하는가?

(포인트는) 견치의 위치를 맞추는 것!

○진단용 사진은 '치조제를 기준'으로 촬영 ⇒ 치열에 속지 않는다.

○혀의 형태를 기준으로 견치의 형태를 결정한다.

○Tapping → 측방 운동의 연속성이 나올 때까지 견치를 조정

Shimokawa 선생님의 코멘트: 이상적인 치료·현실의 치료

"환자의 생활 환경이나 성격 등은 다양하다. 술자의 기술적 배경, 때에 따라서는 의원의 설비에도 제약이 있는 것이 임상의 현장이다. 다시 말해서 같은 증례여도 선택할 수 있는 치료 계획은 하나가 아니다.

세미나에서는 내가 치료한 많은 이상적인 임상 결과와 경과를 보여주었다. 그런 이상적인 치료를 머리에 그리면서도, 술자와 환자가 현실에서 달성 가능한 치료 계획을 세우는 것이 중요하다.

치료 계획의 선택에 정답은 없다. '안전한 교합'을 달성하려면, 먼저 견치의 정상 기능을 회복해야 교합 전체를 효율적으로 정리할 수 있다.

견치는 치조제 전방 커브의 끝에서, 긴장이 완화된 혀의 형태와 조화를 이룬 위치에 똑바로 서야 한다. 이러한 조건 아래에 상·하 견치를 정돈하고 나아가 원활하게 근심 가이드하는 것을 목표로 하면서, 진단과 치료 계획을 세우는 버릇을 들여야 한다."

치료의 목표가 항상 이상적이라고는 할 수 없다. 그리고 치과 치료 자체가 영원히 계속되는 것도 아니다.
예견되는 리스크에 대해서 충분히 설명하고, 적절한 대책을 세우는 것이 우리의 책임이다. 환자의 예후와도 마주해, 문제가 생기면 진지하게 대처해 가는 것이야말로 중요한 일이다.

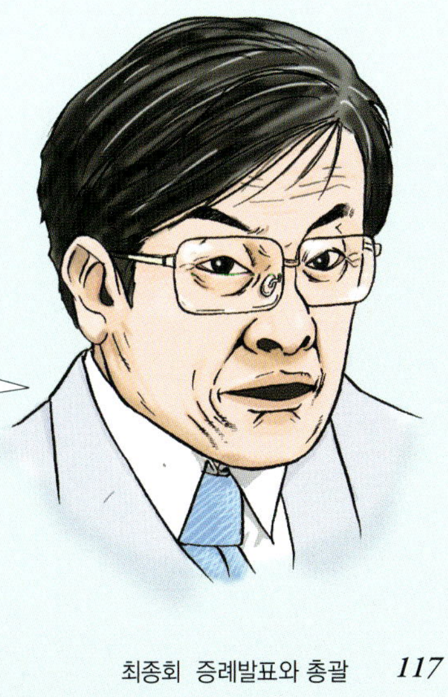

Shimokawa 선생님의 코멘트: 무치악이야말로 가이던스에 집착한다

“전방 가이드는 전치에서 일어나는 아주 좁은(설측면의) 폭에 관한 이야기이다.

실제로 가이던스에 사용되는 것은 상악 전치 설측의 기저 결절부터 절연 부근의 극히 좁은 부위에 한정된다. 그러나 1cm에도 못 미치는 이 부위에서 일어나는 교합 활주 유도로의 유무에 따라, 구강 기능 전체의 위험성이 크게 변해간다.

특히 총의치에서 견치끼리의 접촉이 전혀 없는 이상한 배열을 해 버리면, 하악의 전방 활주 경로가 없어져 버려 하악위가 안정되지 못할 가능성이 있다.

총의치 증례에서는 관절와 내 연조직의 질적 저하나 하악 과두의 변형 등, 턱관절 자체의 구조 자체가 양호하지 않다고 생각되는 예가 많다. 그런 증례야말로 악운동의 가이드로서 전방 운동 활주로를 제대로 확립해야 한다. 그러나 의치 자체는 flexible한 장치이므로, 지나친 가이던스에 의한 장치 자체의 전복 등의 문제를 일으키지 않기 위해 가이던스의 양이나 양식에 관해서는 궁리할 필요가 있다.”

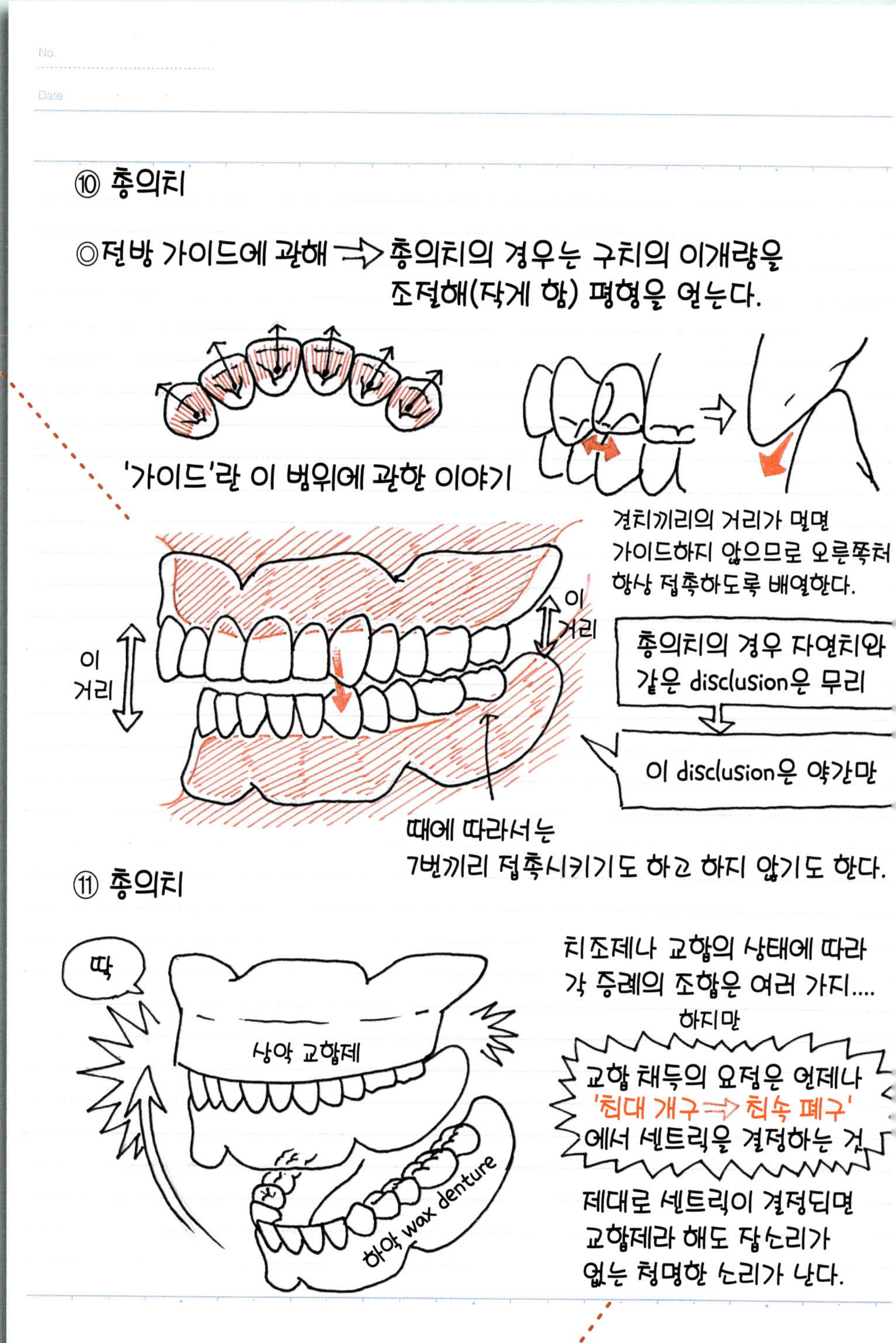

센트릭을 안정시키고 나서 교합을 기록한다

이번 세미나의 진료 견학에서는, '완성된 하악 치열과 상악의 교합제를 이용한 교합 채득'의 패턴을 많이 볼 수 있었습니다. 실제로 그러는 편이 스플린트와 유사한 감각으로 교합을 채득할 수 있고, '최대 개구·최속 폐구'에서 교두감합위의 기록도 쉬울 것 같습니다.

Provisional denture나 스플린트 등으로 어느 정도 '안전한 교합'이 확립되어 있어, 교합 채득이 원활하다는 전제는 필요하지만 이러한 배열 순서도 효과적이라고 생각합니다.

Shimokawa 선생님의 코멘트: 전치가 제대로 기능하도록 한다

"개방교합 증례는 전방 가이던스를 얻지 못하고 구치부에 측방으로 기능력이 가해지기 때문에, 구치부에 과도한 부담이 예상된다. 또한 접촉하는 치아 수가 적고 교두감합위의 안정성 자체가 낮으므로, 교합 자체의 타당성에 대한 검증도 어려워진다.

전방 가이던스를 얻은 쪽이 환자의 QOL 향상으로 이어지는 것을 기대할 수 있다. 교정치료를 할 때는 단지 개방교합 공간을 닫을 뿐만 아니라, 상·하 전치가 가이드하는 기능을 주는 것이 필수이다."

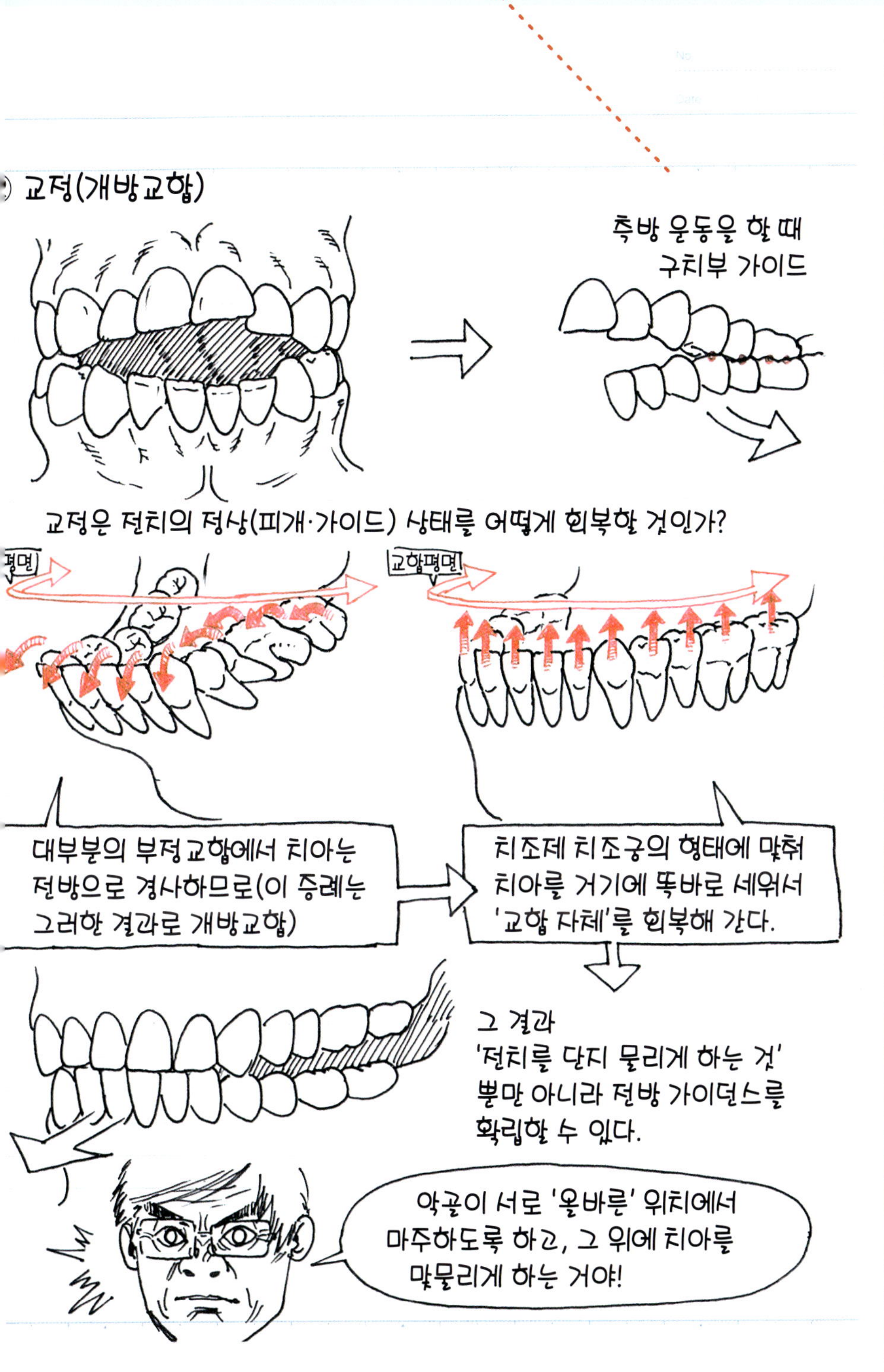

치아를 이동시키는 것이 아니라 치조골 내에 치아를 똑바로 세우는 교정

세미나에서 구체적인 교정 테크닉에 대한 설명은 없습니다. 그러나 수강생의 입장에서 느낀 키워드는 '교합평면에 똑바로 선 치아'라고 생각합니다.

개방교합뿐만 아니라, 치열 부정이 있는 치아는 근심으로 경사한 경우가 대부분입니다. 치열 부정의 원인은 치아가 배열되어야 하는 골격이 충분히 성장하기 전에 치아가 맹출하는 것입니다. 더 좁고 작은 치조제에 적응하기 위해, 치열은 근심으로 경사해 배열 위치를 흐트러뜨린다고 생각합니다.

다시 말해서 '모든 치아가 근심으로 경사한 결과가 개방교합을 비롯한 치열 부정이다'라고 생각하면, 그 대응은 이러한 치아를 교합평면에 대해 똑바로 서게 하는 것입니다.

치열 부정이 있으면 상·하악골은 그 치열에 맞추어 원래 마주해야 하는 위치와 틀어진 곳에 물립니다. 이것은 저자(Komazawa)의 느낌이지만, 상·하악골 치조궁은 마주했을 때 서로가 닮은꼴의 치열궁이어야 좋다고 생각합니다. 다시 말해서 각각의 악골 치조궁에 대해 치아를 똑바로 세울 수 있으면, 저절로 상·하 치아는 올바로 감합하고 상·하악골도 이상적으로 마주하는 악위를 얻게 되어, 교합 자체를 개선할 수 있다고 생각합니다.

Shimokawa 선생님의 교정은 치아를 악골에 대해 똑바로 세우기 위해서, 그때마다 환자에 맞는 방법을 선택하는 것처럼 느낍니다. 선생님이 교정의 세세한 테크닉에 대해서 그렇게 자세히 말씀하지 않는 것은 '교합의 이론만 파악하면, 세세한 방법론은 문제가 되지 않는다'라고 하는 자세이기 때문입니다.

Shimokawa 선생님의 코멘트: 혀 공간이 좁은 것은 아닐까?

"앞에서 치열 부정의 성립에 대해 다루었다. '성숙되지 않은 악골에 적응한 작은 치열'이 치열 부정과 교합 부정의 원인으로 생각된다. 발치해 치아의 배열 공간을 확보하는 교정을 시행하면 치열이 축소해 버린다. 이때 배열은 정돈되어 있지만, 치열 자체는 좁고 작게 되어 버리는 위험성이 따르는 것을 예상할 수 있다. 교정에서 발치와 비발치에 대해서는 악골의 형태와 교합 전체로부터 종합적으로 판단되어야 하지, 무턱대고 발치 교정을 부정하는 것은 아니다.

이 증례는 다양한 부정수소를 호소하며 내원했는데, 치조제보다 치열궁이 작은 상황이다. 제1소구치 발치 교정의 기왕력이 있으므로, 치열에 상·하 좌·우의 제1소구치가 없다. 교정 처치 전후에 치열의 폭경이나 교합고경이 어느 정도 변화했는지는 불명확하지만, 치조제에 대해 치아가 설측에 있어 혀 공간이 좁아져 있다. 이때는 좁아진 치열끼리의 교합으로 하악이 후퇴해 있을 가능성에 주목할 필요가 있다. 스스로 해 보면, 하악을 앞으로 내미는 것보다 후퇴시키는 쪽이 훨씬 스트레스를 느끼는 것을 체험할 수 있다. 하악이 후퇴한 상태는 어쨌든 '힘든' 것이다.

하악이 후퇴해 있거나 혹은 혀 공간이 좁아 혀를 압박하고 있다고 진단할 수 있으면, 일단 두께가 있는 스플린트로 확실히 교합을 거상해 보아 불쾌 증상을 스크리닝(원인이 교합에 있으므로)할 수 있다."

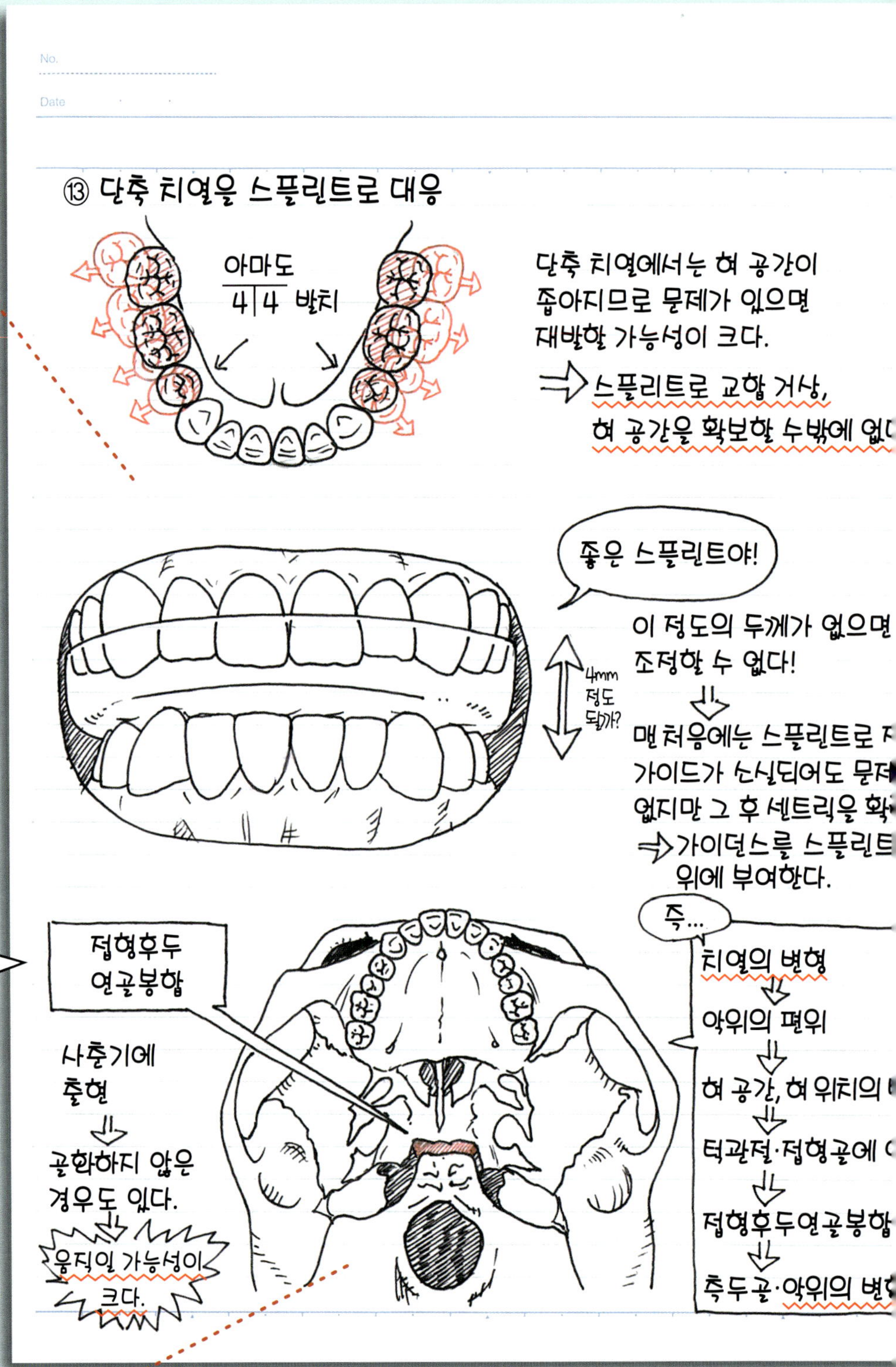

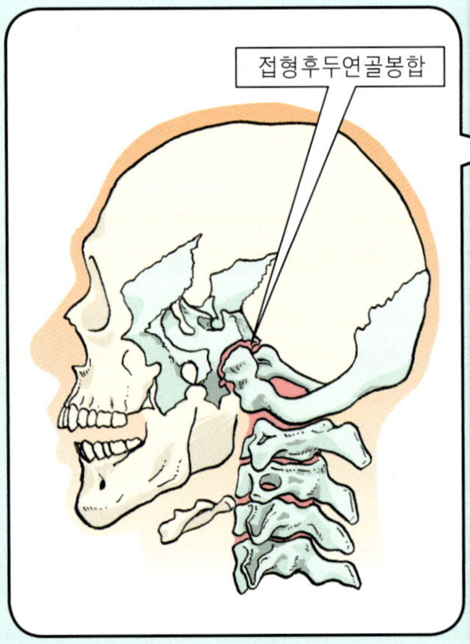

Shimokawa 선생님의 코멘트: 접형후두연골봉합은 골화하지 않아 변형하기 쉽다

"접형골과 후두골을 잇는 골봉합을 접형후두연골봉합이라 하는데, 골화하지 않은 예도 있는 부드러운 골봉합이다.

접형골, 후두골, 경추, 척추는 뇌간부를 지지하고, 그 뒤에 늘어서는 뇌 신경의 통로가 된다는 의미에서 같은 역할을 하는 뼈라고 할 수 있다. 이 뼈들은 형태와 기능 측면에서도 연속성을 가진다고 생각한다. 다시 말해서 경추와 척추가 추간관절을 가지는 것처럼 경추·후두골 사이에도 가동 영역이 있고, 후두골·접형골 사이에도 가동 영역이 있다. 흔적일지도 모른다.

하악이 편위하면, 교합력은 측두골과 접형골을 통해 안면두개를 뒤틀리게 만든다고 생각한다. 접형후두연골봉합은 이러한 안면두개의 뒤틀림에 대한 신경두개로의 완충장치가 아닐까? 반대로 말하면, 이러한 완충장치가 있어서 안면 자체의 뒤틀림을 허용해 버리기도 한다."

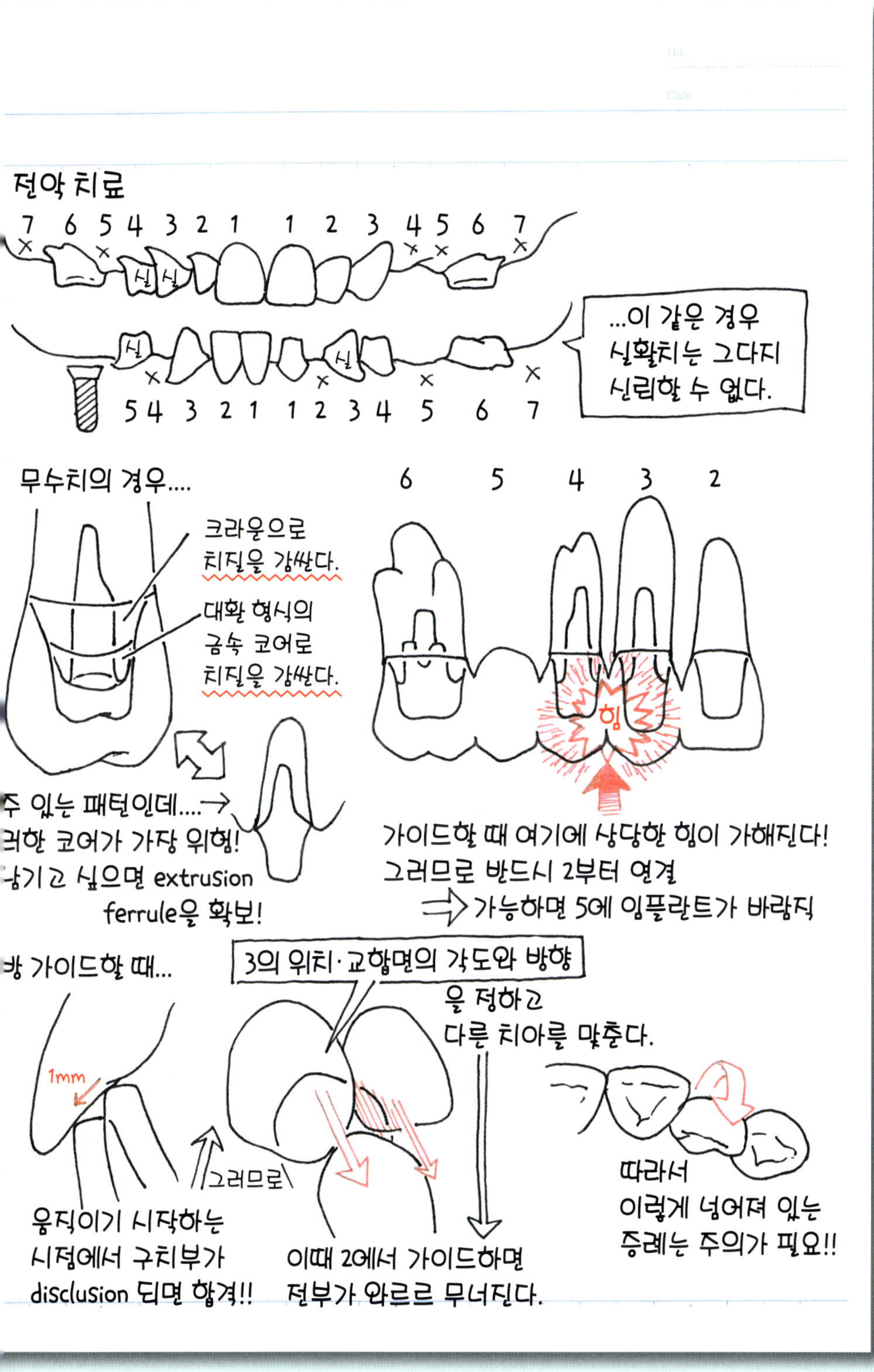

Shimokawa 선생님의 코멘트: 치아를 남기는 것에 집착하지만, 전략을 가지고 남긴다

"임플란트 식립을 선택하는 증례는 잔존치에도 문제가 있을 때가 많다. 특히 실활치를 취급하는 경우는 치근 파절이나 근첨 병변 재발의 위험성이 항상 따라다니므로, 언제나 '그 치아에 만약 무슨 일이 있으면 그 뒤에는 어떻게 대처할까?'라는 관점을 가질 필요가 있다."

보철물의 설계

- **1치 단위로 가능하면 파절을 피하는 보철 구조물의 설계**

  는 물론이고,
- **그 치아가 교합 기능 전체 중에서 어떤 기능력을 받을지**
- 또한 **그 치아는 어떤 방향으로 식립되어 있고, 기능력과 위험은 어느 정도로 예측되는지**

이러한 요건을 종합적으로 판단해 임플란트 식립 위치를 포함한 보철 설계를 해야 합니다.

매우 복잡하고 뜬구름 잡는 이야기처럼 들리지만, 이제까지 세미나에서 배운 **'최대 개구·최속 폐구의 안정된 운동으로 귀결하는 교두감합위'**, **'전방 가이던스에 의한 전치와 구치부의 역할 분담이 되어 있는 교합'**이라는 명확한 콘셉트에 따라 설계를 진행해 가면, 저절로 위의 문제점에 눈이 갈 것입니다. 전악 치료의 콘셉트에 관해서는, 다음 총괄 강의에서 시간을 들여 자세히 강의할 것입니다.

10년을 책임지기 위해서

Shimokawa 선생님의 임상에서는, '한 번 제작한 보철물은 10년은 기능하도록 하는 것'을 하나의 기준으로 합니다.

Parafunction을 포함한 다양한 기능력에 노출되어 있고 치은 등의 상태도 항상 변화하는 가혹한 구강 내 환경에서, 보철물이 10년 동안 계속 기능하는 것이 일반적인 일은 아닙니다.

스스로의 임상을 돌아보았을 때, 근첨 병변이나 재생 요법, 수복물 등 각 치아의 예후를 배려해 치료하고, 때에 따라서는 시간의 흐름에 따른 변화를 구강 내 사진이나 방사선사진으로 확인하는 일이 없는 것은 아닙니다. 그러나 일단 수복물이 완성된 후에 그 치료 결과가 교합이라는 기구 전체에서 어떤 문제를 안고 있는지에 관해서는, 그다지 주목한 적이 없었습니다.

환자와 신뢰 관계가 있으면 더욱이 환자도 그 치료에 문제가 있으리라고는 생각하지 않는 예도 있어, 저자(Komazawa)뿐만 아니라 '보철 후 교합의 문제'가 간과되는 것은 큰 문제가 아닐까요.

구강 내의 다양한 문제는 교합력에 기인하든지 아니면 교합으로 조장되는 경우가 많습니다. 오랜 기간의 예후를 더 안정시키기 위해 교합은 될 수 있으면 '안전한 것'이어야 할 것입니다. Shimokawa 선생님은 세미나에서 이제까지의 경험을 바탕으로 한 '안전한 교합'에 대해서 설명하셨습니다.

교합이 갖춰야 할 기준에 대해서 명확한 이미지를 가지는 것, 그리고 각 증례의 어디에 위험요소가 있는지, 보철물을 제작하는 과정이나 일단 완성된 보철물을 확인할 때는 그와 같은 이미지를 가지고 처치 후에도 예단 없이 진단을 계속하는 것이 오랜 기간의 예후 안정에 도움이 된다고 생각합니다.

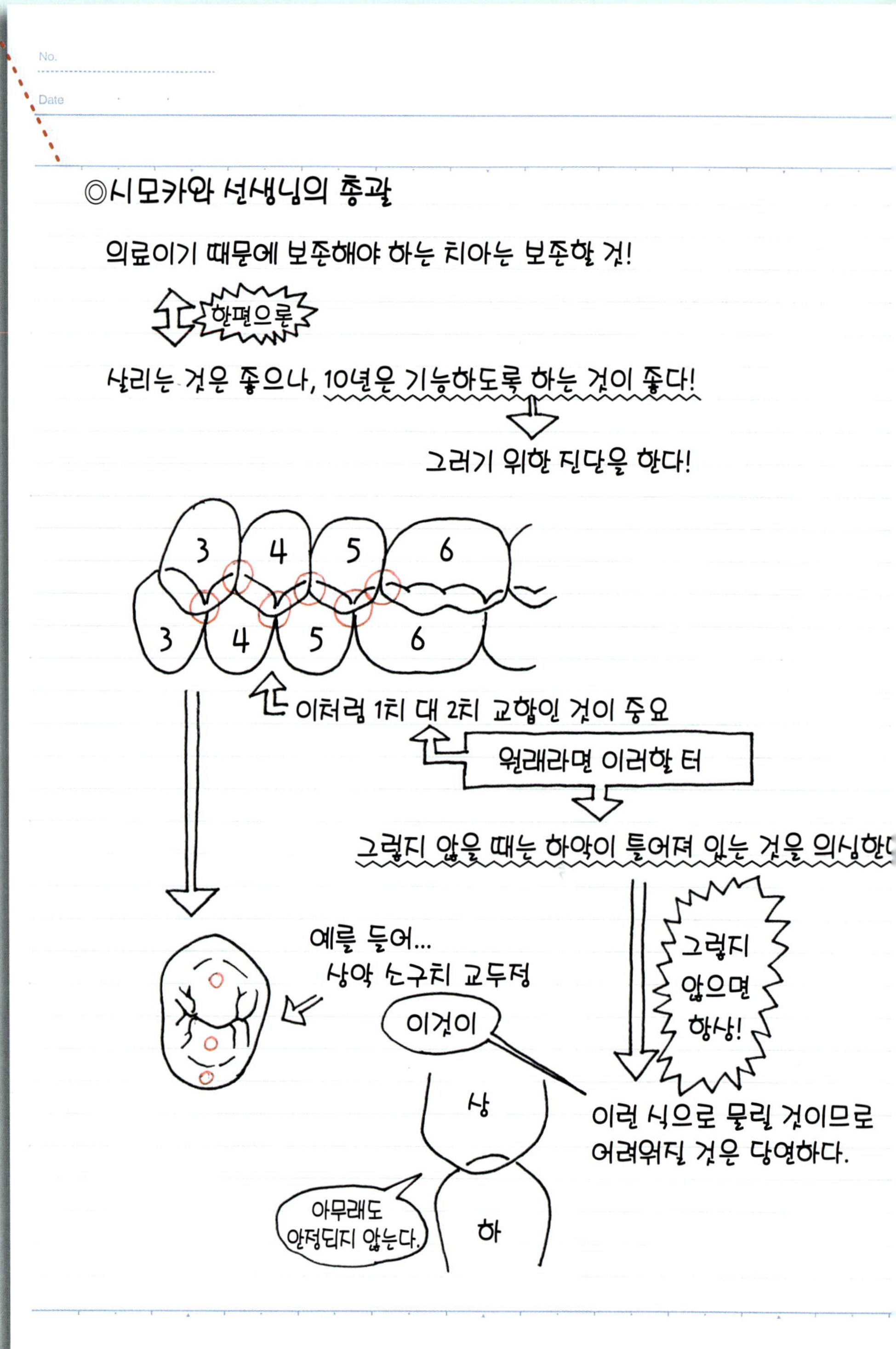

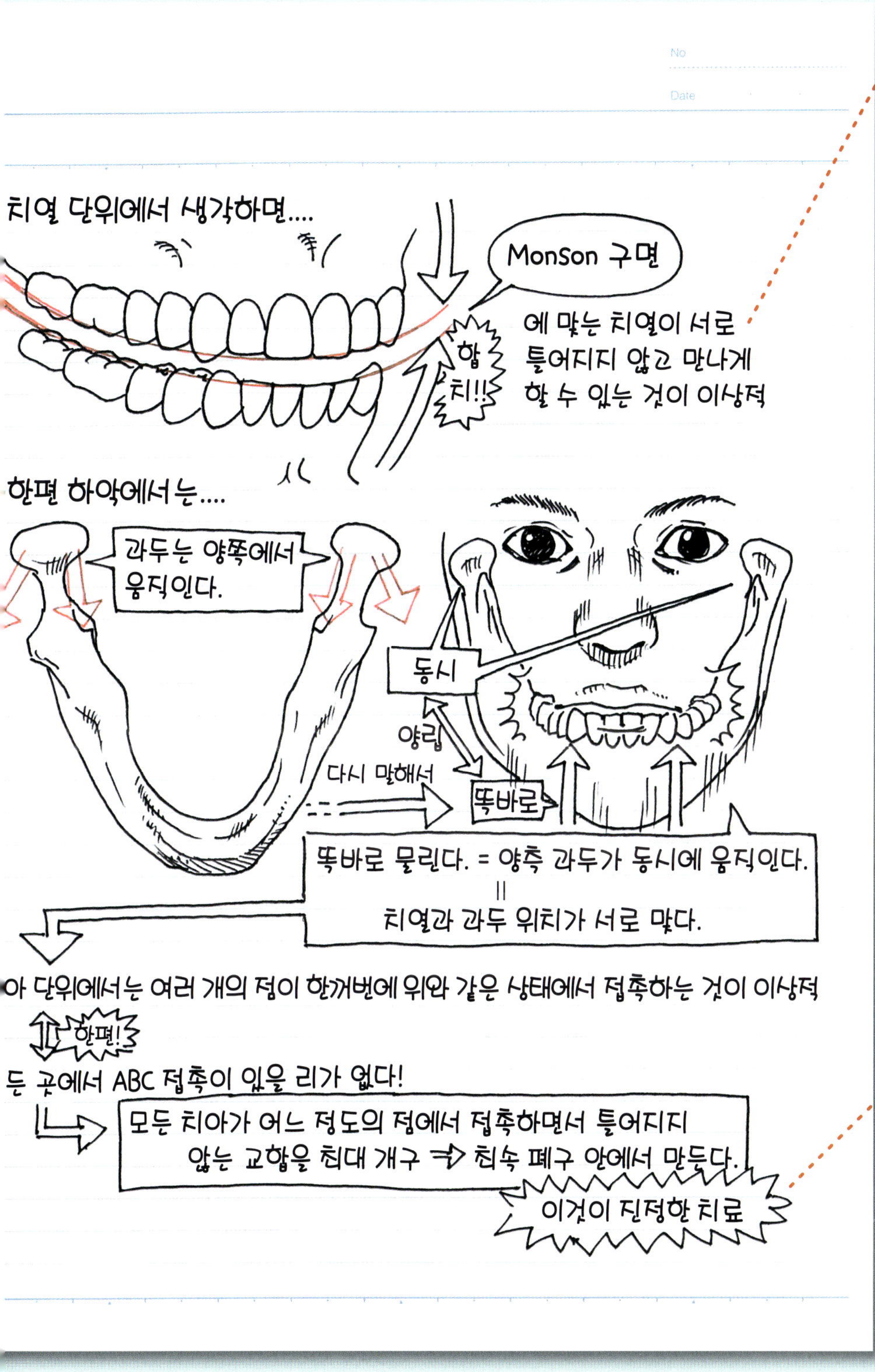

악운동은 경조직인 치아와 연조직에 덮인 턱관절로 정해진다

'치아가 감합하는 위치'와 '좌·우 하악 과두 폐구 운동의 도착점'이 합치해야 비로소 '최대 개구·최속 폐구'가 달성됩니다. 치아의 감합은 경조직끼리의 접촉입니다. 한편 턱관절 내의 하악 과두와 관절와 사이에는 관절원판이나 후부 결합조직, 외측익돌근 등의 연조직이 있습니다.

치아는 딱딱한 조직에서 단단히 안정될 수 있는 rigid(딱딱)한 구조체입니다. 이것에 대해 턱관절은 기능력에 대한 피압변위성이 있고 근력에 의한 위치의 변화 등 꽤 flexible한 완충성을 가지는 구조체라고 할 수 있습니다.

세세한 치아의 접촉에는 지나치게 얽매이지 않는다

원래 복잡한 열구와 융선을 가지는 치아끼리를 복수 치아에 걸쳐 ABC 접촉과 같은 양식으로 교합시키는 것 자체에, 매우 높은 난이도가 요구됩니다. 한편 턱관절에는 flexible한 성질이 있어 구조가 일정하다고 할 수는 없습니다. 이러한 환경에서, 이상적인 접촉 관계를 가지는 교두감합위가 오랜 기간에 걸쳐 안정되는 것에는 그다지 현실성이 없다고 생각합니다.

실제 임상에서는 치아 하나하나의 접촉점에 대해서 세세하게 얽매이는 것보다, '최대 개구·최속 폐구'가 가능한 가운데 모든 치아가 1점이라도 닿고 있는 상태가 현실적인 목표이고, 그런 상태가 되도록 조정을 계속할 수 있으면 교합에는 큰 문제가 없다고 생각합니다.

기술이 전부가 아니다

이 세미나의 맨 처음에 교합기와 실제 구강의 차이에 대해서 강의가 있었습니다.

우리가 날마다 임상에서 대하는 것은 다양한 불확정 요소를 안은 생체입니다. 또한 치과의사 치료 대상의 주요 부분을 차지하는 것은 조직학적으로 변화가 적은 경조직입니다. 그 때문에 우리는 경조직을 거두어 들이는 교합이라는 그릇에 대해서도, 그것이 교합기인 것처럼 어떤 항구성을 가진 기구를 처치하고 있다는 착각에 사로잡혀 버리기 쉽습니다.

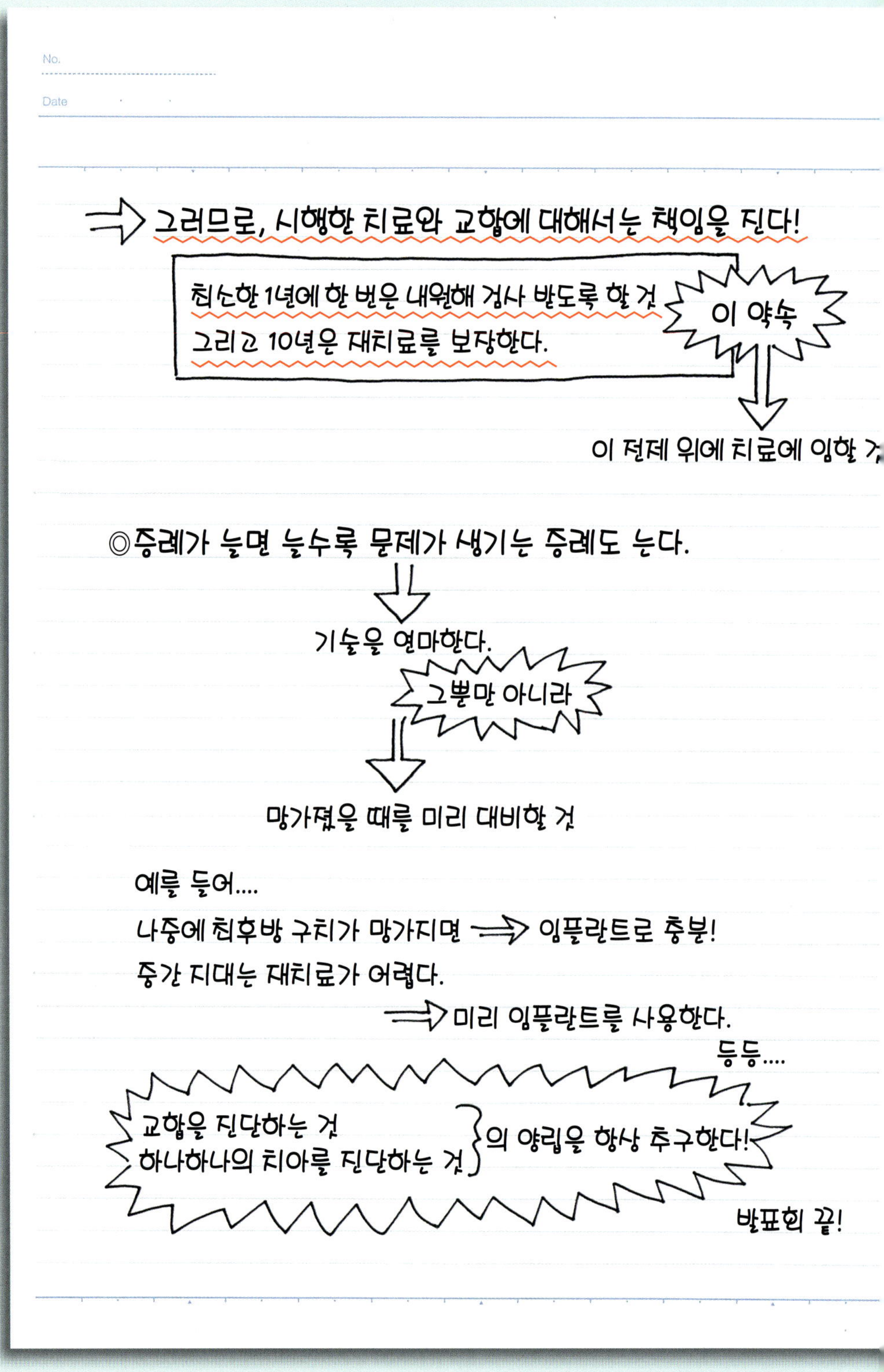

'교합은 그 자체가 변동성을 가지고 있다. 그 변동이 생체의 허용 범위를 넘으면 불쾌 증상이 나타날 가능성이 항상 있다. 그런 만큼, 변동해 가는 교합을 언제나 안전한 영역에 수렴해 가도록 진단한다' – 이것이 자신이 시행한 처치를 10년에 걸쳐 책임진다는 의미라고 생각합니다.

물론 현실에는, 복잡한 치료를 하면 그에 상응하는 위험이 따르게 됩니다. 무슨 일이 생겼을 때 어떻게 할지를 미리 대비하여 될 수 있으면 사전에 설명하는 것, 그리고 예측하지 못한 사태가 일어났을 때 적절하게 대처할 수 있도록 환자와의 신뢰 관계를 구축하는 것, 그러기 위해서는 단지 기술을 닦을 뿐만 아니라 '평상시의 진료를 절대로 대충하지 않는 진지함'과 '교합의 진단이라는 큰 시점과 하나하나의 치아를 진단한다는 자그마한 시점을 항상 갖는 자세'가 필요하다는 것을 마지막으로 말씀하시고, 발표회는 무사히 끝났습니다.

최종 강의

마지막 날은 Shimokawa 선생님의 정리 강의입니다.

이제까지의 세미나에서 소개된 증례를 포함하여 Shimokawa 선생님의 대표적인 증례가 차례차례 제시됩니다.

옛날 '가면라이더'의 최종회에서는 역대의 라이더가 총등장해 분위기를 돋우는 전개에 전율했는데, 이날도 마찬가지로 전율이 대단했습니다!

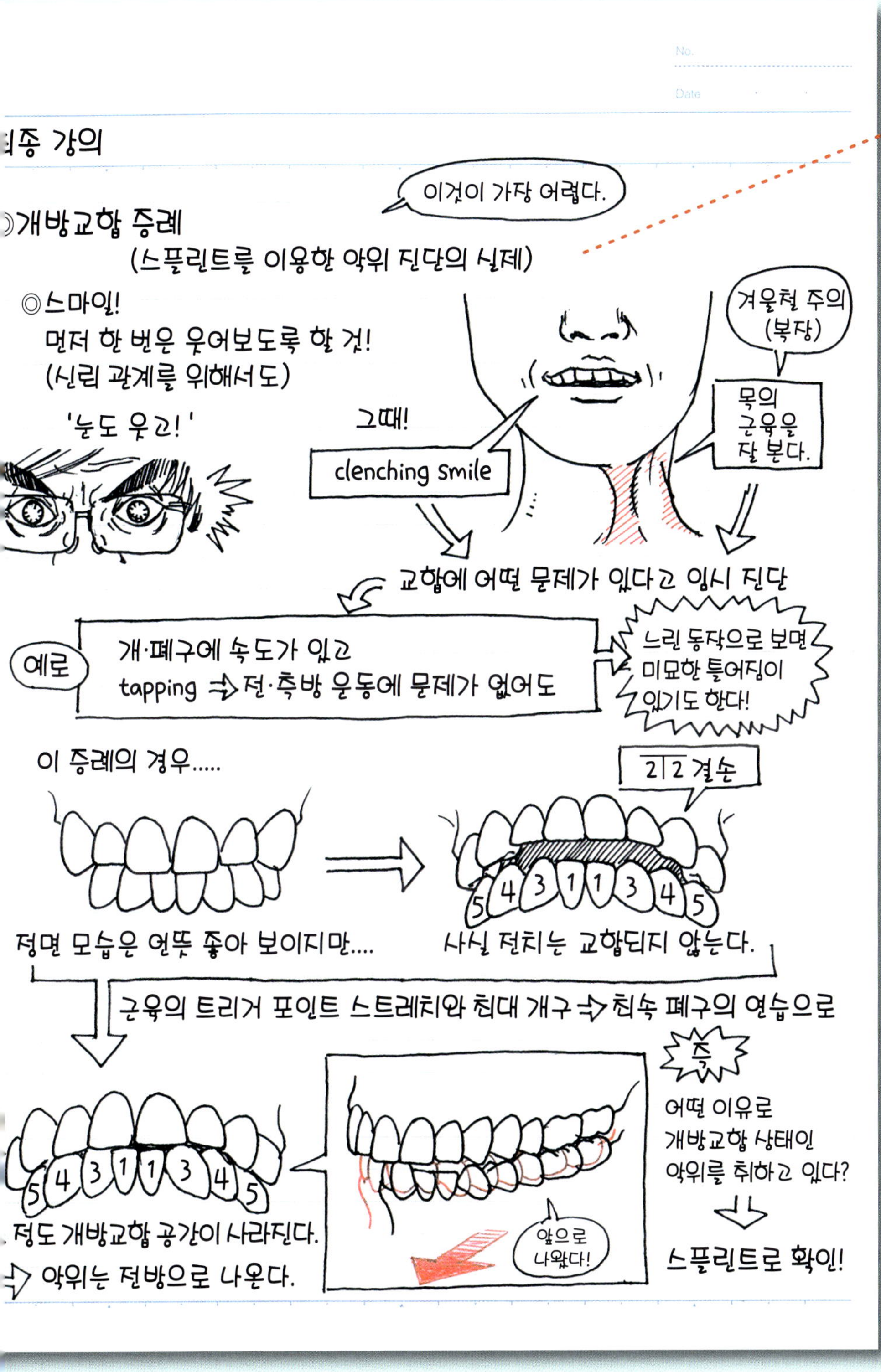

개방교합

폐구한 상태에서 전치끼리의 접촉이 없는 개방교합 경우, 그 원인이 교합에 기인하는 것이라면 다음의 세 가지 패턴을 생각할 수 있습니다.

- 하악골이 회전해 있으므로(입을 전부 다물 수 없음), 전치 사이에 수직적인 거리가 있다.
- 하악골이 전진하거나 후퇴해 있어서, 전치 사이에 수평적인 거리가 있다.
- 위의 두 가지 모두

어쨌든, 이때는 하악골이 이상적인 위치가 아니므로 상·하 치아로 교합했을 때에는 스마일을 예쁘게 만들 수 없고, 경부의 근육에 긴장이 있으면 근육의 이상이 발견되기 쉽다고 생각합니다.

그러나 악운동에 대해서는 이상이 발견되기 어려운 예도 있습니다. 이유는 교합 접촉 자체가 적으므로 치아의 접촉위에서 하악 과두는 그다지 억제를 받지 않아, 언뜻 보면 개·폐구의 움직임이 그렇게 이상하지 않기 때문입니다.

이 증례는 하악 전치에 선천 결손이 있고 하악 치열궁이 작아서, 상·하 치열궁의 부조화로 개방교합 상태에 있을 가능성도 있습니다. 그러나 Shimokawa 선생님은 스마일과 근육 긴장의 상태로부터, 하악이 후퇴해 있다고 진단했습니다. 근·근막 트리거 포인트 압박 스트레치법을 시행하면, 개방교합 공간이 거의 없어지는 곳까지 하악이 전진해 옵니다.

이러한 증례의 경우, 하악을 후퇴시키는 근육의 일시적인 긴장 완화로 전방위를 취하고 있는 것에 불과한 상태일 가능성도 있으므로, 이다음에는 스플린트로 하악위를 검증해 갑니다.

스플린트 요법 복습

- **스플린트 장착**(야간·취침할 때에 사용)과 함께,
- **악이복근 후복과 외측익돌근에 대한 근·근막 트리거 포인트 압박 스트레치법을 시행,**
- **가능하면 크게 하품을 하는 스트레치를 1회 3분을 기준으로 1일 4, 5회 시행,**
- **진료실의 교합조정은 '최대 개구·최속 폐구'를 확인하면서, 하악의 후퇴를 막는 이미지로 시행한다.**

교합관련근의 기능이 정상화되면, 각 근육의 긴장 완화와 함께 하악은 초진 때보다 전하방으로 이동해 올 것입니다. 한편, clenching(=근육의 긴장)은 하악을 후상방으로 견인하므로, 이 움직임은 하악위를 후퇴시킬 뿐만 아니라 치료 자체를 되돌려버릴 가능성이 있습니다. 전치부에는 하악이 전방으로 이동할 수 있는 공간을 확보하고, 후퇴를 막는 벽을 설치합니다.

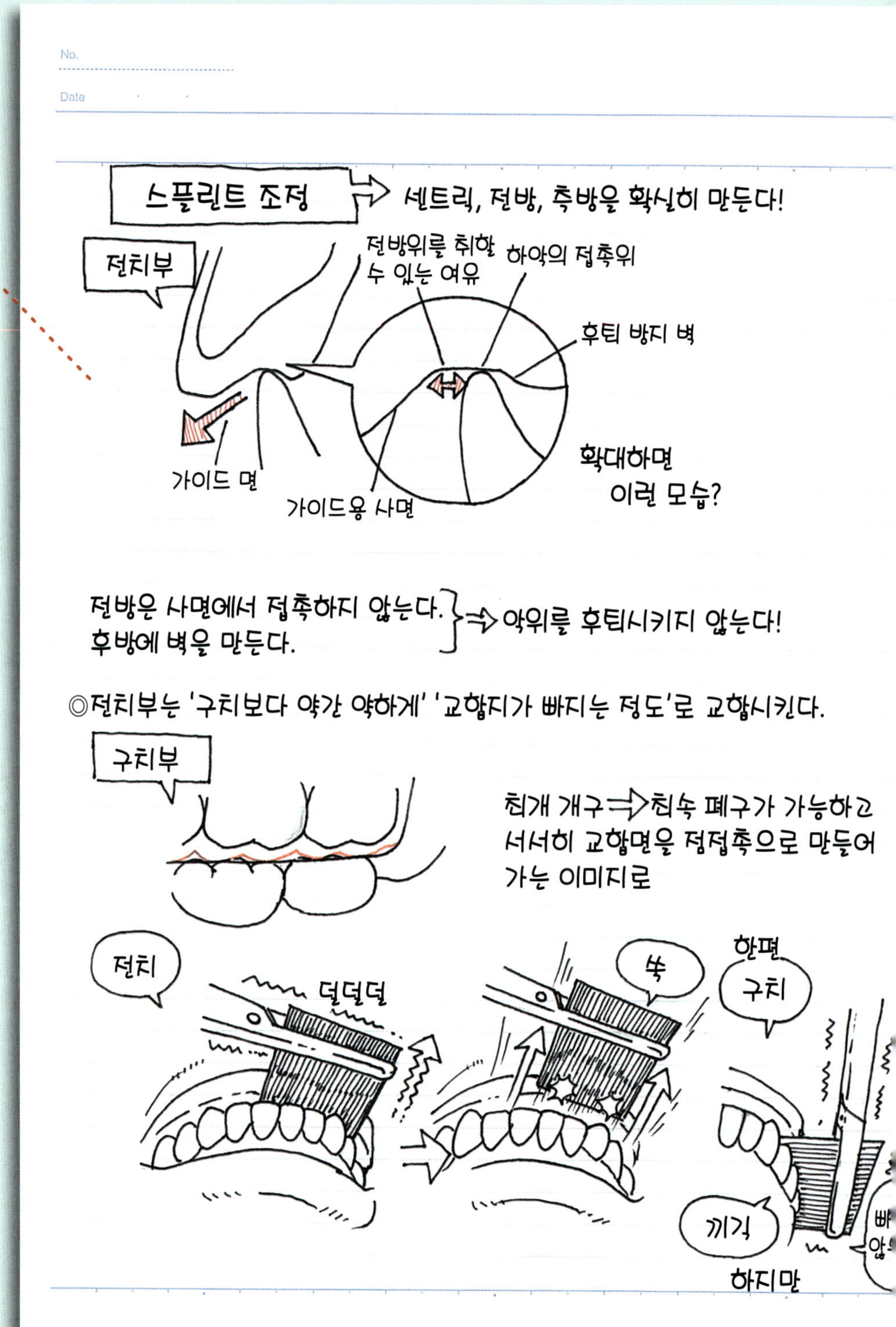

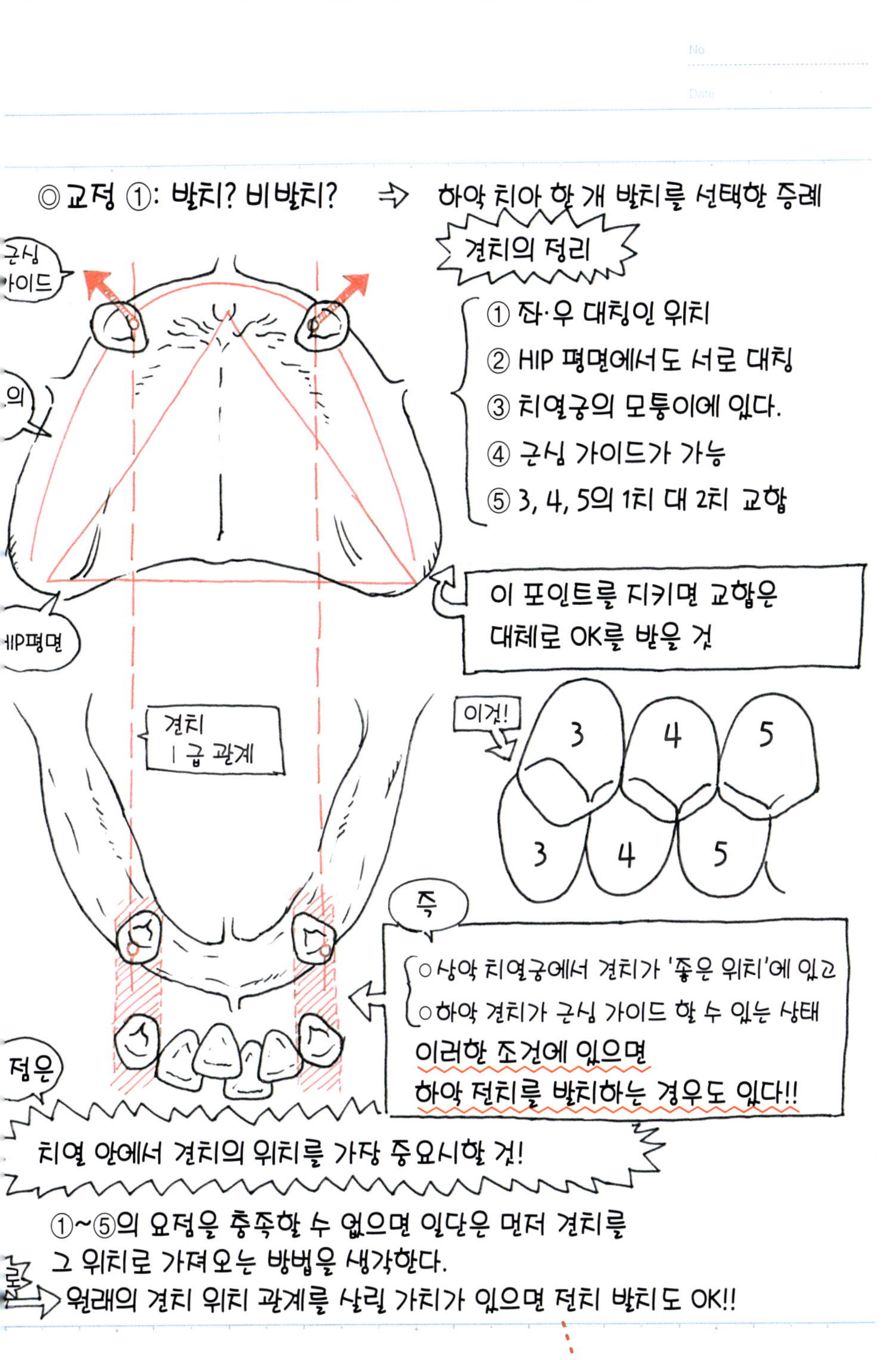

견치의 위치

Shimokawa 선생님이 말씀하시는 이상적인 치열의 조건은, **'최대 개구·최속 폐구'**가 성립하고 **'건강한 치조골에 둘러싸인 치근이 안면두개에 대해 좌·우 대칭인 치열궁으로서 존재해, 이른바 Ⅰ급의 1치 대 2치의 교합 관계를 가지는 것'**입니다. 그 조건에서 **'하악이 전·측방으로 이동하는 것과 동시에, 각 가이드 치아 이외의 치아는 곧바로 이개하도록'** 상·하 견치가 교합할 필요가 있습니다.

교정을 통한 치아의 이동은 위의 조건을 만족하기 위해서 이루어집니다. 반대로 말하면, 교정 전에 견치가 이 조건을 만족하면, 오히려 이 견치의 위치를 살리도록 다른 치아를 이동시켜야 합니다.

적절 하악위에 맞춘 교정

Shimokawa 선생님의 교정은 교합치료와 안모의 개선을 목적으로 합니다. 그 때문에 치료는 근·근막 트리거 포인트 압박 스트레치법과 함께 사용하면서 '주위 근육의 긴장이 완화된 상태의 하악위에 맞춘 치아의 이동'을 합니다.

방법으로는, separating modules를 이용한 치간이개나 디스킹으로 치아 이동을 위한 공간을 만들어, 치아를 이동시키고 싶은 방향에 트위스트 와이어를 거는 등 임기응변으로 대응합니다.

'골조직은 거기에 가해지는 외력에 대항하기 위해서 가장 적합한 구조를 취하도록 성장 또는 변경된다'라고 하는 Wolff의 법칙이 있습니다. 올바른 방향으로 악운동을 할 수 있고 그 방향에 대해 치아를 똑바로 위치시키면, 치아에 가해지는 힘에 의해서 치조골 자체도 악운동에 대해 정합성이 있는 형태로 개선되어 가는 이미지입니다.

실제로 악운동과 치아의 식립 방향에 정합성이 생기면, 골조직의 개선에 의지할 것도 없이 그 시점에서 치아는 치조골 하우징의 중앙에 들어가는 경우가 많다고 느낍니다.

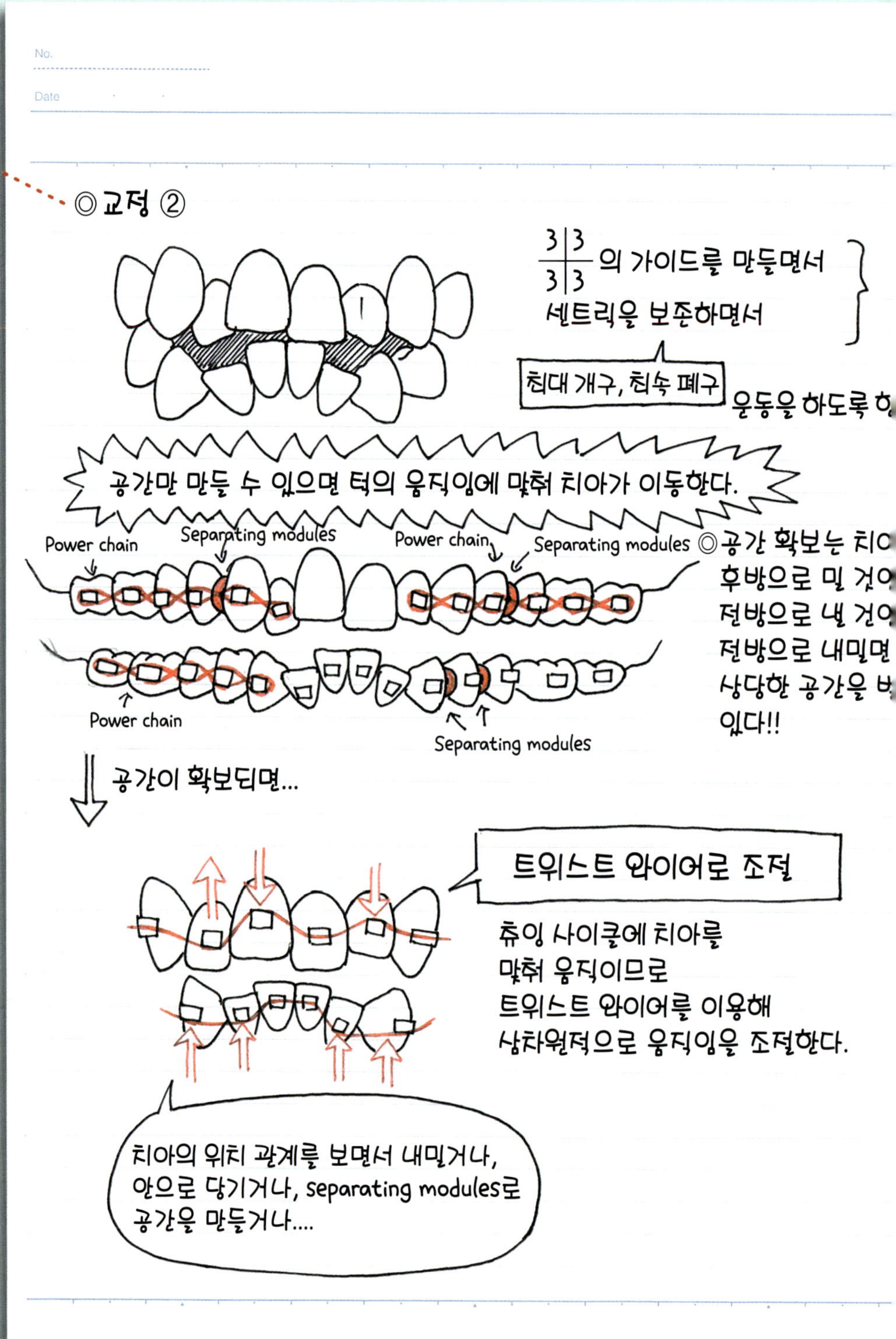

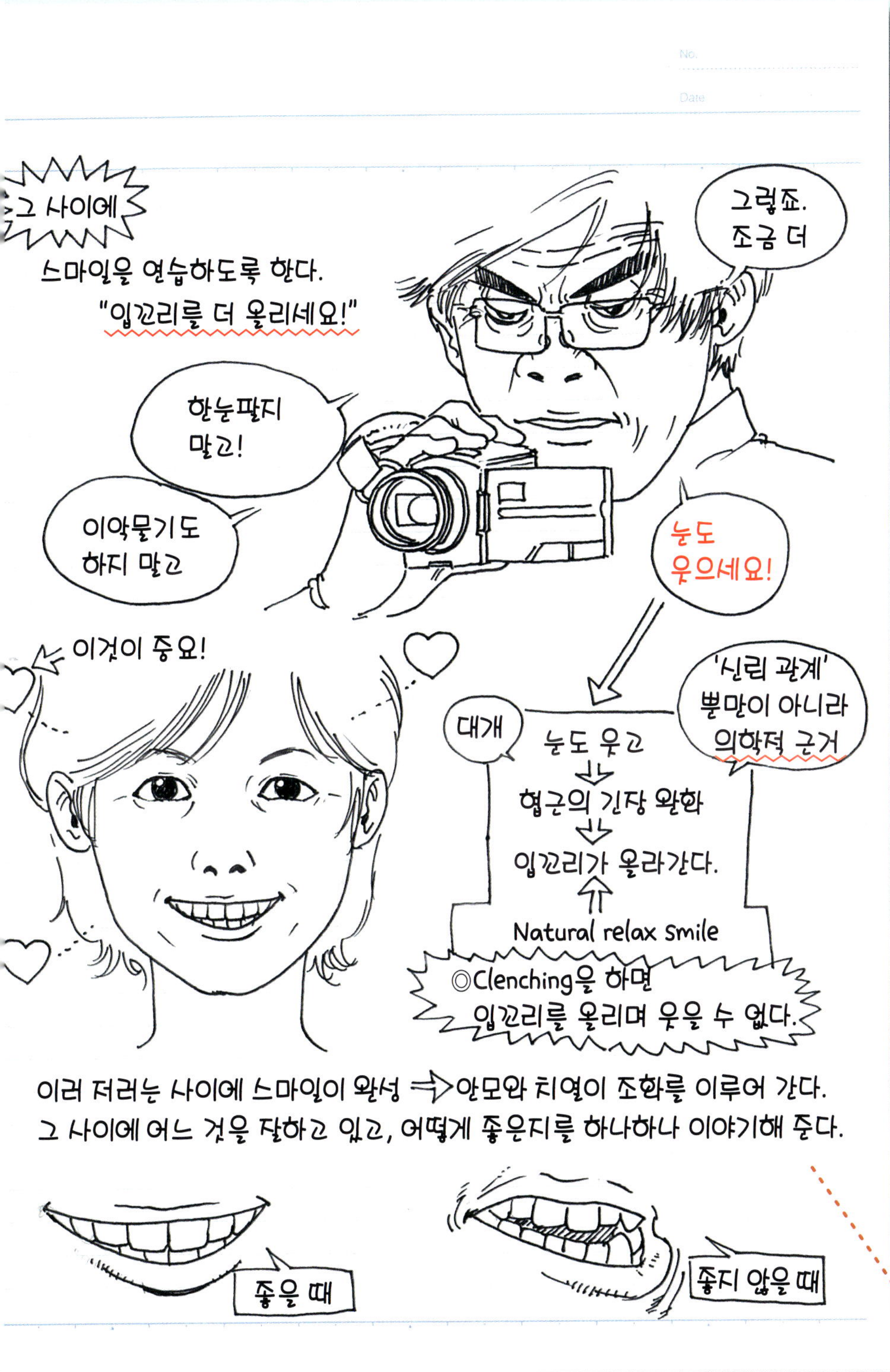

Natural relax smile의 혀 위치는 하악안정위의 혀 위치

치아의 동적 처치와 동시에 환자에게 스마일을 연습하도록 합니다.

스스로 해 보면 알겠지만, 치아끼리 접촉시키고 치아를 악문 상태로 반달 모양의 스마일라인을 만드는 것은 꽤 어렵습니다.

상·하 치아 사이에 혀가 들어가는 natural relax smile을 의식시키면,

- **환자는 치료에 대한 심미적 성취감을 느낄 수 있고,**
- **술자는 스마일라인과 치열을 비교해 겉모습으로 치열을 평가할 수 있습니다.**

그뿐만 아니라,

- **Natural relax smile을 만드는 혀 위치는 이상적인 하악안정위 자체이며, 거기를 의식시키면 원래 있어야 하는 이상적인 위치에 하악위를 수렴시킬 수 있습니다.**

스마일 훈련은 악운동 정상화로 가는 훈련

두보의 한시에 나오는 '명모호치(明眸皓齒)'는 미인을 표현한 말입니다. 아름답고 맑은 눈동자(명모; 明眸)와 가지런하고 예쁜 흰 치아(호치; 皓齒)를 말합니다.

악운동은 삼차신경 지배 영역의 운동입니다. 전방·측방 운동을 할 때 치아끼리의 원활한 접촉 경로가 없으면, 어떻게든 턱을 움직이려고 해 원래는 악운동과 관계없는 안면신경 지배 영역도 동원되어 표정이 뒤틀립니다. 이처럼, 안면신경 지배의 표정근 작용으로 스마일을 만들려고 할 때, clenching 등으로 인해 근접하는 삼차신경 지배 영역에 여분의 긴장이 있으면 스마일 역시 뒤틀립니다.

적극적으로 스마일 훈련을 하면 안면신경과 삼차신경의 역할 분담을 명확하게 만들어, 각각의 신경근기구를 원래 있어야 하는 모습으로 안정되게 할 수 있다고 생각합니다.

그리고 표정근과 교합관련근이 모두 긴장이 완화된 상태에서 만들어 내는 스마일은 안면두개 주위의 근육과 조화를 이루어, '명모호치'라고 표현되는 온화하고 아름다운 모습이 됩니다.

다시 말해서 스마일 훈련은 단지 심미적 효과뿐만 아니라 악안면계의 운동을 정상화하기 위한 훈련이라고 생각합니다.

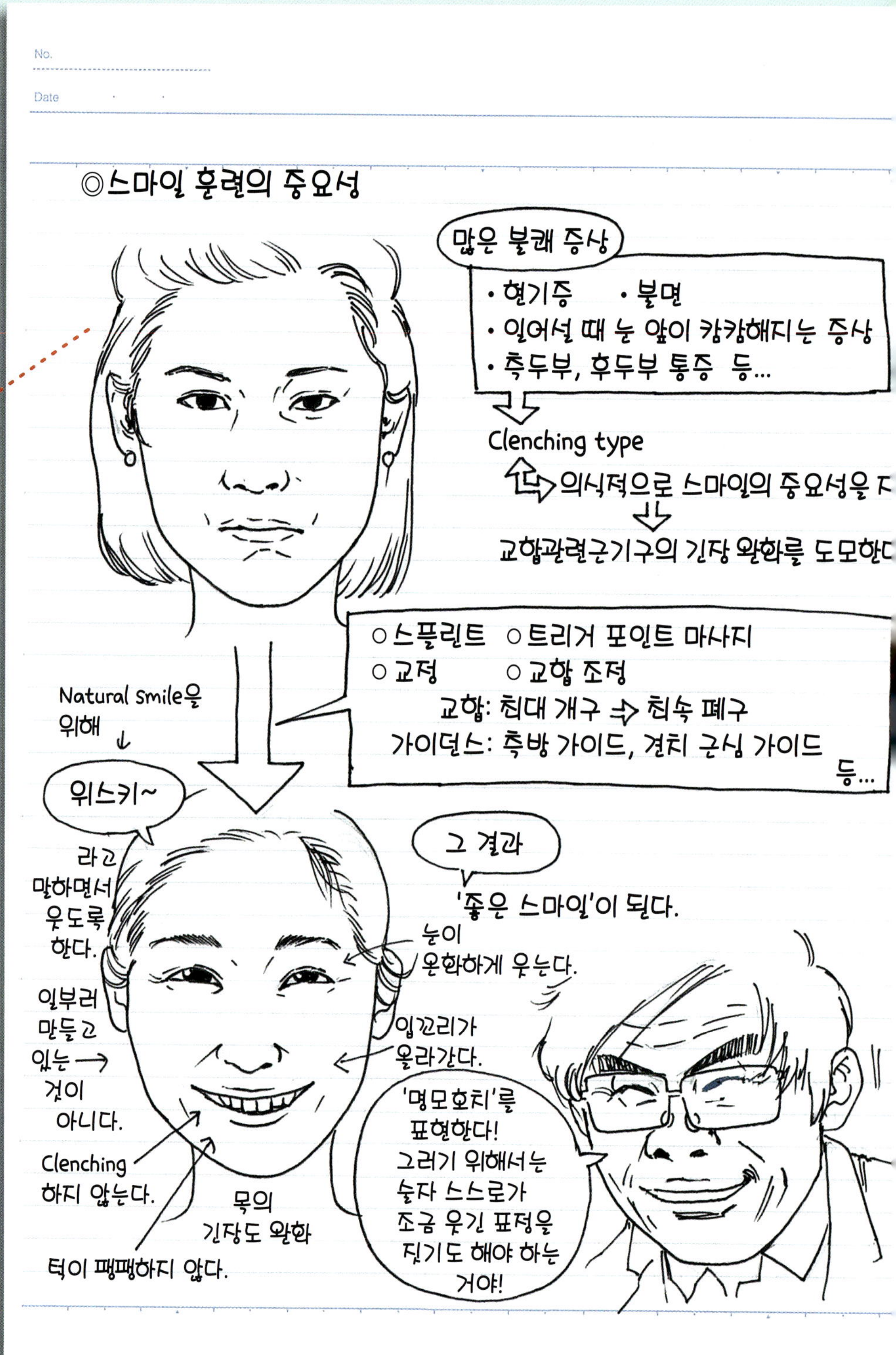

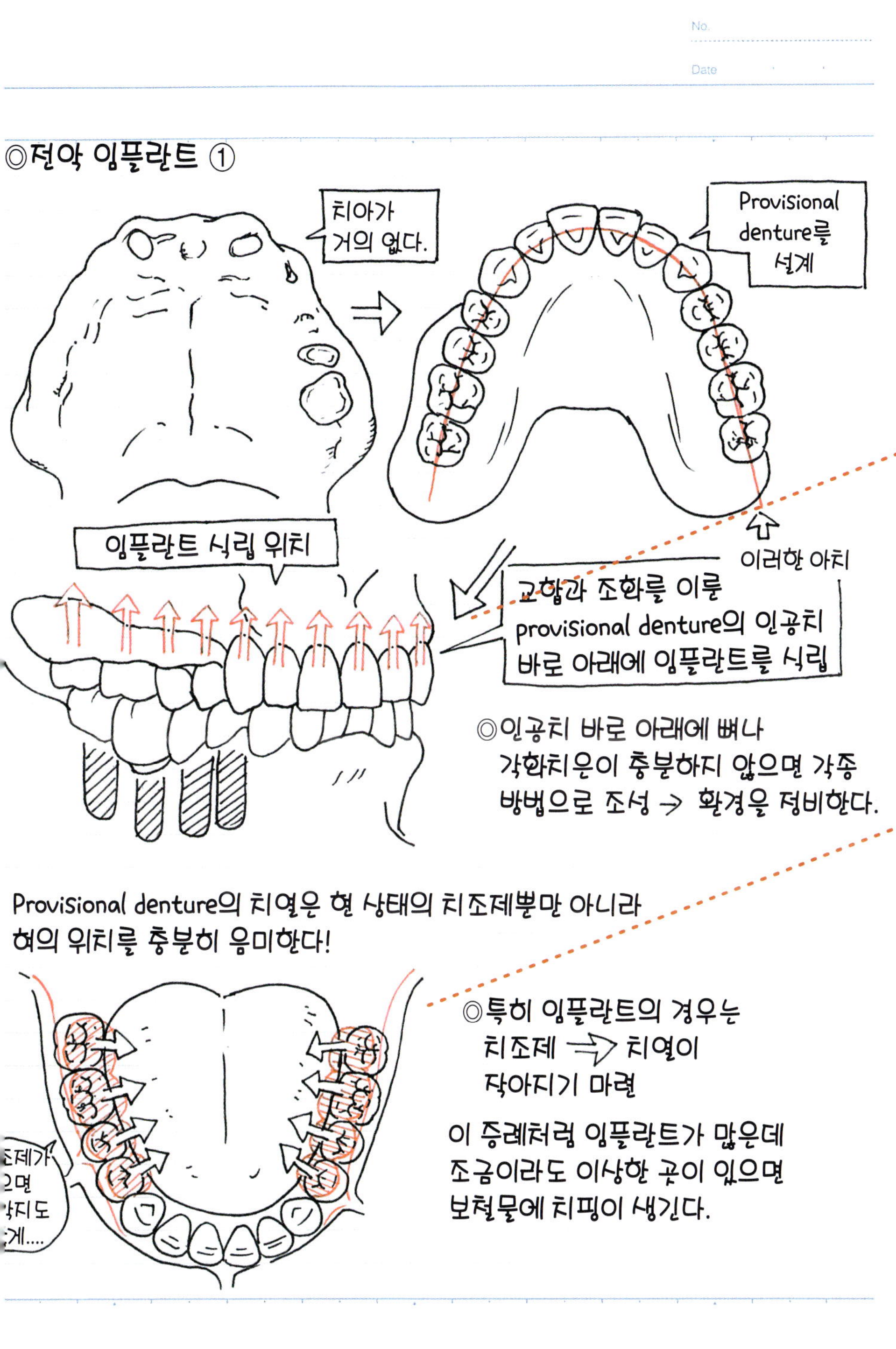

다수치 결손·임플란트 전 처치로서의 provisional denture

다수치 결손에서는 대부분 스플린트를 사용할 수 없습니다.

하악위에 문제가 있다고 생각되면 스플린트 기능을 겸비한 provisional denture를 사용하고, 근·근막 트리거 포인트 압박 스트레치법과 함께 치료를 진행해갑니다.

그러기 위한 provisional denture에는, 상·하 치열궁의 통합성이 있고 심미적이고 원활한 악운동에 적응한 인공치 배열이 필요합니다. 이것은 특별한 것이 아니라, 예전부터 하고 있던 의치를 응용하는 모습으로 제작해 갑니다.

Provisional denture라고 해도, 이 단계에서 '최대 개구·최속 폐구'와 '원활한 전방 가이던스'를 달성해 환자가 만족할 수 있는 상태까지 만듭니다. 그리고 악운동의 기능을 높이고 그 기능을 임플란트로 재현하기 위해, 철저히 조정된 의치 인공치의 바로 아래에 임플란트를 식립해 갑니다.

이때 임플란트의 식립 위치에 치조제 흡수 등의 이유로 뼈의 양이 부족한 경우에는 GBR의 필요성을 진단할 수 있습니다.

교합의 센서인 혀

악운동은 삼차신경 제3가지(하악신경)의 지배를 받습니다. 하악신경은 감각성 섬유와 운동성 섬유를 모두 겸비합니다.

혀의 지각은 설신경의 지배를 받는데, 설신경도 하악신경의 가지입니다(제6회 참조).

한편 교합에 관한 감각 대부분은, 삼차신경 제2가지(상악신경)와 제3가지(하악신경)의 감각성 섬유에 의해 지각됩니다. 따라서 치아의 결손으로 인해 감각 수용 기관인 치근막이 없어질 때마다, 교합의 센서로서 혀의 역할이 중요해 집니다.

Shimokawa 선생님이 다수치 결손의 provisional denture에 대해서, 극단적으로 말하면 긴장이 완화된 혀에 따르도록 배열할 필요가 있다고 한 이유 중 하나가 여기에 있다고 생각합니다.

치료의 성공 여부 – 인간성을 연마하는 것이 중요

Provisional denture의 철저한 조정으로 원활한 악운동을 바탕으로 한 섭식 연하가 가능한 상태가 되면, 환자의 협조가 좋아지는 것 이상으로 치료에 대한 기대도 올라갑니다. 그러나 현실의 임상이 반드시 순조롭게 진행되지는 않습니다. 환자에게 실망을 주지 않고 불안이나 불만을 없애기 위해서는, 그때그때 환자의 목소리로 표현되지 않는 소리를 깨달아 정확히 대응할 필요가 있습니다. 그러기 위해서는 임상가로서의 기술이나 지식은 물론 인간성을 연마하는 것이 중요합니다.

거의 전악의 임플란트 증례

맨 마지막으로 보이신 증례는 중증 치주질환이 있고 하악 구치부가 상실한 상태로, 깊은 피개를 가진 provisional restoration이 상악에 장착된 상태로 내원한 환자입니다.

상악 전치의 설측 내사면에 유도되는 형태이므로 vertical stop이 없는 하악이 후퇴위로 밀어 넣어진 결과, 돌발성의 턱관절질환이 생겼다는 것이 Shimokawa 선생님의 진단입니다. 안모 사진에서는 보기만 해도 괴로운 듯한 표정을 엿볼 수 있었습니다.

근·근막 트리거 포인트 압박 스트레치법과 병행하여 상악에 새롭게 오버레이 형식의 의치를 설계하고, 하악은 남아 있는 #43~45를 이용해 provisional을 설계하고 좌측에도 임플란트를 식립해 좌·우로 vertical stop을 확보해, 악운동의 재활을 시행했습니다.

그 결과 하악위와 악운동의 회복에 따라 불쾌 증상은 개선해, 확정적 치료 단계에 들어갑니다.

이처럼 증상이 중증이고 많은 문제가 복잡하게 혼재한 증례는, provisional denture의 사용이 필수입니다.

Provisional denture는 일종의 스플린트로 사용함으로써 교합을 음미할 수 있을 뿐만 아니라, 사용과 동시에 각각의 잔존치를 치료할 수 있습니다.

교합을 'top'으로 한 top down treatment를 각각의 치아 치료와 동시에 시행하기 위한 합리적인 방법이라고 생각합니다.

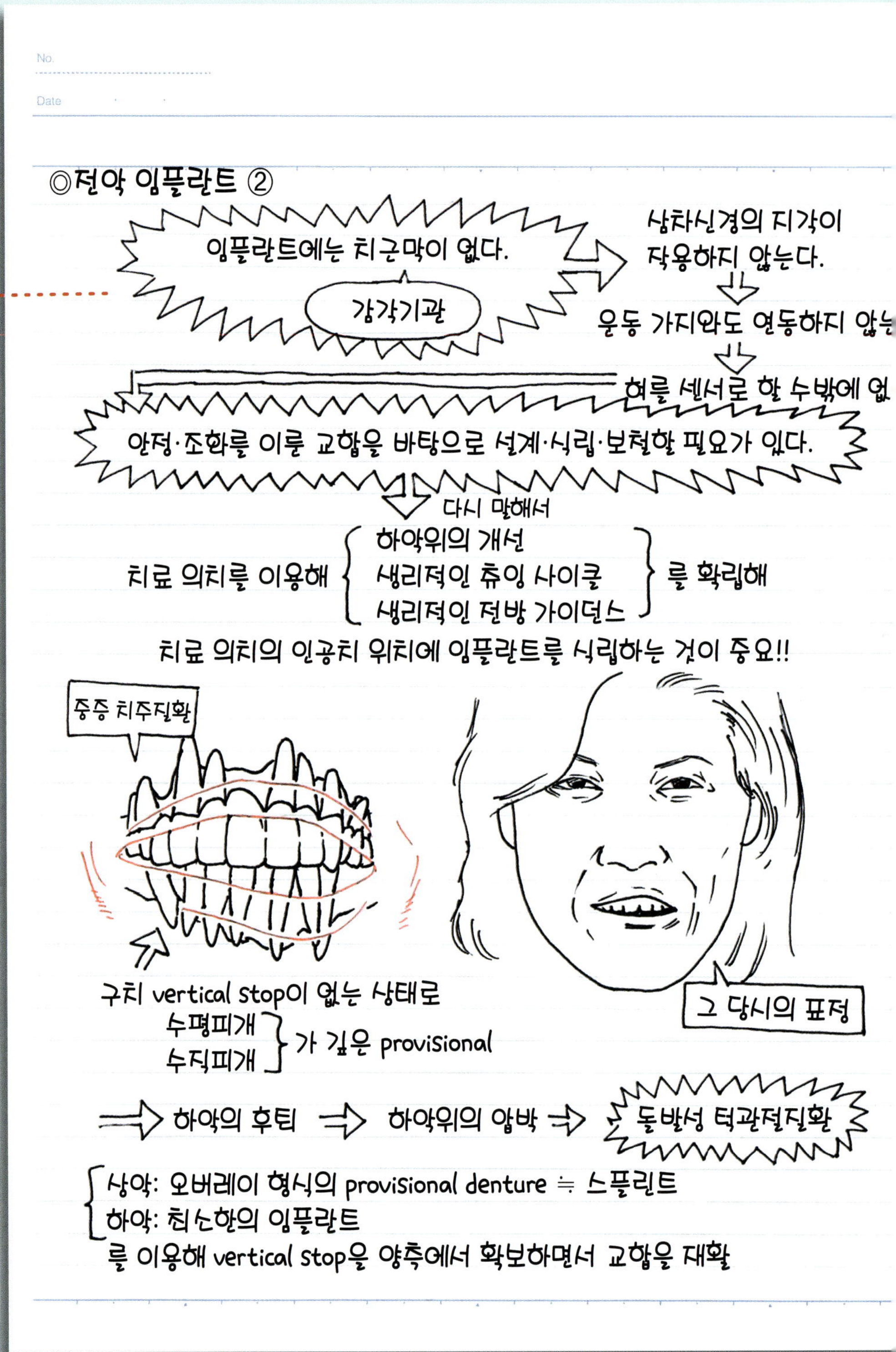

이상적인 치료 계획을 제시하면서 환자의 희망도 듣는다

이처럼 대부분의 치아에 치주질환의 문제가 있는 증례는 안정되고 씹을 수 있는 provisional denture를 철저하게 추구해, 환자가 만족하는 의치가 되는 시점에서 provisional denture와 같은 설계의 자석 의치를 제안합니다. 잔존 자연치를 이용한 자석 의치로 기능은 물론 심미적으로도 충분히 대응할 수 있는 기술력이 Shimokawa 선생님의 배경에 있기 때문이고, 예후를 생각했을 때 잔존치 문제의 대응이나 임플란트의 추가 등 장기적인 대응이 쉬운 것도 이유의 하나입니다.

이 증례는, 환자가 고정식 장치를 강하게 희망했기 때문에, 임플란트를 이용한 고정식 보철물을 선택하게 되었습니다.

임플란트 전제의 provisional denture라면 식립 후의 구강 내 환경도 상정해 설계한다

임플란트는 provisional denture의 형태를 따라 인공치의 바로 아래에 식립합니다. 또한 provisional denture의 의치상 변연은 될 수 있으면 짧게 설정합니다. 이것은 의치상이 없는 임플란트 상부구조를 장착했을 때, 의치 사용 기간에 의치상의 압박을 받아 배제된 점막이 상·하 치열 사이에 들어가 씹히지 않도록 배려하기 위해서입니다.

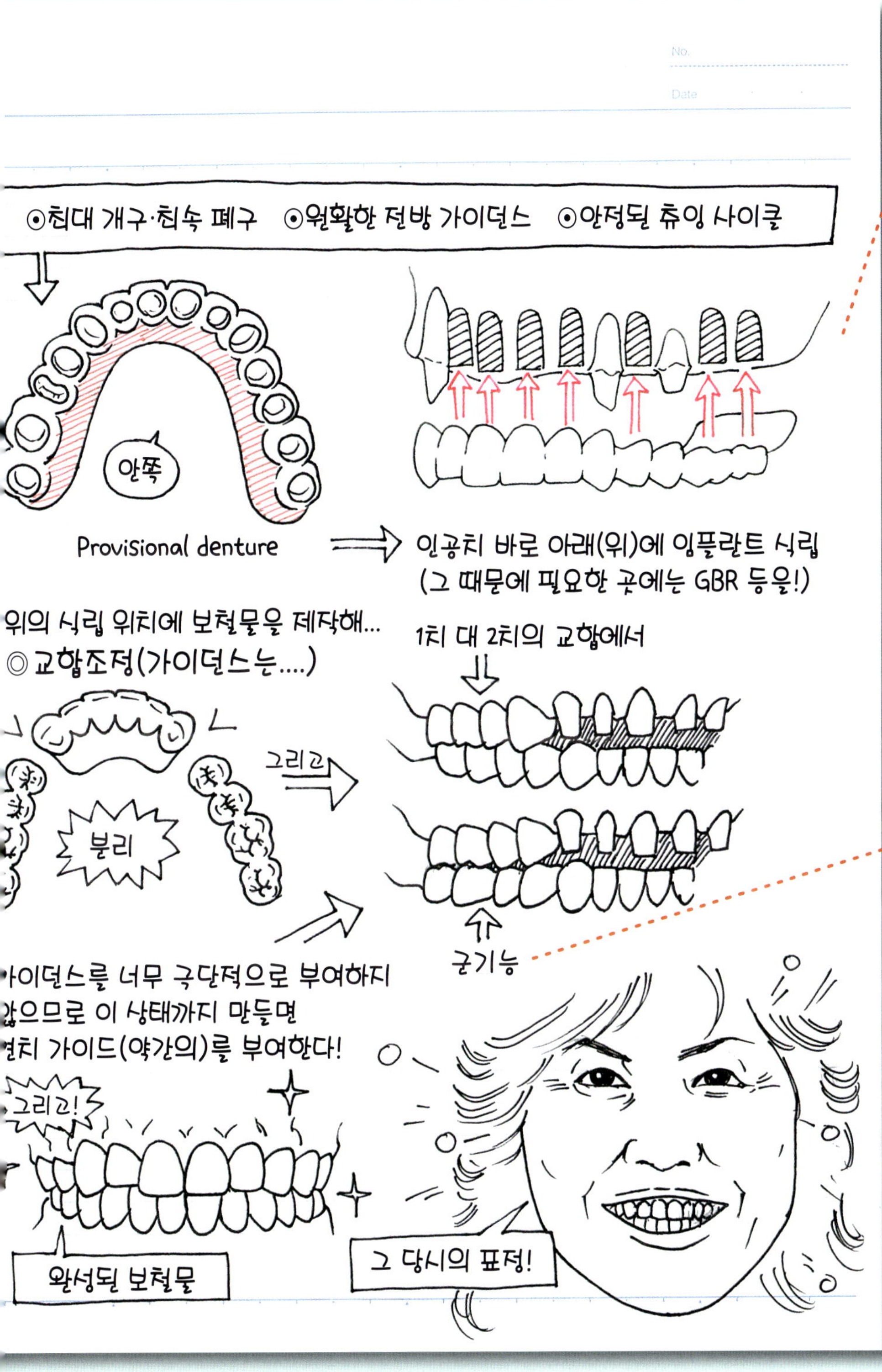

임플란트와 잔존 자연치에 숨은 위험성에 대해 충분히 음미하고, 장기 예후도 상정하면서 가이던스 등을 설계한다

이 증례에는, 남긴 소수치의 부담 과중을 될 수 있으면 줄이면서 자연치끼리의 견치 가이드를 유지하기 위해 구치부의 군기능 교합을 부여하고 나서 전치부의 설계에 들어가는 등, 보철물의 장기적인 사용으로 인한 교모 등에도 배려하면서 교두감합위와 하악위의 틀어짐을 철저하게 검증해, 최종 보철을 시행했습니다.

'명모호치'라고 하지만, 안모 사진을 봐도 교합치료가 진행될 때마다 같은 사람이라고는 생각할 수 없을 만큼 환자의 표정이 생생하게 빛나는 것을 알 수 있습니다.

보철물 완성은 통과 지점에 불과하다

Shimokawa 선생님은 "이 정도의 증례이면 예후에 대해서는 다양한 위험성이 있다는 사실을 누구보다도 담당 의사가 충분히 인식해야 한다. 항상 유지 관리를 하면서, 무슨 일이 있었을 때는 확실하고 정직하게 대응할 수 있을 만큼의 신뢰 관계를 가지는 것이 중요하다"라고 말씀하셨습니다.

No.

Date

완성해도 반드시 **최소 1년에 한 번은 검사**

◎비디오로 악운동을 확인

○**최대 개구** ⟺ **최소 폐구**

○**전방 가이던스**

⟹ 무슨 일이 있으면 어딘가에 문제가 발생할 것

그것을 간과하지 않는다!

스플린트 등을 이용해 결정한 **악위와 움직임**을 어떻게 해서 최종 보철물로 이행할 것인가?

긴 임상 생활 속에서

한 증례 정도는 이 증례처럼 만들어 보자.

시모카와 세미나 심화 과정 끝

정말 감사합니다!

To Be Continued

Shimokawa 선생님의 메시지

치과 치료에 영속성은 없습니다. 보철물은 **'구조물'**에 불과해 언젠가는 반드시 망가지는 운명에 있습니다. 그렇다고 해서, 망가져 버리는 것을 그저 바라보고 있으면 치과 의료의 발전은 없습니다.

'치과 의료는 경험학이다'라고 Shimokawa 선생님은 말씀하셨습니다. 스스로의 진단에 기초한 치료 결과를 의심하고 오랜 기간에 걸쳐 계속 확인해, **'씹을 수 있고'**, **'예쁘고'**, **'오래 가는'** 치료 결과를 조금이라도 늘려가는 것이, 우리 의료인이 가져야 하는 긍지이고 치과 의료 발전을 위한 유일한 방법론이라는 말입니다.

이번 세미나에서는, Shimokawa 선생님이 그와 같은 철저한 연구의 결과 다다른 교합치료의 아이디어를 들었습니다.

'스스로의 증례와 진지하게 마주하고, 발생한 문제에 대해 가설을 세우고, 그것을 해결하는 데 필요한 치료를 타협하지 않고 시행하고, 그 결과를 스스로 엄격하게 평가하고, 끝까지 환자와 교류한다.'

'일생에 한 증례라도 그런 일을 할 수 있으면, 임상에 엄청난 자신을 가질 것이다. 이 기회를 이용해 꼭 그런 대처를 해 주기 바란다.'

이것이 세미나를 끝내는 Shimokawa 선생님의 마지막 메시지였습니다.

의사는 환자의 생명을 구한다
치과의사는 환자의 인생을 구한다

Shimokawa 선생님이 하신 말씀입니다.

환자의 하악위를 이해하고 그것을 치료함으로써 환자의 다양한 불쾌 증상을 없애면 환자의 인생까지도 적극적으로 변해가는, 치과 의학이 가지는 큰 가능성을 얻고 이 세미나는 끝났습니다.

그리고 이 치료 개념에는 지금 바로 활용할 수 있는 것도 많습니다. 수강생 일동은 그런 일을 하고 싶다고 마음을 고쳐먹으면서, 내일의 임상을 위해 해산했습니다.

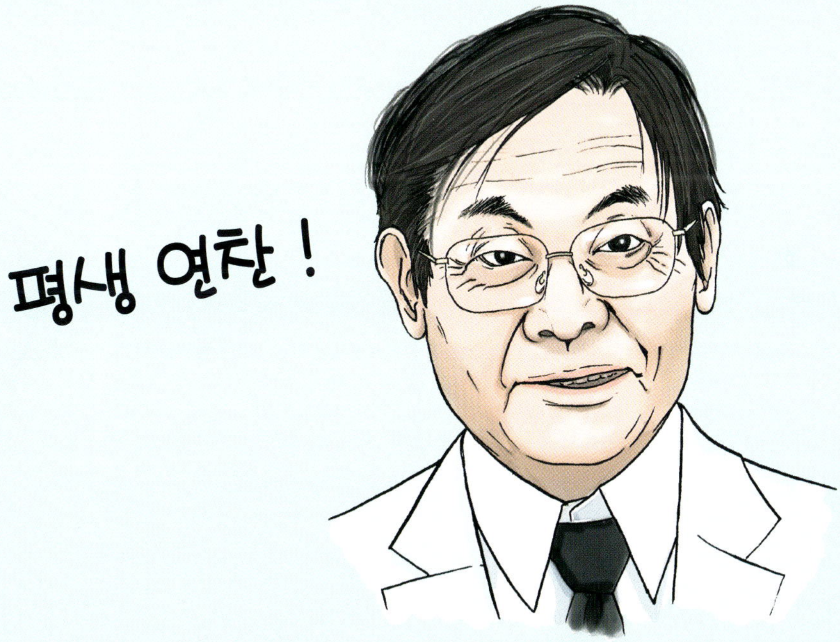

Shimokawa Koichi 선생님

훌륭한 세미나 정말로 감사드립니다.

'돌아가면 Shimokawa Koichi를 목표로 해 보자'
(Shimokawa Koichi 임상 세미나 심화 과정 끝)

서랍 속 칼럼 ⑥

Shimokawa 선생님의 가르침과 동료

이른바 '부정수소'로 괴로워하는 환자가 있고, 그것이 교합에 관련된 것이면 우리는 많은 약제를 사용하지 않고 환자의 건강을 되찾을 수 있습니다. 뒤틀린 얼굴에서 아름다운 얼굴을 되찾을 수도 있습니다. 이처럼 치과 의료는 단지 통증으로부터 환자를 해방할 뿐만 아니라, 인생을 밝게 바꾸는 마법과 같은 의료라는 것을 가르쳐 주셨습니다. 그런 만큼 기량·지식·인간 관계를 기르면서 나날이 연구를 게을리해서는 안 됩니다.

또한 치과 의료라는 것은 어디까지나 '경험학'이 주체이며, 자기 자신의 임상보다 더 좋은 학습의 장소는 없다는 것도 가르쳐 주셨습니다. 다시 말해서 '스스로 생각하고 스스로 살아가는, 그런 버릇을 들여야 한다'라고.

그러나 Shimokawa 선생님처럼 천재가 아닌 평범한 우리는, 그러한 일을 혼자서 실천해 가는 것이 불가능하거나 많은 고난이 따를 것입니다. 우리 수강생은 일반적인 세미나 광고가 없이 소개만으로 전국에서 모지항에 모여, 'Shimokawa Koichi 임상 세미나'에서 많은 치과의사와 함께 배울 수 있었습니다. 그뿐만이 아니라 세미나가 끝난 후에도 1년에 한 번은 Shimokawa 선생님의 지도를 받는 동기회를 열어, 증례 검토나 근황 보고를 통해 의원 경영이나 가정의 고민도 공유하면서 함께 걸어왔습니다.

Shimokawa 선생님에게 큰 영향을 받아 Shimokawa 선생님의 임상을 동경한 우리는, 치과의사 인생 속에서 위대한 스승과 훌륭한 동료를 동시에 얻을 수 있었습니다. 이보다 더한 재산은 없으며, 참으로 행복합니다.

우리에게 '마법'을 걸어 주신 Shimokawa 선생님에게 다시 감사드립니다.

(Saika Shinichi)

참고문헌

【서적】

1) Ten Cate AR 編著，川崎堅三ほか訳：Ten Cate 口腔組織学．第5版，医歯薬出版，東京，2001.
2) Kostopoulos D，Rizopoulos K 著，川喜田健司訳：トリガーポイントと筋筋膜療法マニュアル．医道の日本社，神奈川，2002.
3) Clay JH，Pounds DM 著，大谷素明監訳：クリニカルマッサージ ひと目でわかる筋解剖学と触診・治療の基本テクニック．医道の日本社，神奈川，2004.
4) Gosling JA 著，山内昭雄，桜木晃彦訳：アトラスとテキスト 人体の解剖．南江堂，東京，2004.
5) Abrahams PH，Spratt JD，Loukas M，Van Schoor AN 著，佐藤達夫訳：人体解剖カラーアトラス原書第5版．南江堂，東京，2005.
6) 下川公一：歯科医院の発展とその心技体―失敗と成功の我が経験則―．グレードル，東京，2016.

【학술지】

1) 下川公一：歯槽堤増大術への CO2 レーザーの応用．補綴臨床，40（1）：50-63，2007.
2) 下川公一：咬合治療と顔貌の変化．日本顎咬合学会誌 咬み合わせの科学，28（3）：56-56，2008.
3) 下川公一：[総論]包括的な観点から行われる咬合治療 各論の見どころ“Dr.下川の眼”．ザ・クインテッセンス，28（2）：40-45，2009.
4) 下川公一：特別企画 咬合治療と顔貌の変化 第1回 咬合治療の目的．歯界展望，115（1）：81-92，2010.
5) 下川公一：特別企画 咬合治療と顔貌の変化 第2回 咬合が蝶形骨に及ぼす影響．歯界展望，115（3）：445-461，2010.
6) 下川公一：特別企画 咬合治療と顔貌の変化 第3回 咬合治療に重要な3つの法則．歯界展望，115(5)：855-867，2010.
7) 下川公一：特別企画 咬合治療と顔貌の変化 第4回 スマイルトレーニングの役割．歯界展望，116(1)：60-75，2010.
8) 下川公一：特別企画 咬合治療と顔貌の変化 第5回 咬合治療におけるアンテリアガイダンスとチューイングサイクルの相関関係（1）．歯界展望，116（4）：641-655，2010.
9) 下川公一：特別企画 咬合治療と顔貌の変化 第6回 咬合治療におけるアンテリアガイダンスとチューイングサイクルの相関関係（2）．歯界展望，116（6）：1045-1057，2010.
10) 下川公一：特別企画 咬合治療と顔貌の変化 第7回 咬合治療とインプラント治療におけるトップダウントリートメント（1）．歯界展望，117（2）：251-261，2011.
11) 下川公一：特別企画 咬合治療と顔貌の変化 第8回 咬合治療とインプラント治療におけるトップダウントリートメント（2）．歯界展望，117（4）：615-628，2011.
12) 下川公一：誌上 経基臨塾 連載にあたり．補綴臨床，44（3）：246-247，2011.
13) 下川公一：誌上 経基臨塾 見本症例．補綴臨床，44（3）：248-251，2011.
14) 下川公一：誌上 経基臨塾 見本症例 ―前歯部インプラントケース―．補綴臨床，44（5）：516-521，2011.
15) 下川公一：誌上 経基臨塾 見本症例 ―矯正治療を応用した審美修復症例―．補綴臨床，45（1）：36-41，2012.
16) 下川公一：誌上 経基臨塾〈完〉見本症例 ―連載をふり返って―．補綴臨床，45（2）：198-202，2012.
17) 下川公一：Q & A 下川公一先生にここが聞きたい！．日本歯科評論，832（2）：13-15，2012.
18) 下川公一：咬合治療と顔貌の変化．日本顎咬合学会誌 咬み合わせの科学，33（suppl）：37-37，2013.
19) 下川公一：咬合治療の手順とその結果．日本顎咬合学会誌 咬み合わせの科学，37（1/2）：81-84，2017.
20) 駒澤　誉：特集3「安全な咬合」の概念に基づいた治療 全顎治療の指針に対する一考察．ザ・クインテッセンス，38（8）：72-98，2019.

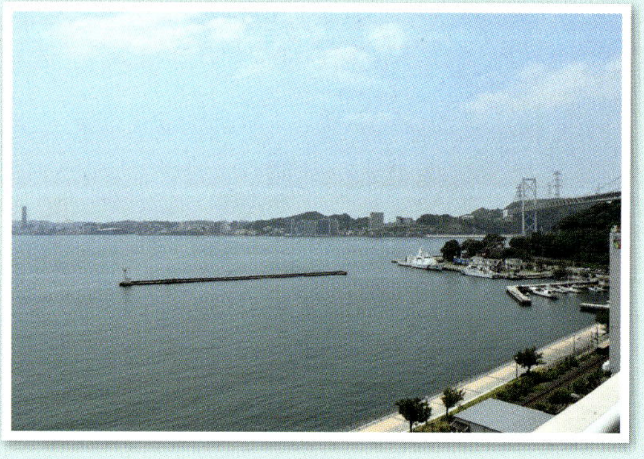

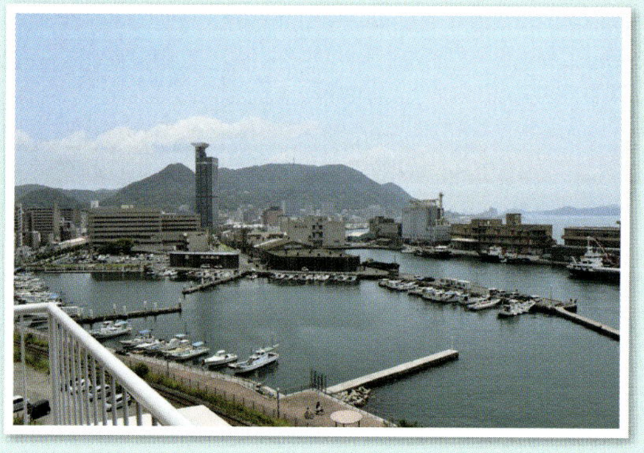

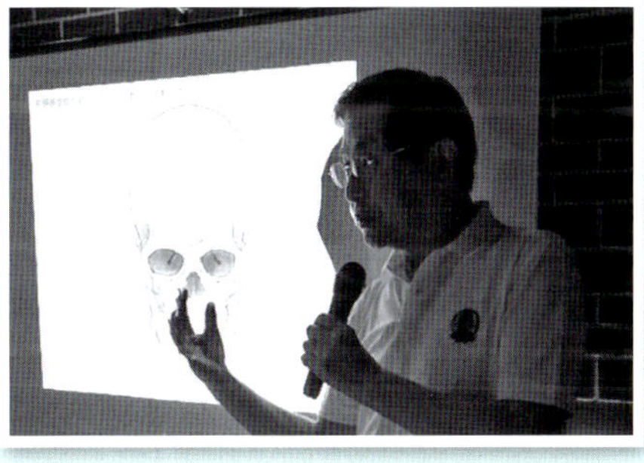

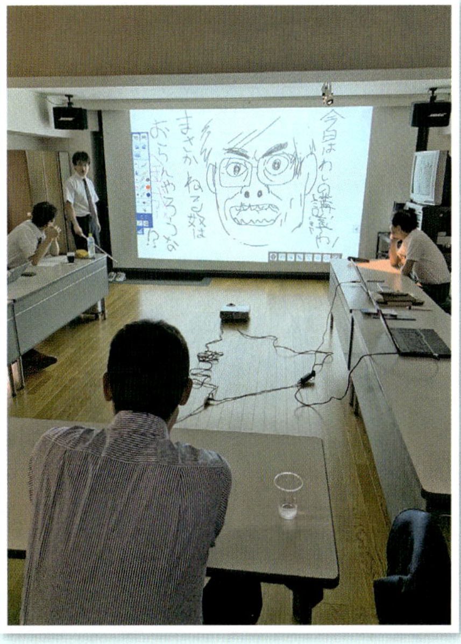
今日はわしの講義か！

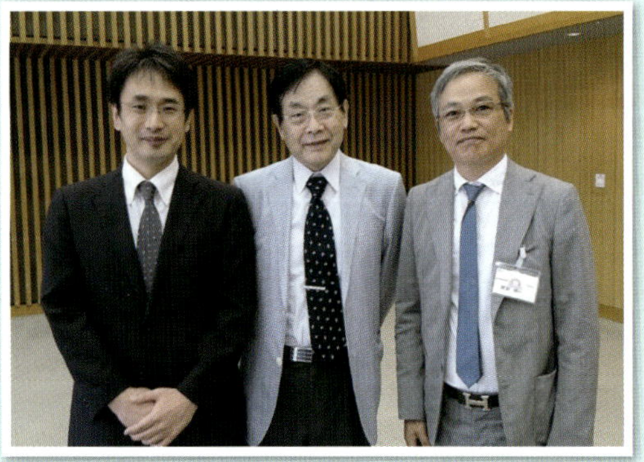

맺는말

'자! 토론해볼까요?'

Shimokawa Koichi 선생님이 단지 일류의 임상가에 머무르지 않고, 임상을 비평하는 관점의 정확함과 예리함에 있어서 걸출한 존재인 것은 모두가 인정하는 부분입니다. 때로는 단 1장의 슬라이드나 사진으로 그 증례의 본질을 간파해 거기에 숨어 있는 잘한 점이나 문제점을 날카롭게 지적하고, 치과의사의 임상에 대한 자세까지 깊이 추궁합니다. 그리고 지도하실 때는 압도적인 열의를 가지고 진지하게 임합니다.

거기서 가장 중요하다고 여겨지는 것은, 치료 기술의 탁월함이나 주제의 예민함이 아니라 '토론의 가치가 있는 증례인지'입니다. 그리고, 토론해야 하는 포인트는 그 의료 행위가 환자의 치유에 도움이 되었을지에 이릅니다. 의료인의 원점인 '환자를 치료하고 싶다'라는 생각을 진지하게 파고들고 성실하게 대처한 증례를 앞에 두었을 때, Shimokawa 선생님은 기뻐서 마이크를 잡습니다.

'자! 토론해볼까요?'라고.

거기에는 그 토론이야말로 여러 임상가를 성장하게 하고, 나아가서는 치과 의학 전체의 발전에 공헌한다는 생각이 있다고 느낍니다.

매일의 임상 중 확실히 '교합'의 문제를 호소하며 내원하는 환자는 있고, 우리는 거기에 어떠한 해결책을 제시할 사명을 안고 있습니다. 한편 '교합' 자체에 명확한 과학적 근거라고 여겨지는 것이 아직은 없습니다. 우리 치과의사가 진단의 초점을 다양한 각도로 넓혔다고 해도, 명확히 메커니즘을 이해하는 방법은 확립되지 않았습니다. Shimokawa 선생님 자신도, 이 책에 있는 이 이론을 완성하는 도중에 있다고 말씀하셨습니다. 하지만 Shimokawa 선생님이 반세기에 가깝게 진지하고 성실하게 임상에 대처하신 결과 발견한 현상과 거기에서 고찰된 이론은, 많은 부분에서 진실로 파악해도 좋다고 생각합니다. 'Shimokawa의 임상 교합' 이론에는, 우리가 실천해 보고 토론해야 하는 많은 제안이 포함되어 있다고 생각합니다. 이 책에 정리한 Shimokawa 선생님의 많은 아이디어가 '교합'이라는 분야를 해명하는 하나의 계기가 되기를 기대합니다.

'최종회'의 마지막에 있는 '평생 연찬'은 Shimokawa 선생님이 항상 하시는 말입니다. 매일의 임상 중 환자의 불쾌 증상을 조금이라도 없애고, 한편으로는 임상가끼리의 토론에서 가혹한 지적에 견딜 수 있을 만큼 의료 실적을 쌓아 올릴 수 있도록, Shimokawa 선생님처럼 평생에 걸쳐 공부를 계속하고 싶습니다.

2020년 1월

Komazawa Homare

추가

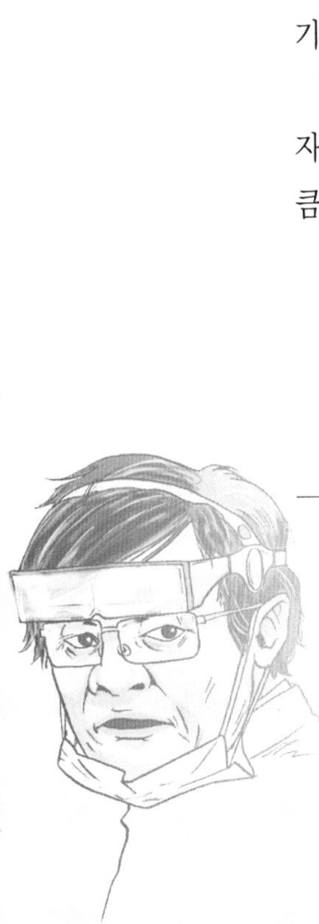

이 책의 편집 작업 중인 2019년 12월 21일, Shimokawa Koichi 선생님은 타계하셨습니다.

향년 75세.

마지막의 마지막까지 임상 현장에 서서 뜻을 같이했던 많은 선생님의 배웅을 받으면서 여행을 떠나셨습니다. 그런 선생님들과는 비교할 수도 없는 처지이지만, 가르침을 청한 한 명으로서 Shimokawa 선생님의 직접지도를 받은 것은 치과의사 인생을 통해 둘도 없는 보물이 되었습니다. 이 책의 집필을 계기로, Shimokawa 선생님이라는 거대한 불길의 덩어리로부터 아주 작지만, 불씨를 받은 것 같은 생각입니다. 이 불길을 꺼트리지 않는 것이 선생님에 대한 보은이라고 생각하고, 앞으로도 정진하고자 합니다.

Shimokawa Koichi 선생님의 명복을 진심으로 기원합니다.